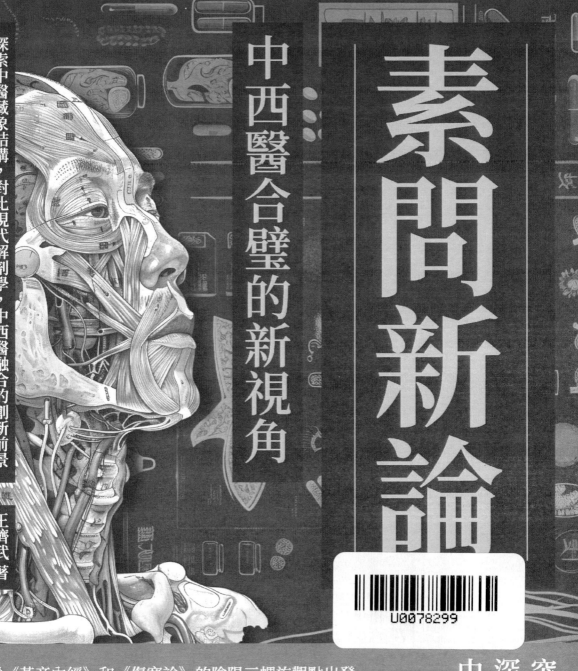

素問新論

中西醫合璧的新視角

深索中醫藏象結構，對比現代解剖學，中西醫融合的創新前景

王齊武 著

從《黃帝內經》和《傷寒論》的陰陽三螺旋觀點出發
重新檢視並詮釋中醫的基本理論與應用，
提出全新理解與實踐方法

透過科技的融入與哲學的引導，
推動中醫現代化！

突破傳統框架
深度結合
中醫學與哲學

目錄

前言

　　筆者認為「中國對世界有三大貢獻」，更多的是指系統性的文明與思想的貢獻，也就是存在於這三樣背後的統一的思想與邏輯。因為這三樣只有中國能創造，他們蘊含了獨創且偉大的中華文明思想和邏輯。而這也正是我研究中醫、麻將與《紅樓夢》的初心。

　　繼《紅樓大夢》出版之後，本書也即將面世。感謝出版社的老師們以及多位學者、科學家提供的協助！既讓我完成了夙願，也為新時代中醫事業的進步，特別是為中醫典籍的重新整理和確立「守正創新」的邏輯基礎出了一分力。

　　在創作《紅樓大夢》和本書之前，筆者爬梳了世界 5,000 年科技與產業革命歷史，完成了《易經》與《聖經》兩個世界文明之源的比對研究。很清晰的結論是：正本清源的中醫，特別是《素問》的邏輯是非常科學的；中醫、麻將與《紅樓夢》背後的邏輯是統一的，就是《周易》的「天、地、人三螺旋」思想。然而因為世人對中華文明之源《周易》的誤讀，特別是從晉朝開始立法，嚴禁對「天」學的研究，「三螺旋」失去了一個支點，讓本來很科學、很合邏輯的中醫和中藥越來越神祕，越來越說不清楚。國寶蒙塵，子孫有愧。

　　筆者出生於西醫家庭，父母、妹妹和妹夫都是科班出身的各科醫生。自己作為工學院畢業生，科學與邏輯精神是深入骨髓的。作為科技服務企業的董事長，我的日常工作就是與世界各地、各專業的科技菁英交流合作。因此，我來為中醫的科學精神與理性邏輯發出一聲「吶喊」，相信應該不會被魯迅先生批評為「有意無意的騙子」吧。

老子說：「不知知，病；知而不病。」筆者從 34 歲到 40 歲曾被嚴重的痛風折磨得痛苦不堪，雖然妹妹就是大型醫院的內分泌科主任，也只能幫我用藥物控制，不能完全治癒。正是因為自學《素問》，透過靈活應用《素問》的邏輯，在沒用任何「藥物」的情況下，僅僅透過「態」的控制與轉變，調整自己的工作狀態、生活狀態和思想狀態，我的病全好了。這就是「知」。

當然，我說完全不用「藥」，這話不科學，也不嚴謹，不吻合中醫的邏輯。中醫認為，「態」從甲到乙到丙，第三階段就是「病」態。按照「六爻」邏輯與時機干涉策略，把丙調回到甲乙，病自然就好了。調態的「藥」本身可以是萬事萬物的辯證組合，包括我們的日常飲食，只要「知」而對症，萬物都是「藥」，而且是藥字的古文字義：快樂的草，即「本草」。

王濟武

第一章　中醫的發生、發展與回歸

醫學隨著科技在不斷進步。對古老中醫要揚棄，不能買櫝還珠。其實現代文明的進步只是科學的進步，《易經》與《黃帝內經》的哲學思想遠比現代人了解得高遠並超前，包括三螺旋的思想、藏象生命系統等。《易經》與《黃帝內經》在哲學上又是完全一致的。自從《易經》、《黃帝內經》形成後，一直在有效應用，卻沒有一個人能動搖這套理論框架，歷史上的儒家、道家以及無數名醫的實踐，僅僅對兩經的某些條文多了一些心得，卻沒有按照實踐與理論來螺旋升級兩部經典。本書正是從回歸理解兩部經典的角度重新整理中醫學的邏輯。幸運的是，目前已經發現的各個版本的《周易》與《黃帝內經》，除了字的寫法不同外，文字內容基本上是完全一致的。回歸原著，只以原著文字為基，將後世解讀的象文之類忽略或只作為一種解讀參考，就可以找到本源。

一、《黃帝內經》溯源

中醫始於《黃帝內經》，中華文明源自《易經》，西方文明源自《聖經》。但中西方不同，西方人能明明白白地閱讀、理解《聖經》，我們華夏子孫卻沒幾個人能看懂《易經》與《黃帝內經》。原因主要是成書太早，早於戰國時代（戰國時代的作品現代人都能理解），因為幾千年前的文字字義與現代已經差別很大，甚至完全沒有關聯，導致很難理解書裡的內容。比如《易經》中的「君子、大人、小人」，指的是王室、貴族、平民百姓。「小人勿用」的「勿」指的是軍旗，成語意思本來指的是用軍

旗召集人民開會、祭祀、準備春耕、備戰等。《周易》一書中，一個「包荒用馮」把幾百年後的孔子都難倒了，更何況是現代人。商、周時期的文字刻在甲骨與青銅器上才得以保存，之前夏的經典都記錄在玉石上，可想而知，書寫用字只能簡之又簡，也必然引起歧義。《周易》任何一卦都是一篇理論、邏輯、歷史事件案例齊備的論文，任何一個卦名都含義無窮。比如「乾」字就是一部天象；〈蠱卦〉就可以涵蓋姜子牙的「陰謀修德」；〈文伐〉十二條，比美國的「十條誡令」、「希拉蕊十條」更豐富。另外，現代人的膚淺，讓我們過於低估了歷經幾千年累積的文明（包括第一次產業革命、政權更替與戰爭、年復一年的天地觀察紀錄等）。

《黃帝內經》包括《素問》、《靈樞》兩篇，各八十一卷。《素問》側重於講藏象生命哲學以及人、天、地的三螺旋關係，並細分陰陽五行、五運六氣、五臟六腑、五穀五味、氣血精神等，論述病因、病理以及平衡調養；而《靈樞》則側重於講經絡、針灸，更像專業中醫技法。幾千年來，《易經》的原文與後世解讀，後人只是在《易傳》部分不斷加入自己的理解。由於《黃帝內經》是集納本，所以內容、編排上都有些混亂，後人新增的內容與原本內容混雜，為研究《黃帝內經》帶來了極大困難。張仲景《傷寒雜病論》「序」中提示《素問》是原本。「感往昔之淪喪，傷橫夭之莫救，乃勤求古訓，博採眾方，撰用《素問》、《陰陽論》、《胎臚藥錄》，並《平脈辨證》，為《傷寒雜病論》，合十六卷。」《靈樞》作為書名，始見於唐代王冰《素問》注：「《靈樞》曰，經脈為裡，支而橫者為絡，絡之別者為孫。」後文詳述，《靈樞》中很多內容與《素問》不一致，甚至恰恰是黃帝本人批評指正雷公的「五過四失」之類。《素問》強調「道」、系統論、整體論、平衡調養論，甚至明文「刺法」也只是和「按摩」、「湯藥」同類的調節平衡方法之一。《素問》的「道」與《周易》是一致的，只是《素問》適用於人體組織，而《易經》適用於社會政權組織。

可以推斷:《黃帝內經》原文就是《素問》和遺失部分,當《素問》與《靈樞》不對應時,可採信《素問》。

正史記載的第一位醫生是戰國時期的扁鵲。扁鵲在診視疾病中,已經應用了中醫全面的診斷技術,即後來總結的四診法:「望、聞、問、切」,當時扁鵲稱為「望色、聽聲、寫影和切脈」。〈扁鵲見蔡桓公〉文中展現的望診與表裡臟腑;治療虢太子所用的砭石針灸法、湯藥法等都與《黃帝內經》是一致的。可以證明至少扁鵲之前,《黃帝內經》已經成型。扁鵲約生於周威烈王十九年(西元前 407 年),卒於赧王五年(西元前 310 年)。

「扁鵲」之名是對古代醫術高超者的通稱。「扁」的金文 就是「門+圍欄」。傑出的醫生治病救人,帶來安康和快樂,好比喜鵲飛到門前院內。署名為扁鵲(秦越人)的《黃帝八十一難經》,一般認為是後人根據扁鵲的脈診等醫術整理成書的。實際是想解釋《黃帝內經》中的疑難,後文會解讀《黃帝八十一難經》努力解釋《素問》中「三焦」的難題。這也證明了,對《黃帝內經》的合乎邏輯的解讀,在戰國時代就已經是難題了。周室密藏的《周易》、《陰符經》、《黃帝內經》、《山海經》流散各國後,在各自的解讀中,逐漸形成了老子、孔子、鬼谷子、莊子、屈原等的不同流派。

在《史記》中記錄下了扁鵲的「六不治」,包括:信巫不信醫;驕恣不論於理;輕身重財;衣食不能適;形羸不能服;陰陽並,藏氣不定。其中「信巫不信醫;驕恣不論於理」,包含著明確的科學與邏輯精神。近代一些學者,一方面號召不讀中國古書;另一方面又因為無知而攻擊中醫是封建迷信的「巫術」,十分淺薄可笑。甚至還由於學識不足,扭曲妄解先哲的經典,而那就是如老子說的「不知知,病」了。比如明清之際東西方文明的十字路口,怎麼能看懂「字字血淚」的《紅樓夢》?《紅樓夢》以易學布局,全篇不斷用各種「藥」提示反常(幾乎都是假藥錯方),目

的就是要在賈府這個沒有一個新生命的煉丹爐中提煉出救治中華的神藥「通靈寶玉」，「一除邪祟，二療冤疾，三知禍福」。有興趣的讀者可以閱讀筆者的另一專著《紅樓大夢》。

《黃帝內經》形成於黃帝時期，但很少有人相信。人們一般認為《黃帝內經》「出現」在戰國，這和《易經》很相似；《連山》形成於夏或更早，基本被認可。它們都是帝王密學，根本不外傳，所以孔子看到《周易》的興奮可想而知。因為王子朝奔楚等原因，周室典籍才得以流散。老子是周王室的「圖書館館長」，有學習的便利條件。《黃帝內經》中有許多文字與《道德經》幾乎完全相同，老子的許多名言可以直接引用於中醫，有人認為莊子就是在闡述《黃帝內經》的《素問》，甚至可以進一步認為老子和莊子都是「醫學家」。比如《黃帝內經》第一篇《上古天真論》不就是《道德經》中的內容嗎？而《道德經》的開篇就是講「牝」這個「根」，透過「玄」（陰陽三螺旋）這個「門」，化成了宇宙與生命（《黃帝內經》說都來自《太始天元冊》）；老子〈赤子篇〉就是在解釋「先天之精」等。其中如「美其食，任其服，樂其俗」之類，文字與意境都一樣。《道德經》第八十章「使有什伯之器而不用；使民重死而不遠徙。雖有舟輿，無所乘之；雖有甲兵，無所陳之。使民復結繩而用之。甘其食，美其服，安其居，樂其俗。鄰國相望，雞犬之聲相聞，民至老死，不相往來。」描述了老子理想中的「小國寡民」、「無為而治」的社會影象。《黃帝內經》：「故美其食，任其服，樂其俗，高下不相慕，其民故曰樸。是以嗜慾不能勞其目，淫邪不能惑其心，愚智賢不肖，不懼於物，故合於道。所以能年皆度百歲而動作不衰者，以其德全不危也。」《道德經》文風類似格言警句摘抄，每一句都是結論和觀點，沒有中間論述，這在古代經典中是獨一無二的。《道德經》的另一個特點是書中沒有任何時間、人物、事件，這在各國哲理書中也是獨一無二的。《道德經》的哲理與《周易》下經以及

《陰符經》也高度一致。據以上三點，可以推論：老子在擔任周王室「圖書館館長」期間摘抄提煉整合了《周易》、《陰符經》、《黃帝內經》等的內容，最終完成《道德經》。

《列子·湯問》中記載有偃師製作「機器人」敬獻周穆王的故事，偃師「機器人」應用的「物質」和「五臟」原理與《黃帝內經》理論完全一致。一方面說明偃師時代已經掌握《黃帝內經》理論；另一方面也似乎說明古人在說「人」是什麼，人是如何構成，甚至被製造的。

周穆王西巡狩，越崑崙，不至弇山。反還，未及中國，道有獻工人名偃師，穆王薦之，問曰：「若有何能？」偃師曰：「臣唯命所試。然臣已有所造，願王先觀之。」穆王曰：「日以俱來，吾與若俱觀之。」翌日偃師謁見王。王薦之曰：「若與偕來者何人邪？」對曰：「臣之所造能倡者。」穆王驚視之，趨步俯仰，信人也。巧夫！領其頤，則歌合律；捧其手，則舞應節。千變萬化，唯意所適。王以為實人也，與盛姬內御並觀之。技將終，倡者瞬其目而招王之左右侍妾。王大怒，立欲誅偃師。偃師大懼，立剖散倡者以示王，皆傅會革、木、膠、漆、白、黑、丹、青之所為。王諦料之，內則肝、膽、心、肺、脾、腎、腸、胃，外則筋骨、支節、皮毛、齒髮，皆假物也，而無不畢具者。合會復如初見。王試廢其心，則口不能言；廢其肝，則目不能視；廢其腎，則足不能步。穆王始悅而嘆曰：「人之巧乃可與造化者同功乎？」詔貳車載之以歸。夫班輸之雲梯，墨翟之飛鳶，自謂能之極也。弟子東門賈、禽滑釐聞偃師之巧，以告二子，二子終身不敢語藝，而時執規矩。

如果《列子》記載的偃師造「機器人」的事情後人覺得太離奇，那麼《黃帝內經》描寫的地球被大氣包圍著的知識是不是也令我們很驚訝？《黃帝內經·素問·五運行大論》：

帝曰：地之為下，否乎？

岐伯曰：地為人之下，太虛之中者也。

帝曰：馮乎？（靠，憑藉）

岐伯曰：大氣舉之也。（「下」而「舉」，且「太虛之中」，地只能是圓的，包著大氣層，懸於太空中）

《黃帝內經‧靈樞》裡明確記載的血液循環理論比 17 世紀英國人哈維（William Harvey）早了多少年？區別是《黃帝內經》的「脈」附加了如河流網的開放蔓延能力。「脈」包含了血管的結構、路經、功能，但是「脈」不是完全封閉的管，離開「脾」等的控制也會蔓延。後文會詳述，《黃帝內經》的五藏不是五臟，脾藏不是脾臟，藏看不見。「心」不是心臟和解剖學上的心臟不是對等關係。

莊子說：「非理不通，非事莫顯。」《黃帝內經》建立的生命哲學與醫學在自然觀、平衡觀、系統論、整體論等方面遠遠超前：

（1）發現人體經絡體系，開闢用針灸、按摩等物理刺激方法從體部治病。這一點是已經被「科學進步」驗證了的。

（2）建立了人體外觀特徵引數與人體系統內部狀態資訊之間的關係。「望、聞、問、切」透過人體外觀特徵引數推斷系統狀態。四條路徑驗證，肯定比單項指標更合邏輯。在各種檢測儀器發明前，這就是最可行的檢測方法了。

（3）透過調節五藏平衡、氣血平衡等，以系統平衡理論防病和治病。如今，在自動化、網際網路、區塊鏈技術誕生後，我們要能理解平臺型系統的意義。

（4）用「六氣地理生萬物」的思想來認識地上環境的無數天然物質，選出了單個藥材藥性清晰、整體完備的中藥體系。中藥組方不是簡單化學元素的疊加，它的原理類似拓撲學；《周易》的〈巽卦〉對此思想的解釋更明確。可以用麻將的組合價值論理解，但必須在「局」中，離開了人的生命這個「局」，中藥方就沒有了意義。

　　其中，第 2 和第 3 在中醫的實踐中被廣泛長期驗證；在系統論、量子科技、區塊鏈等技術進步後，逐漸被科學驗證。第 4 完全吻合基因科技的進展以及「基因、環境和生物體」三螺旋，不是簡單適應的理論。但是，雖然「六氣地理」能夠解釋中醫選藥材的邏輯，「神農們」如何測試無數種自然材料，仍然是個謎。比如，葛洪選用重慶等溼熱地區出產的青蒿治溼熱病（瘧疾是一種）可以理解，但是相比湯藥煎熬等，「漬」這種古代的冷萃取方法並不常用。

　　〈五帝本紀〉記載五帝的功業，都有教化，「治氣」、「養材以任地」卻是從黃帝的孫子顓頊開始的。黃帝「淳化鳥獸蟲蛾」，顓頊「治氣以教化」，帝嚳「撫教萬民而利誨之」，堯「能明馴德」，舜「使布五教於四方」。《禮記‧五帝德篇》說：「帝顓頊高陽者，黃帝之孫而昌意之子也。靜淵以有謀，疏通而知事；養材以任地，載時以象天，依鬼神以制義，治氣以教化，絜誠以祭祀。」

　　《國語‧楚語下》對中國早期歷史之描述，圍繞著民和神的關係展開。顓頊之前，是一個《黃帝內經》與《道德經》等都描述過的美好時代：

　　　古者民神不雜。民之精爽不攜貳者，而又能齊肅衷正，其智能上下比義，其聖能光遠宣朗，其明能光照之，其聰能月徹之。如是，則明神降之。在男曰覡，在女曰巫。是使制神之處位次主，而為之牲器時服，而後使先聖之後之有光烈，而能知山川之號、高祖之主、宗廟之事、昭穆之世、齊敬之勤、禮節之宜、威儀之則、容貌之崇、忠信之質、禋潔之服，而敬恭明神者，以為之祝。使名姓之後，能知四時之生、犧牲之物、玉帛之類、採服之儀、彝器之量、次主之度、屏攝之位、壇場之所、上下之神、氏姓之出，而心率舊典者為之宗。於是乎有天、地、神、民、類物之官，是謂五官，各司其序，不相亂也。

　　　民是以能有忠信，神是以能有明德。民神異業，敬而不瀆，故神降之嘉生，民以物享，禍災不至，求用不匱。

「古者」，正是少昊盛世。後來九黎興起，民、神雜糅。在此時代，「夫人作享，家為巫史」，神靈不成為神，民眾則妄稱神意。民眾不敬畏，不能自我約束，放縱慾望，相互衝突，因此不能盡其天年。這個時期是中華文明中文獻記載的第一次亂世。於是有了顓頊「絕地天通」與《尚書・呂刑》記載堯發揚顓頊之德，恢復敬天，再度「絕地天通」。

顓頊時發生的大事「絕天地通」，即天地分離。從此神完全離開人間，黃帝也飛天了，將帝位傳給了顓頊。《堯典》記載：「顓頊受之，乃命南正重司天以屬神，命火正黎司地以屬民。使復舊常，無相侵瀆，是謂『絕地天通』。」顓頊以句芒為木正、祝融為火正、句龍為土正，就是五行之道治天下，他嚴格遵循軒轅黃帝之道，重歸太平；中原直至顓頊才形成各民族真正統一，顓頊曆一直用到漢初。顓頊「治氣」，就是以氣修身養生治病，以「治氣」之道治天下，這不就是《素問》嗎？儒家的「修身齊家治國平天下」也是源自於此。《荀子・修身》：「以治氣養生，則身後彭祖。」《韓詩外傳》：「君子有辯善之度，以治氣養性則身後彭祖。」顓頊同時「養材以任地」（記於《史記・五帝本紀》），即不同地理養育不同萬物，也包括不同地方出產不同「氣」的藥材，這就是《素問》的「風、火、暑、溼、燥、寒」六氣論。總之，顓頊時代已經以「天氣、地氣、人氣」為中心形成「天、地、人三螺旋」的初步思想結構與實踐應用。因此可以推斷：顓頊總結了黃帝等人的修身治國實踐，歸納為《黃帝內經》；類似於周公歸納總結了文王、姜子牙、武王等人的思想與商周時代農業革命、政權革命的實踐，修訂了《周易》。周人自稱黃帝直系，在周朝修訂《黃帝內經》也非常可能，《周禮・天官》的一些語言與《素問》都是一個語系，歷史上只有一位真實的「岐伯」，即西岐伯姬昌。

孔子讚美帝堯曰：「大哉，堯之為君也！巍巍乎！唯天為大，唯堯則之。」經過黃帝、顓頊、帝堯反覆努力，天的崇高與偉大被人發現；

「唯天為大」，也就是說堯堅持了顓頊對「天、地、人、氣」的認知，並明確「天」是決定性的第一性。孔子以為，堯確立華夏中國之治道，故《尚書》始於《堯典》。孔子的思想側重社會治理，他是說，帝堯是第一位將「天、地、人」哲學完整應用於社會治理的領袖，而且確立了「受命於天」的合法性。《書‧洪範》中「天乃錫禹洪範九疇，彝倫攸敘。」上天賜給禹九種大法治國安天下，這就是受命於天。孟子總結說：「順天者昌，逆天者亡。」所以如何認知「天」，如何與「天」對話，既是統治者的合法性，也是統治特權。《禮記》說：「天垂象，聖人則之。郊祭，天之道也。」「天意」是統治者的「靠山」，「絕地天通」後，人間王權的合法性本源於「天」，「天學」也就成為統治者和官方力求壟斷的學說，因此禁止個人私藏天文器物、私習天文。晉代《泰始律》開始明確規定私下傳習天文要處徒兩年。《唐律》規定：「諸玄象器物、天文圖書、讖書、兵書、七曜曆、太一、雷公式，私家不得有，違者徒二年。私習天文者亦同。」、「造妖書妖言者，絞」。所以，民間不能學習研究「天」，「天」也就越神祕莫測，即使有人暗暗學會，寫出來也用詞怪異，讓人感覺很玄虛。不研究天道，如何學習《黃帝內經》與《傷寒雜病論》？這正是大醫到葛洪、孫思邈，唐宋以後中醫失去根本的原因。

　　顓頊「治氣以教」，依五德、定曆法、分九洲，而帝堯側重完善社會治理，就社會治理而言「法律」至關重要。中國司法鼻祖皋陶是與堯、舜、禹齊名的「上古四聖」之一，幫助堯和舜推行「五刑」、「五教」。《尚書‧皋陶謨》時代記載的皋陶法則與五行五藏已經顯示出一致性：

　　天敘有典，勅我五典五惇哉。

　　天秩有禮，自我五禮有庸哉。同寅協恭和衷哉。

　　天命有德，五服五章哉。

　　天討有罪，五刑五用哉。政事懋哉懋哉。

　　黃帝、顓頊、堯、舜時代，華夏有一次人文爆發。《黃帝內經》應當至少從哲學上成熟於這個時期，比如「五運六氣」，僅僅《素問·天元紀大論》中就至少記載了兩處證據：一是「鬼臾區曰：臣稽考太始天元冊，文曰：太虛廖廓，肇基化元，萬物資始，五運終天，布氣真靈，摠統坤元」；二是「帝曰：光乎哉道，明乎哉論！請著之玉版、藏之金匱，署曰天元紀」。黃帝時代，用玉版刻字書寫應在甲骨、青銅之前；而鬼臾區（大鴻）就是教會黃帝五行的人，他自己說來自更早的《太始天元冊》，足以證明歷代的累積。《太始天元冊》在《黃帝內經》中還出現了兩次，另一處在重要的《素問·五運行大論》中：「臣覽《太始天元冊》文：丹天之氣經於牛女戊分，黅天之氣經於心尾己分，蒼天之氣經於危室柳鬼，素天之氣經於亢氐昴畢，玄天之氣經於張翼婁胃。所謂戊己分者，奎壁角軫，則天地之門戶也。夫候之所始，道之所生，不可不通也。」

　　文字與思想的成熟，必然要經歷一個長期的過程。中文不可能突然出現成熟的甲骨文，必然由結繩記事、倉頡造字之類演變發展而來。《夏易連山》、《黃帝內經》也不會突然出現，它們的起源更早，最早可能要上推到伏羲，演變過程中離不開「巫」。

　　《黃帝內經·素問·移精變氣論》第十三：

　　黃帝問曰：余聞古之治病，唯其移精變氣，可祝由而已。今世治病，毒藥治其內，針石治其外，或愈或不愈，何也？

　　岐伯對曰：往古人居禽獸之間，動作以避寒，陰居以避暑，內無眷慕之累，外無伸宦之形，此恬憺之世，邪不能深入也。故毒藥不能治其內，針石不能治其外，故可移精祝由而已。當今之世不然，憂患緣其內，苦形傷其外，又失四時之從，逆寒暑之宜，賊風數至，虛邪朝夕，內至五臟骨髓，外傷空竅肌膚，所以小病必甚，大病必死，故祝由不能已也。

「唯移精變氣，可祝由而已。」中的「祝」就是「祝由科」。「祝」者咒也，「由」是指患者得病的原因。祝由之法，即用中草藥和符咒禁禳來治療疾病的方法。「祝由」源自上古巫醫，包括禁法、咒法、祝法、符法，唐代開始官方還開設了專科。祝由治病不用藥或少用藥，而用祝由師的意念、符咒產生的氣場來治病，因此對祝由師要求很高、很嚴，祝由師有很多戒律必須遵守。《論語》也說：「人而無恆，不可以作巫醫。」《黃帝內經》明確要求祝由「治之極於一」，「閉戶塞牖，繫之病者，數問其情，以從其意。得神者昌，失神者亡。」祝由師清淨齋戒百日，目的是使內心平靜，心無雜念，意念專一，純正無邪，方有療效；這是治病的先決條件。沒有相當的修練功底和良好的狀態，靠「畫符唸咒」治病就是騙人。祝由對病人要求也很高，《黃帝內經》也說了，只完全適用於遠古，「往古人居禽獸之間，動作以避寒，陰居以避暑，內無眷慕之累，外無伸宦之形，此恬憺之世，邪不能深入也。故毒藥不能治其內，針石不能治其外，故可移精祝由而已。」

美國杜克大學萊恩（Joseph Banks Rhine）博士是超心理學創始人，他將人類心靈能力分為四類：遙視、傳心術、預知、心靈致動。《心理範疇》記錄了萊恩在妻子路易莎（Louisa E. Rhine）和同事協助下進行了幾十萬次的實驗。萊恩發現心靈能力的發揮需要有利的環境，需要處於輕鬆的、自然的狀態下。超心理實驗有很不可思議的現象，如心靈感應（以心傳心）、正夢（夢到將發生的事實）等。實驗結果證明，人有一種感覺器官不具備的超感覺，同時證實有支配物質的能力（念力）。天主教的聖女等宗教修行到一定程度，能以意念驅使他人。最顯著的例子，印度僧人以瑜伽氣功修行，達到三昧境界後，具備念力治病與超感覺的洞察力。自然，萊恩匯入非物質要素的結果，與既存的科學思想矛盾，引起心理學學者、物理學學者與數學學者等多方面激烈的辯論。但是堅持他

的實驗並沒有錯，這項研究由美國軍方出資，仍在繼續深入；蘇聯以及俄羅斯在這方面也大量投入。

《禮記・禮運》記載：「王前巫而後史，卜巫瞽侑，皆在左右。」古代帝王的左右手一是史官，另一就是巫，而且巫比史的地位高。《詩經・大雅・文王》：「上天之載，無聲無臭。」孔子：「四時行焉，百物生焉，天何言哉？」「天」透過巫、覡決定人間事務，巫、覡的功能是降神代言。巫覡不同於西方學說之巫師，不是讓人進入迷狂通靈的狀態，而是保持專一誠敬，「其聰能聽徹之」，神借巫覡之言說出來。從遠古到春秋，巫師們都是最傑出的綜合人才，是文化的掌握者、傳播者，是科學家、音樂家、文學家、星占家、哲學家等。整理《周易》的「元聖」周公根據記載也是如此。他至少兩次用祝由之法為武王、成王祈禱治病，都有療效，一個好轉、一個痊癒。《廣雅》記載：「上醫殳下酉，巫也。」中國古代的巫與醫合而為一。從《山海經》開始，古籍中幾乎都有相關記載顯示巫與醫藥有關，例如《大荒西經》記載：「大荒之中……有靈山，巫咸、巫即、巫盼、巫彭、巫姑、巫真、巫禮、巫抵、巫謝、巫羅十巫，從此升降，百藥爰在。」《海內西經》記載：「皆操不死之藥以拒之。」巫「從此升降，百藥爰在」、「操不死之藥」。《山海經》中的「十巫」出現在〈海內西經〉和〈大荒西經〉中，他們掌握著一種神奇的藥，叫不死藥，而且「十巫」的重要工作主要就是煉藥。即使經過了春秋時代西門豹等的打擊，十巫至少在巴蜀地區一直到漢代都存在，以治病為主。直到張魯殺了巴巫張修之後，巫才作為一種重要力量退出江湖。《山海經》還記載了大量的草藥，它也可認為是中國的一部藥典。其中許多給藥途徑與目前中醫基本相同。

上古時代，黃帝以前的歷史資料十分貧乏，韓非子、莊子、列子、管子、孔子等都有過記述，但都只有零星記載。孔子根據其價值觀，不

光刪了更多的詩經，而且也刪改了史書，遺漏了更多原版資料，所以才有《逸周書》，現代考古反而證明了其中很多史實。司馬遷的〈五帝本紀〉對黃帝以前的歷史也因為缺乏系統資料記載較少。伏羲比黃帝更古老，是真正的中國祖先，八卦就是他的發明，因此《黃帝內經》的哲學思想最早可以追溯到伏羲。西晉皇甫謐《帝王世紀》內容也採自諸子雜書中的遺存，補充《史記》等「正史」遺漏的史事，更明確記載：「伏羲氏……乃嘗百草而制九針，以拯妖枉。」伏羲氏是中醫最早的發明人，是中醫藥學基礎理論的奠基人。《黃帝內經》、《傷寒雜病論》均以八卦作為生命哲學闡述生理、病理和醫理。基於陰陽八卦的哲學，人與自然相統一的整體觀與系統論，不僅成為中華千年文明之根，也是中華民族安身立命之根。古人正是以這套生命哲學來認識人體所發生的一切病理變化。

最晚到周代，先人已經建立了完備的國家醫療制度。據《周禮·天官》記載，冢宰屬官有醫師（衛生部長兼導師）、食醫（掌調飲食）、疾醫（「掌養萬民之疾苦」）、瘍醫（外科），還有獸醫，這是人類歷史上記載官醫的最早分類。《周禮·天官冢宰下·醫師》：「醫師掌醫之政令，聚毒藥以共醫事。凡邦之有疾病者，疕瘍者，造焉，則使醫分而治之。歲終，則稽其醫事，以制其食。十全為上，十失一次之，十失二次之，十失三次之，十失四為下。」、「瘍醫，掌腫瘍、潰瘍、金瘍、折瘍之祝藥、劀殺之齊（劑）。」殺是指用腐蝕藥清除壞死肌膚。周醫「府」主管財務、藥物和器具等；「史」主管文書和醫案文件等；「徒」類似護士與雜工。食醫和疾醫為中士，瘍醫和獸醫為下士。「十全為上，十失一次之，十失二次之」是對醫生療效的年終考核。「十全」這個詞，也出現在《素問》中，就是黃帝與雷公討論的追求目標，即包治百病。「凡民之有疾病者，分而治之，死終，則各書其所以，而人於醫。」醫生書寫死亡病例報告及治療過程紀錄，並歸入「史」管理。可以推知，周代已經建立了已知最早的病史

紀錄。《周禮》記載的很多專業語言與《黃帝內經》很類似，如「以五氣、五聲、五色眡其死生。」、「以五味、五穀、五藥養其病。」、「春多酸，夏多苦，秋多辛，冬多鹹，調以滑甘。凡會膳食之宜，牛宜稌，羊宜黍，豕宜稷，犬宜粱，雁宜麥，魚宜蓏。凡君子之食恆放焉。」、「凡療瘍，以五毒攻之。以五氣養之，以五藥療之，以五味節之。凡藥以酸養骨，以辛養筋，以鹹養脈，以苦養氣，以甘養肉，以滑養竅。凡有瘍者，受其藥焉。」、「人之喜怒陰陽，運與榮衛之間，交通則和，有餘不足則病。」

　　《黃帝內經》之所以叫「內經」，是因為它講解的是身體內部，內容偏哲理。應該有對應的「外經」，或者講外環境和天文地理，就是《山海經》；或者講各種藥物藥性，可能就是《神農本草經》。

　　《神農本草經》託名「神農」，是中醫的第一部醫藥學本草著作，思想與易學八卦一致。載藥三百六十五味，取法一年三百六十五天，一天一味。三品分上、中、下三部，上部法天無毒以養生，下部法地有毒以攻頑疾，中部法人有毒無毒以治平常之病。上品一百二十種，無毒，大多屬於滋補強壯之品，如人蔘、甘草、地黃、大棗等，可以久服。中品一百二十種，無毒或有毒，其中有的能補虛扶弱，如百合、當歸、龍眼、鹿茸等；有的能祛邪抗病，如黃連、麻黃、白芷、黃芩等。下品一百二十五種，有毒者多，能祛邪破積，如大黃、烏頭、甘遂、巴豆等，不可久服。這是中國藥物學最早分類法，為歷代沿用。《神農本草經》中提出了「君臣佐使」的藥物配伍組方原則。上品藥為君藥，中品藥為臣藥，而下品藥為佐使藥。組方比例可按照一君、二臣、三佐、五使或一君、三臣、九佐使，藥物配伍相互間會產生不同的反應。《神農本草經》總結了七種關係，包括單行、相須、相使、相畏、相惡、相反、相殺等，即「七情和合」（後文論述，中藥組合的原理不是元素疊加，而是與《周易》、〈巽卦〉一致的拓撲學）。

《黃帝內經》涉及七個人物，即黃帝、岐伯、伯高、少愈、少師、雷公、鬼臾區。《黃帝內經》中的「著至教論」、「示從容論」、「疏五過論」、「徵四失論」等多篇文字記載的都是黃帝與雷公討論的內容。歷史上託名雷公的醫學著作有《雷公藥對》、《雷公藥性賦》、《雷公炮炙論》。《雷公藥性賦》是一部在民間流傳且具影響的中醫藥學入門讀物，淺顯易懂，其署名為金代名醫李杲。書中分 66 種寒性藥、66 種熱性藥、54 種溫性藥和 68 種平性藥，同時以十八反、十九畏大致延續了《神農本草經》的分類法與組合原則，可視為簡化版與通俗版。《雷公炮炙論》為中國最早的中藥炮製學專著，原載藥物三百種，每藥先述藥材性狀及與易混品種區別要點，鑑定其真偽和優劣。原書已佚，其佚文多存於《證類本草》中，約二百四十條。《雷公炮炙論》記述淨選、粉碎、切制、乾燥、水製、火製、加輔料製等法，此書對後世影響極大，歷代製劑學常以「雷公」二字冠於書名之首。

與各民族的自然藥一樣，中醫也透過自然觀察發現藥物疾病。首先是根據五行六氣的理論推斷實驗，比如甘是上味，而且甘草色黃為土之色，因此甘草得土氣最厚，具有土的特性，能解百毒。另一種是透過觀察動物自救的本能與方法複製試驗。據說黃帝專門派人收集動物自救的方法借鑑總結。老虎中毒箭後會食用清泥來解毒；雉被鷹在空中抓傷後會找地黃葉貼在傷口上；老鼠中毒以後會找泥湯喝；蛇怕白芷，有白芷蛇都不敢去，因此古人發現白芷能解蛇毒；狗愛吃骨頭，狗的涎液能軟化骨頭，骨頭卡喉用狗的涎液治療很有效；蜈蚣有毒，而雞愛吃蜈蚣，這說明雞剋蜈蚣，所以用雞的涎液治蜈蚣毒；蠍子也有毒，而蝸牛能吃蠍子，被蠍子螫傷後用蝸牛搗敷患處則痛立止；神農氏誤嘗斷腸草而死，古人發現羊吃這種草不但不死還肥，於是推斷能解斷腸草毒的就是羊血。

「神農嘗百草」版本最早見於《淮南子‧修務訓》。還有一個版本是「神農鞭百草」。《史記‧補三皇本紀》記載「神農以赭鞭鞭草木，始嘗百草，始有醫藥。」赭為紅褐色，「赭鞭」是條紅色鞭子。《搜神記》卷一記載：「神農以赭鞭鞭百草，盡知其平毒寒溫之性，臭味所主，以播百穀。」炎帝先用「赭鞭」抽打草木，初步檢測，再去品嘗藥性，更加合理。有學者認為，「赭鞭」是「史前文明」或「外星人」給的檢測儀器，因此，古人才能辨別無數種植物的藥性。後文會詳述中藥特殊的「就地取材」的地氣邏輯（星際粒子）。

不過，與《黃帝內經》中摻雜了不少後世作品一樣，無論《神農本草經》還是《雷公炮炙論》，都不是原著。採藥、煉藥的基本思路得以保留，而具體的藥材都是經過了後世的新增，比如《神農本草經》中動物藥相對偏多，鹿茸、熊脂、動物陰莖能壯陽之類顯然為後世杜撰。後文會論述其與中藥原理的背離。

中醫針灸的歷史也很悠久。《黃帝內經》中多次提到「九針」和砭石針，九針是九種細針；砭石是另一種石製醫材，針刀兩端，可刺可割，最早大約出現於八千年前。《山海經‧東山經》有記載：「高氏之山……其下多箴石也。」唐代顏師古注：「箴所以刺病也。石謂砭石，即石箴也。」《素問‧異法方宜》中記載：「砭石從東方來。」內蒙古多倫頭道窪石器時代遺址中，出土了中國第一枚砭石針，石針長 4.5 公分，一端有尖鋒，另一端是用來切割的扁平弧刃。在山東微山縣出土的東漢畫像磚上，發現了半人半鳥形人手持針具的形象，佐證了上述記載。廣西武鳴縣馬頭鄉兩處商周墓葬群，也發現了長 3 公分，寬 0.6 公分，厚只有 0.1 公分的扁長方形的青銅針，針尖非常短，是「手術刀」與銅針的結合物。「九針」和砭石針不是現代的注射針，它只用於針灸。沒有經絡，就沒有針灸，以上文獻以及考古證實，針灸以及與之相關的經絡「發現」得更早，到

《靈樞》成文（戰國），已經十分成熟完備。針灸與經絡要麼來自史前或非地球文明；要麼就得承認中華醫學有更長的科學研究實踐歷史。經絡本身看不見，只有活人才能感知存在，在屍體解剖中永遠找不到。

從《素問·刺法論》篇名來看以為是講針灸治病，實際是在「五運六氣」基礎上講防病防疫（也間接驗證了針灸在那時已經並不「神奇」）。《黃帝內經》與《傷寒雜病論》都關注百姓防疫，區別在於《黃帝內經》是天子視角，《傷寒雜病論》是太守視角。《刺法論》開篇就是：「黃帝問曰：升降不前，氣交有變，即成暴鬱，余已知之。何如預救生靈，可得卻乎？岐伯稽首再拜對曰：昭乎哉問！臣聞夫子言，既明天元，須窮刺法，可以折鬱扶運，補弱全真，寫盛蠲餘，令除斯苦。」是「聖念慈憫，欲濟群生」、「五疫之至，皆相梁易，無問大小，病狀相似。」然而「天地迭移，三年化疫，是謂根之可見，必有逃門。」方法是以針灸等組合方法「太過取之，不及資之」，這就是老子說的「天之道損有餘補不足」。「是故立地五年，以明失守，以窮法刺，於是疫之與癘，即是上下剛柔之名也，窮歸一體也。即刺疫法，只有五法，即總其諸位失守，故只歸五行而統之也。」目標是「不相染者，正氣存內，邪不可干。」後文會詳述專門針灸的《靈樞》與《素問》道不同，應是偽作或者混入。

二、《傷寒雜病論》與防疫治病

「疫」，是人類生存發展的最大自然威脅。為了躲避鼠疫，幾對年輕人隔離在郊區，寫出了《十日談》（Decameron），也發現了「人」，文藝復興、啟蒙運動與科學革命也可以說是人類與自然爭鬥的成果。波斯人在與瘟疫的爭鬥中發現了「火」，也發明了第一代「口罩」面紗。據統計，如今最繁榮昌盛的華夏在古代平均六年就會爆發一次瘟疫，中國古人怎

麼「戰疫」？當然是靠中醫，靠戰法。

《黃帝內經》與商周時代的《易經》、《陰符經》、《六韜》，以及春秋時代的《道德經》、《論語》、《鬼谷子》、《孫子兵法》等展現了哲學思想的一致性與傳承性。如果說《傷寒雜病論》、《本草綱目》等是學習中醫的專業書，那麼《孫子兵法》裡的戰法就是中醫的治病之法，是學中醫升級的參考書。《孫子兵法·軍爭》：「故善用兵者，避其銳氣，擊其惰歸，此治氣者也。」這些話看著就是醫學語言，是把氣的戰病法應用於軍事。名醫就是治病的名將，《孫子兵法》的哲學指引與《黃帝內經》也是一致的，只是戰場不同，敵人不同，武器不同，將士不同而已。

孫武與孔子、老子大約同時代，其祖先原是陳國的公子完，因避亂逃到齊國。陳與田在古代音同義通，故陳完又稱為田完。孫武的祖父田書因伐莒立有戰功，被齊景公賜姓孫氏。孫武的兵法是把周代傳承的同一種哲學活學活用於戰爭，與《周易》、《陰符經》、《六韜》高度關聯。孫武在這部軍事聖典中系統地講述了戰爭之道，提出了一套十分完備的軍事思想體系和策略戰術原則。在《孫子兵法》中，陰陽辨證的相互影響和相互轉化時時處處閃爍著哲學的智慧與光輝。孫子在兵法中同樣將「道」列在「五事」的首位，指出戰爭的勝利需要「善用兵者，修道而保法，故能為勝敗之政」。另外，孫武也強調系統論和整體論，《孫子兵法》首篇寫道：「兵者，國之大事，生死之地，存亡之道，不可不察也。」「國之大事」，要「民與上同意」；要從政治、經濟、軍事、自然條件、氣候條件等各個方面「五事」、「七計」地衡量和比較。知彼知己，百戰不殆。孫子對於戰爭與國家經濟的關係的認識，也非常類似老子不妄為以及《黃帝內經》中對「本」的認識。孫子了解到，戰爭必須以國家的經濟實力為基礎；同時，戰爭還會對國家的經濟造成破壞，對人民增加沉重的負擔。基於這種了解，孫子提出了三個重要觀點：①兵貴勝，不貴久。②取糧

於敵。③車雜而乘之，卒善而養之。孫子在戰術層面的表達基本可以認為就是《黃帝內經》、《傷寒雜病論》的治病法則，甚至有些內容可以與《黃帝內經》中講針灸「刺」道的文字互換。比如「夫兵形象水，水之形，避高而趨下；兵之形，避實而擊虛」。又如集中優勢兵力，攻其所不守；避其銳氣，擊其惰歸。掌握主動權「致人而不致於人」、「以正合，以奇勝」等。

同樣，《傷寒雜病論》也可以理解為一位兵家來到防疫治病的戰場。漢末大疫，張仲景的宗族大部分都因外感病而死。《傷寒雜病論》袪病三寶：

汗、吐、下三法，都是指禦敵於國門之外。《管子·度地》中說：「善為國者，必先除其五害。」、「水一害也，旱一害也，風、霧、雹、霜一害也，厲一害也，蟲一害也。」「厲」的意思是病，指瘟疫。

「上醫醫國，下醫醫民」之說，來自《素問·天元紀大論》「上以治民，下以治身」。治病如治國，治國如治病。治國和治病的核心就四個字：攘外安內。「攘外安內」的出處就是《傷寒雜病論·太陽病上》：「甘草甘平，有安內攘外之能。」汗、吐、下三法就是海陸空三軍，以湯藥為彈藥攘外，把外邪給打出去；針灸之法是圍三缺一，逼敵自退；五臟平衡是建立立體防線，讓敵無可攻。

舉個糖尿病與大明王朝的例子便於讀者理解「戰法」。崇禎與「細菌」（清兵）在山海關拚命，還要與「病毒」（流寇）在陝西拚命，還被「寄生蟲」（東林黨）在東南吞噬賦稅營養，當明朝一命嗚呼的時候，山海關精銳還在，東南財富還在，但北京沒了。如果用糖尿病比喻，北京就是「腎」、山海關是「肝」、東南與中原是「脾胃」。雖然是三陰絕症，已經是六爻週期的最後一期，但張仲景認為天年未盡，仍然「可逆」。所以針對三陰絕症，他發明了「四君子湯」，用人蔘、茯苓、白朮、甘草補陽氣去

溼氣，相當於精兵簡政、廣納賢才；用「四逆散」（只燒乾柴）去肝火，相當於壓制內鬥；最後用「四逆湯」（乾薑、附子、炙甘草）回陽而生，類似強軍健體。張仲景的打法，就是于謙對付瓦剌的戰法，不寄希望於幾味猛藥能在長城沿線打死「瓦剌」（因此也不必投入太多袁崇煥），可以死纏爛打為「抵抗病毒」熬時間；只要保住中原與江南補給包括援軍（脾胃）陸續到來即可，前提是保住「腎臟」死守北京，這樣就能最終勝利。很有意思的是，《素問·異法方宜論》像是預言一樣：

故東方之域，天地之所始生也。魚鹽之地，海濱傍水，其民食魚而嗜鹹，皆安其處，美其食。魚者使人熱中，鹽者勝血，故其民皆黑色疏理。其病皆為癰瘍，其治宜砭石。故砭石者，亦從東方來。

西方者，金玉之域，沙石之處，天地之所收引也。其民陵居而多風，水土剛強，其民不衣而褐薦，華食而脂肥，故邪不能傷其形體，其病生於內，其治宜毒藥。故毒藥者，亦從西方來。

北方者，天地所閉藏之域也。其地高陵居，風寒冰冽，其國樂野處而乳食，臟寒生滿病，其治宜灸焫。故灸焫者，亦從北方來。

南方者，天地之所長養，陽之所盛處也。其地下，水土弱，霧露之所聚也。其民嗜酸而食胕，故其民皆致理而赤色，其病攣痹，其治宜微針，故九針者，亦從南方來。

中央者，其地平以溼，天地所以生萬物也眾。其民食雜而不勞，故其病多痿厥寒熱。其治宜導引按蹻，故導引按蹻者，亦從中央出也。

東漢大疫，神醫輩出，光《三國演義》記錄的就有于吉、張角、華佗（奇怪沒有張仲景）。第一大「神醫」是張角（西元？——184 年），鉅鹿人，「黃巾軍」領袖，太平道創始人。他得道于吉所傳《太平經》。張角布道的方式主要是在「疫氣」時用符水治病，據說靈驗。「疫氣」，當時叫「傷寒」，一般多發於春天，人頭痛腦熱便是「傷寒」。張角從道士于吉所學治病法，拋開神祕，其實就是用祝由和中藥湯劑治病。張角自稱「大

賢良師」，本是良醫，否則如何獲得五百弟子的信任？徒弟又廣收弟子，最終建立起三十六方（分舵），教徒幾十萬；兩個弟弟，張梁、張寶則自稱大醫。中平元年（西元 184 年），張角號召「黃巾起義」，稱「蒼天已死，黃天當立；歲在甲子，天下大吉！」（南陽與山東是主要根據地）于吉、張角、張魯、張羨、張懌和張仲景幾位名醫，從他們所學所為以及籍貫判斷，他們之間似有被正史刪除的關聯（孔子以來，儒家正史有刪改亂黨資料的傳統）。最近的史料，見於晉代葛洪《抱朴子·至理篇》：「越人救虢太子於既殞，胡醫活絕氣之蘇武，淳于能解顱以理腦，元化能刳腹以澣胃，文摯愆期以瘳危困，仲景穿胸以納赤餅，此醫家之薄技，猶能若是，豈況神仙之道，何所不為？」西晉醫學家、文學家皇甫謐在《甲乙經》中也明確記載：「漢有華佗、張仲景。其他奇方異治，施世者多，亦不能盡記其本末。」葛洪、皇甫謐的記載應該真實。另一個驗證是張仲景的弟子王叔和（西元 201 —— 280 年），王叔和為魏國少府的太醫令，整理了《傷寒雜病論》，他在《脈經》中說：「夫醫藥為用，性命所繫。和鵲至妙，猶或加思；仲景明審，亦候形證，一毫有疑，則考校以求驗。」

張仲景生於西元 150 年正月十八日，逝於西元 219 年，享年六十九歲（建安二十四年，即西元 219 年，劉備攻占漢中自立漢中王）。長沙太守後嶺南隱居，專心研究醫學，於建安十五年寫成《傷寒雜病論》（建安十年，張羨死；建安十三年，劉表病死，同年爆發赤壁之戰）。

長沙太守下轄湘、羅、益陽、陰山、零陵、衡山、宋、桂陽等九縣。《三國志》載的同時期長沙太守是五位，第一任是孫堅；孫堅推薦蘇代繼任；劉表攻下長沙後任命張羨為長沙太守；張羨叛表，病死長沙任命兒子張懌繼承；張懌敗於劉表，劉表的兒子歸順曹操，曹操任命韓玄擔任長沙太守。張姓長沙太守，只有張羨和張懌，他們也都是南陽人。另一個關聯的太守是張津，字子雲，《三國志》和《後漢書》中都有他的

事蹟記載，卻沒有傳記。張津在交州以道教主政，並且還頭裹紅巾、彈琴燒香作法。

《傷寒雜病論》是中醫之本，然而最基礎的「六經分類」到底指什麼至今沒有定論，實在是中醫界的悲哀。張仲景本人的身世也是個謎，卻被尊醫聖，更是悲哀。沒有記載，只能結合以上史料邏輯推測：張仲景就是人間蒸發的「張懌」（或其弟，仲是老二）。于吉、張角、張修、張魯、張羨、張懌、張仲景，同屬於一個道學組織。「蒼天已死，黃天當立；歲在甲子，天下大吉！」顯然是在反叛的道路上運用「五運六氣」理論，目標是改朝換代，只是失敗了，成為寇。于吉與孫策的「死鬥」本身不合邏輯，除非涉及利益之爭。依靠醫術和巫術，張修、張魯、張津都階段性地實現了搶占地盤的目標，張羨、張懌也是。《三國志·裴注》：「張羨，南陽人也，先作零陵、桂陽長，甚得江湘間心。」「甚得江湘間心」不就是野史中的張仲景嗎？張羨、張懌（或其弟）父子與劉表世仇，劉表字景升，「仲景」也許是一種願望。建安十年，張羨死；建安十三年，張懌（或其弟）失敗，隨後劉表病死，赤壁之戰爆發。張懌（或其弟）有三年任長沙太守，其後南逃嶺南隱居，專心研究醫學（改名也可能），建安十五年寫成《傷寒雜病論》，時間與邏輯都對得上。

《傷寒雜病論》自序前文有：「卒然遭邪風之氣，嬰非常之疾，患及禍至，而方震慄，降志屈節，欽望巫祝，告窮歸天，束手受敗。齎百年之壽命，持至貴之重器，委付凡醫，恣其所措，咄嗟嗚呼！」在序言中，張仲景也解釋了為醫的原因與過程，顯示他是半路出家。他先批評了其他的「士」追逐名利而忘了身體才是根本，也感嘆「余宗族素多，向餘二百，建安紀年以來，猶未十稔，其死亡者，三分有二，傷寒十居其七」。如果他當時是神醫，家裡不會一半人死於傷寒；因此才促使他「感往昔之淪喪，傷橫夭之莫救，乃勤求古訓，博採眾方，撰用《素問》、《九

卷》、《黃帝八十一難經》、《陰陽大論》、《胎臚藥錄》，並平脈辨證，為《傷寒雜病論》合十六卷，雖未能盡愈諸病，庶可以見病知源。若能尋余所集，思過半矣。」《傷寒雜病論》（包括自序）都顯示了作者的家學功底，不是游醫能達到的，更偏儒學而非邪道。《傷寒雜病論》通篇透著《孫子兵法》的殺伐決斷，作者應該是具備「官二代」、防疫治病經驗和戰場體驗的條件。張羨、張懌（或其弟）父子是唯一吻合的。

《傷寒例第三》：「冬時嚴寒，萬類深藏，君子固密，則不傷於寒。觸冒之者，乃名傷寒耳。其傷於四時之氣，皆能為病。以傷寒為毒者，以其最成殺屬之氣也。」

去除王叔和的影響，《傷寒雜病論》更多講的是長沙太守防疫，而不是神醫治病的事情。事實上，張仲景打敗了傷寒疫，守土有方。而他的老家南陽與山東一樣，因為疫病，成為黃巾軍起義的兩大重災區。當時的「疫氣」就叫「傷寒」，《傷寒雜病論》中的「傷寒」講的不僅僅是傷寒之症，而是所有外感病的統稱。猜想按現在命名，主要是感冒與肺炎，如果驅寒不當，會導致併發症甚至死亡。讓我們來回顧一下，張仲景長沙抗疫的策略、戰術。

冬寒之際，長江沿線易發肺疫。所謂「嬌耳湯」、「桂枝湯」配熱粥之類熱呼呼的湯湯水水，對個例未必能立刻管用，但是如果全民推廣，健康人群得病的機率會大大降低。對體弱的人用藥可以加一些補氣血的藥物如川附子，增強免疫力；對重症患者才加上重藥。張仲景用藥，甘草用量很大，炙甘草對老人效果尤其顯著。甘草常生於乾旱沙地，產地有東北、華北、西北各省區，炙甘草是用蜜烘製的甘草，深黃色，常用於脾胃虛弱，補陰為主，是「滋陰之祖方」。

「桂枝湯」號稱天下第一湯，也叫陽旦湯，被張仲景用得出神入化。陽旦陽始生，和「嬌耳湯」一樣還是冬至的描述。「但天地動靜，陰陽鼓

擊者，各正一氣耳。是以彼春之暖，為夏之暑；彼秋之忿，為冬之怒也。是故冬至之後，一陽爻升，一陰爻降也；夏至之後，一陽氣下，一陰氣上也。斯則冬夏二至，陰陽合也；春秋二分，陰陽離也。陰陽交易，人變病焉。此君子春夏養陽，秋冬養陰，順天地之剛柔也。」冬至餃子湯顯然就是提示「冬藏」和「熱中」。「秋冬養陰，順天地之剛柔」，防範「陰陽交易，人變病焉」。服用桂枝湯時仲景要求喝熱稀粥以助藥力，就是透過熱稀粥的穀氣來激發人體的胃氣，遍身漐漐微似有汗者益佳（微汗）；不可令如水流離，病必不除（大汗）。如果大汗過猶不及就會反傷陽氣。「少火生氣，壯火食氣」，小火熬粥與桂枝湯同飲也含此意。桂枝湯的組方：桂枝、芍藥、甘草、生薑、大棗。即使配不齊，煮碗薑糖水當簡易桂枝湯，也能驅寒。「無為而治」、先求無過的藥食同源思想，和麻黃湯的大刀闊斧、摧城拔寨的「開表出汗」，正是指「一正一奇」實現陰陽互補。《本草綱目》說：「其味麻，其色黃」所以叫麻黃。麻黃的作用重在開表，當人體的體表傷於寒而被閉塞，沒有麻黃不足以打開。

　　《傷寒雜病論》裡有兩個很重要的治療感冒的方子，就是「大青龍湯」和「小青龍湯」。雖然都叫青龍湯，但一熱一寒，差別很大。大青龍湯用於高燒，小青龍湯主攻利水，退熱次要。大青龍湯是治療發高燒無汗的感冒發燒，而小青龍湯是治療怕冷發冷的感冒。大青龍湯據說就是中醫治 SARS 的主方，透過出汗把病毒排出體外。按照《周易》天象，現在已知的中醫中有白虎湯，有大、小青龍湯，有真武湯，卻沒有朱雀湯是不合邏輯的。陶弘景《輔行訣臟腑用藥法要》認為朱雀湯就是黃連阿膠湯。

　　《傷寒雜病論》充分發展了《黃帝內經》「肺和大腸相表裡」的理論。「大承氣湯」是通裡攻下法的代表方劑（瀉下寒下組成：大黃、厚樸、枳實、芒硝），以傷寒邪傳陽明之腑，入裡化熱，與腸中燥屎相結而成之

裡熱實證為主治重點，可用於治療表寒入陽明後燥熱腑實所致的肺氣不利、喘滿、短氣，而且張仲景在大承氣湯的基礎上，加減出小承氣湯與調胃承氣湯兩方，進一步擴大了「肺腸同治」的範圍。「大承氣湯用芒硝，大黃枳實厚樸饒，去硝名曰小承氣，調胃承氣硝黃草。」對西醫分類的急性肺損傷和急性呼吸窘迫症候群也適用。

　　1970 年代，就有國外學者明確指出炎症性腸病可導致肺臟病變，隨後國外文獻報導稱部分潰瘍性結腸炎患者發生肺部病變。肺與大腸在經脈上互為絡屬，病變上相互影響，構成表裡的相互關係。美國科學促進會（AAAS）出版的最權威學術期刊《科學》（Science），在 2018 年 1 月 5 日發表了一項重要研究結果：「參與機體的穩態、哮喘和慢性阻塞性肺病等病理過程的天然淋巴細胞，會從腸道遷移到肺部參與肺部免疫反應。」用《黃帝內經》中的語言描述就是「肺和大腸相表裡」。早上大便時要憋氣，會流清鼻涕，這就是「肺和大腸相表裡」。便祕，西醫認為是大便太乾燥不夠潤滑；中醫說是肺火太大清肺火。清肺治便祕治「裡」；潤腸是治「表」。《靈樞·經脈第十》：「手陽明大腸經和手太陰肺經互為表裡，大腸為腑，肺為臟；腑病輕於臟病。」《靈樞·本輸》記載「肺合大腸，大腸者，傳導之腑」，大腸是穀物消化停留的場所，在大腸中穀物變成濁物，並在肺的氣化作用下透過肛門將濁物排出體外。同時《黃帝內經》中也論述了肺與大腸病機上的轉變。《素問·咳論》中有「肺咳不已，則大腸受之，大腸咳狀，咳而遺失」，講的是肺病久則邪沿經脈下行，影響大腸的傳導之功，從而開合失司，出現遺失等症，肺病及腸。《靈樞·四時氣》中的「腹中常鳴，氣上衝胸，喘不能久立，邪在大腸」，講的是邪在大腸，上衝影響肺的宣發肅降，腸病及肺。「肺腸同治」的療效優於單純治腸與單純治肺者。

　　張仲景之所以推廣「嬌耳湯」、「臘八粥」，是因為他看到對於窮苦的

百姓來說，只有各家的「邊角陳糧」和「野菜」合一起，一鍋熬了分享比較可行。《傷寒雜病論》中主要常用的「藥」，其實也可以叫野菜。《傷寒雜病論》是對《黃帝內經》大眾免疫學的發展。張仲景防疫之道大象無形，是調整五臟平衡達到治未病的集體狀態，經過多少代精選展現在我們日常生活之中。比如中餐，除了追求怪異或獵奇，找不到一味苦寒的食材，因為苦寒傷胃（張仲景緊盯「胃」這個生「氣」之本做功課）。除了主食主菜可以入藥，我們炒菜必用的各種佐料「花椒、麻椒、胡椒、八角、茴香」也都是中藥材。桂皮就是肉桂，桂樹的皮，千古第一方「桂枝湯」的君藥就是桂樹的枝。蔥、薑、蒜，都是「辛味和香味」的中藥。辛發散，香入脾醒脾。山東大蔥可以散風；川菜偏辣，為了袪溼；蘇菜香甜，為了入脾。料酒、醋、醬油等也是中藥材，料酒一般是黃酒米酒，溫熱可防溼寒，也是長江沿岸冬季必備食材（而米酒本身在《黃帝內經》中就是比湯藥更有藥力的一味藥）；醬油、腐乳能補充益生菌；在治傷寒的動物藥藥材中，往往會加醋以去毒性、促分解。米醋、雞蛋殼、白蒜泡 24 小時就是張仲景治療咽喉疾病的「苦酒」（配半夏）。廣東菜常用的鮑魚汁，也是傷寒藥，用於補益。鮑魚潤腸、調經，鮑靈素被譽為海洋「軟黃金」，可以保護機體的免疫系統。強調一下，現在我們如此豐富多彩的中餐，並不是自古以來就有的。在漢朝以前，我們祖先吃得簡單，而且實行分餐制。後來的合餐制是因為菜式多了，這種狀況到明朝才基本定型。飲食文化是千年演變升級的結果，張仲景與中醫學起了極大的助推與「科學」作用。中餐的廚房讓人誤以為中餐不健康，中國人不喝冷水，喝熱茶，幾乎所有的菜都被高溫烹製於入口前的最後程序，和冷餐白水比較，哪個更「衛生」？

藥食同源的第一人至少可以追溯到伊尹，他是「治大國若烹小鮮」的典型案例。他前後「背負鼎俎」為有莘氏國君和商湯當廚師，以烹調、五

味為引子，分析天下大勢與為政之道，勸有莘氏國君與湯滅夏。

《素問》將膳食分四大類「穀、肉、果、菜」，「穀肉果菜，食養盡之。」、「五穀為養，五果為助，五畜為益，五菜為充，氣味和而服之，以補精益氣。」這是營養學史上最早的膳食分類。均衡飲食觀是健康的基礎，《詩經》、《尚書》等古典中，只有「百穀」，沒有說「五穀」。「五穀」也是中華醫養自古特有的精選藥膳主食組合（不是百姓日常，是貴族用的，後來概念演變為民間主食）。周人是農業之祖，名字就叫「稷」；周朝在全球第一次完成了農業革命，從此江山叫「社稷」，就是祭祀老祖宗稷的廟堂朝廷。《周禮・天官・疾醫》非常明確地記述：「以五味、五穀、五藥養其病。」《素問》、《周禮・天官・疾醫》中五穀按收穫季節為：麻、麥、稷、稻、豆。就是現在的火麻仁、紅色冬小麥、黃糜子、粳米稻、黃豆等很多豆類（菽者，眾豆之總名）。可以看到五穀之色：麻色蒼、麥紅、糜稻黃、豆黑，顯然是五色養五藏，側重脾腎肝。這個組合適合於最早的中原黃河流域貴族，後來隨著華夏擴大版圖，「五穀」組合的平民化，唐宋以後，水稻成為主食；到明代，豆和麻已退出，只作為菜。明末，玉米、甘薯、馬鈴薯相繼傳入中國。

稷（糜子）色黃，性味甘、平、微寒、無毒，是中國傳統的中草藥之一，主治氣虛乏力等症。「入脾、胃、大腸、肺經。」

粳米短而寬，黏性較強，適合熬粥，主要產於長江以北。《傷寒雜病論》中常用來煎藥熬粥的是粳米不是秈稻。秈稻修長，如泰國香米、絲苗米等，黏性較弱，除米粒澱粉外，胚芽和外膜中還有維生素、微量元素、纖維素等，如果廢棄米糠及胚芽就不是《黃帝內經》、《傷寒雜病論》的「稻」了。

菽者，眾豆之總名。大豆曰菽，豆苗曰藿，小豆曰荅。「菽水藜藿」就是粗茶淡飯。藜是野菜，藿是豆苗。《詩經》：「中原有菽，小民採之。」

後世中醫誤讀的黑飯豆（黑小豆）原產美洲，中國在 16 世紀末才引種。難怪孔子要批評「四體不勤，五穀不分」。「菽」中黃豆有「植物肉」、「豆中之王」之稱，營養價值最豐富，高品質的蛋白質約 40%，為其他糧食之冠。

麻古稱枲、苴，是「桑科大麻」，但不是美國、加拿大公開賣的蕁麻目大麻科毒品「大麻」。中國「桑科大麻」有八千多年的種植史，皮纖維用於織麻布，「布衣」就是「麻衣」，它的種子火麻仁在古代被選做藥膳主食；《詩經》有「七月食瓜，八月斷壺，九月叔苴，採茶薪樗，食我農夫」的描述。火麻仁可榨成火麻油，被稱為「長壽油」，是世界上唯一能夠溶解於水的植物油料。火麻油是常見植物油中不飽和脂肪含量的最高的植物油之一。其中 α- 亞麻酸（ALA）經過人體代謝，可以產生魚油中最重要的兩種成分 EPA 和 DHA，都是腦脂肪的主要成分。廣西巴馬有「天天吃火麻，活到九十八」的俗語。巴馬的長壽食品系列包括有「火麻豆腐」、「火麻苦菜湯」、「火麻粥」等，可見「五穀」不是主食，而是食補之材。

《黃帝內經》和《周禮》中，與「五穀」相組合的「肉」是「五畜」。《素問》記述「五畜為益」，這個組合目的是補益。《靈樞經·五味》說：「五畜：牛甘，犬酸，豬鹹，羊苦，雞辛。」實際上，在《周易》、《周禮》中沒有豬的說法，只有「豕」，至少這一版《靈樞》不是同期原文。相對於「六畜」，「五畜」少了「馬」，馬是拉戰車的「戰略物資」。在《傷寒雜病論》一百多種藥材中，動物藥只有十二味：水蛭、虻蟲、龍骨、牡蠣、文蛤、鮑魚汁、蜂巢、白蜜、雞蛋、阿膠以及人尿等（並沒有什麼虎骨、鹿茸、驢鞭之類）。

《傷寒雜病論》選用的都是水中微生物聚集體（水蛭、虻蟲、龍骨、牡蠣、文蛤、鮑魚汁）；白蜜、雞子黃、人尿（童子尿）都與生殖精華相關。豬很特別，既是智商最高的，也是基因和內臟與人最接近的，選用

豬膽通腸也更證明古人非常明白膽汁入腸消化肉類的作用。阿膠出自東阿（山東），故名阿膠，此處為肝木風之氣，主生髮補肝血。取大型無毛長壽動物的皮（接受保存風氣），古方所用多是牛皮，後世乃貴驢皮。為了便於提取吸收，《傷寒雜病論》動物藥炮製都很講究，如粉碎、煎熬、醋解等。中藥的根本指引是天氣、地氣理論，在這個理論指引之下，中藥就完全脫離了經驗醫學以及其他民族自然藥的範疇。

「本草」的意思首先是草，「本」與「末」相對，一個指樹根、一個指樹梢，草的「本」就是「氣」。從氣的角度來看，正宗中藥之本關注點在藏風聚氣的山谷中生長多年的「野」生植物，而且結合地氣與季節來看，少量採用海水中「野生」貝殼類，極少採用陸生動物（五畜，「畜」就不是野生）。《黃帝內經》中只提到雞蛋黃與鮑魚汁能補肝血，《傷寒雜病論》中動物藥只有十二種，一大半水生，而且基本都要求加醋消毒並分解。

傷寒用藥用方簡易精一，大棗、生薑、乾薑、芍藥、枳實、橘皮、麻黃、杏仁、百合、蔥白、豬苦膽、桂枝、茯苓、甘草、黃連、大黃、附子等，這些簡單易得的藥材，也都是最具代表性的藥材，在傷寒一百一十三方組合中最常用。

《傷寒雜病論》最常用的普通藥材大約十種（大半是野菜或調料）：

第一味，祛風寒發汗：桂枝。有特異香氣，味甜、微辛，皮部味較濃。性溫味甘而緩，發汗之力較麻黃溫和，外感風寒表症。

第二味，斂陰止汗：白芍。氣無，味微苦而酸。入肝、脾經，益女子血，婦科常用。

第三味，升陽生津：葛根。「千年人蔘」，老少皆宜滋補。葉根可食，纖維織布。

第四味，暖胃去寒：乾薑。紅糖薑水的常見作用散風寒防感冒，對婦女月經順暢也有幫助。

第五味，止嘔化痰：半夏。麻芋果（貴州），無心菜、老鴉芋頭（山東），地慈姑（廣西），野芋頭（江蘇），麻芋子（四川）。塊莖含漿液豐富，要清洗多次才能使用。

第六味，去溼利水：茯苓。松下真菌，開水道利小便；開膝理生津液。茯苓酥方：山之陽者甘美，山之陰者味苦。

第七味，袪風開竅：細辛。根細而味極辛麻舌，故名細辛，又名細參，經蒸餾可得精油。細辛對腎臟有輕微毒性。

第八味，降痰瀉火：黃芩。瀉肺火、大腸火，涼血安胎，常與白朮、竹茹配合保胎。

第九味，瀉火解毒：黃連。瀉心火，除脾胃中溼熱，用於目赤、口瘡。大苦大寒，易傷脾胃、傷津。

第十味，護肝利膽：梔子。梔子是秦漢以前應用最廣的黃色染料。

《傷寒雜病論》中的方子最主要的特點是藥少力專，簡單而直中要害。兵貴精貴專貴一，這就是兵法。中藥中「回陽救逆第一品」的川附子，在江南叫烏頭，到處都有。「周雖舊邦，其命維新。是故君子無所不用其極。」君子用極，不是不擇手段，而是在商周革命中，無論產業、科技、兵器、人才都選最好的、最有戰鬥力的，才能其命維新改朝換代。這其實就是《周易》「革」卦的內容與思想。在改造病人為「新民」的戰場，張仲景治病如打仗，《傷寒雜病論》在治病方面以攻為主。傷寒中最常用的攻擊彈「藥」也大約十種（藥力往往為最）：

第一味，破積發散：麻黃。發大汗，會升高血壓。

第二味，攻下降火：大黃。將軍之號，至勁利駿快。

第三味，攻堅清熱：芒硝。硫酸鹽礦物，破痞溫中。

第四味，純陽救逆：附子。回陽、補火助陽，治大汗亡陽及一切沉寒痼冷之疾。有毒，可製毒箭，強心抗休克。

第五味，大寒清熱：石膏。大寒如水，故名寒水石，類似抗生素。

第六味，大補滋陰：地黃。鮮地黃清熱涼血；熟地黃補益。腎所主之病，非熟地黃不除。大補血虛不足，通血脈。

第七味，疏肝理氣：柴胡。歸肝、膽經，疏肝利膽、疏氣解鬱、散火。

第八味，散寒止痛：吳茱萸。苦味健胃劑和鎮痛劑，又作驅蛔蟲藥。葉落井中，人飲其水，無瘟疫。

第九味，破血攻瘀：水蛭。水蛭素抗凝固、破瘀血。

第十味，攻痰逐飲：甘遂。大寒有毒，專於行水，攻決為用。破症堅積聚，利水穀道；瀉水逐腫，治痰之本。

張仲景不僅以《六韜》、《孫子兵法》的建軍哲學把之前零亂的方藥進行歸納，精簡形成了一個系統的治病方略，他還把人體從內到外分為六層戰場，也就是六經，把每一層易出現的病症加以歸納，逐次由表及裡分析講解（注意：是按身體分系統，不是按頭痛腳痛分病）。六經統病、遣方用藥，這分明是一位戰場統帥所為。另外，和《孫子兵法》的整體論、系統論一樣，《傷寒雜病論》同樣不會把防疫與治病寄託於一味藥。中醫的袪病原則不是對抗病邪，而是圍三缺一給予病邪出路。透過「節氣＋方藥＋針灸＋情志」的組合力量，來把病邪驅逐出人的系統內；病邪入裡，仍然是用組合法驅逐和藥物殺敵。這和西方醫學理論建立在「透過某藥殺滅某病毒來治某病」的觀念完全不同。

三、中醫的守正與創新

人類的疾病除了外傷與菌類感染，幾乎都是系統性的。「六經統病」是指六經統御所有內科病。中醫一開始就把外傷歸類為「疾」，而把內傷

歸類為「病」。《黃帝內經》、《傷寒雜病論》的對象是「病」。《黃帝內經》、《傷寒雜病論》的精髓也不在用藥,中醫現代化的迷途是痴迷於藥證以及元素分析,認為某種藥或某種元素能治療某種病。這種錯誤的認知起源於東晉煉丹術(實際也是煉藥)的發展。到《本草綱目》成書時,以病分藥,以藥取性的邏輯已經脫離了中醫哲學,更接近西醫邏輯。西醫邏輯最突出的成就確實就在「疾」而不在「病」,比如抗生素與外科手術在臨床的應用。

與中醫的平衡調節不同,西醫的治病方法是與生命對抗。西藥的問題並不是用藥產生的不良反應,而是被忽略的「anti」,是策略與路線的問題。西藥基本是「毒藥」,一般分類:消炎藥(anti-inflammatory)、抗生素(anti-biotic)、止痛藥(pain-killer)、退熱藥(anti-pyretic)、止吐藥(anti-emetic)、止瀉藥(anti-diarrheic)等。「anti」的定義就是:對抗、敵對和競爭。「對抗醫學」,必然會因為對抗疾病而與病人的生命對抗。

2019 年,世界衛生組織首次將中醫納入全球醫學綱要(2019 年第 11 版)。在這之前,2007 年美國食品藥品管理局(FDA)和美國補充和替代醫學中心(NCCAM)首次公布了一份指導性文件「補充和替代醫學產品及 FDA 管理指南(初稿)」,將中醫藥與印度草藥從「補充和替代醫學」(CAM)中分離出來,認為中醫藥與印度草藥醫學體系是「有完整理論和實踐體系、與對抗療法(西方主流醫學傳統療法)獨立或平行發展而來」的,有著獨特的文化傳承背景。它們具有一些共同的元素,如相信機體有自癒能力,治療方法也有獨到之處。(NCCAM describes whole medical systems as involving "complete systems of theory and practice that have evolved independently from or parallel to allopathic (conventional) medicine." These may reflect individual cultural systems, such as traditional Chinese medicine and Ayurvedic medicine.)當然,FDA 的這份文件只是表達了對

中醫藥「非對抗性」以及「合理性」的認知與認可，並不表示 FDA 支持中藥。

不可否認，抗生素與激素都是偉大的發明，然而，缺乏系統性與長週期性不是某種抗生素或某種激素的問題，而是整個策略或整體路線的問題。廣大的醫務工作者不可謂不專業，但如果路線錯了呢？筆者生於醫學家庭，醫學從業的人們選擇做一位學業辛苦、常年無假、生活平淡的醫生職業都是內心充滿仁者仁心的可愛之人，筆者本人長期從事科技創新工作，廣泛涉足各類尖端科技，包括各類最尖端的醫療科技。這些經歷與資訊不斷地在提醒和刺激我的內心：人類應當反省了。

青黴素本身是一種細菌產物，1928 年亞歷山大‧弗萊明（Alexander Fleming）發現在有青黴素的地方就沒有其他細菌的存在。就和養「蠱」一樣，把各種有毒的蟲子放在一起，看看誰能活下來，就知道誰的能力大，這都是同一類的戰力對抗的思路，然而弗萊明一直未能找到提取高純度青黴素的方法。1941 年前後英國牛津大學霍華德‧弗洛里（Baron Florey）與生物化學家柴恩（Ernst Boris Chain）實現了對青黴素的分離與純化，並發現了其對傳染病的療效，美國醫藥企業於 1942 年開始大量生產。這種新藥對控制傷口感染非常有效，迅速改變了「二戰」的戰局。青黴素與原子彈、雷達並稱為「二戰」中三大發明。之後金黴素、氯黴素、土黴素、制黴菌素、紅黴素、卡那黴素等相繼發現。1956 年，禮來公司發現了萬古黴素，被稱為抗生素的最後武器。抗生素能選擇性地直接作用於感染細胞，具有選擇性抗生譜。對細菌類感染，包括傷口化膿、肺結核、嚴重腹瀉等人類 20% 的疾病（或一半感染性疾病）都是革命性的改變。然而，除了藥物過敏，應用抗生素更多系統性、長期性後遺症逐漸暴露，而且基本都是圍繞最重要的三陰「肝、脾、腎」。「毒藥」本身要靠肝臟解毒、腎臟排毒，對內臟的傷害還可以算作利弊取捨（包括肝腎

功能、胃潰瘍、腸道菌群失衡等），而對三陰「藏」的傷害，似乎只有中醫的大寒傷陽氣、進而傷腎可以解釋。如小孩使用了慶大黴素、丁胺卡那黴素、鏈黴素、四環素等可能成為聾啞兒童，影響牙齒和骨骼的發育等。成人使用這些藥物不當可以引起耳鳴、永久性耳聾、骨髓造血系統毒性反應、腦脊液損傷、肝腎毒性反應等，氯黴素、灰黃黴素和某些抗腫瘤抗生素有致突變和致癌作用等。

人類也沒有想到抗生素會培養出「超級細菌」。只有抗生素可以產生耐藥性，中醫藥使用沒有這個問題，因為中藥並不專門針對某個病或某個細菌。按照對抗哲學，微生物本身也是生命，就像人體一樣會自衛、防禦、反擊，那就可能會有耐藥性的產生。也就是說「超級細菌」是必然出現的，這個對抗永無盡頭。

激素類藥物可以更加明確地定義為是一種透支性的耗用「先天之精」的「特效藥」。廣義的激素類藥物包括性激素、孕激素、胰島素、生長激素等；狹義的激素類藥物就是通常醫生口中一般所指的「腎上腺糖皮質激素類藥物」。糖皮質激素（GCS），又名「腎上腺皮質激素」，是由腎上腺皮質分泌的一類類固醇激素，可人工合成。主要為皮質醇（cortisol），具有調節糖、脂肪和蛋白質的生物合成和代謝的作用，還具有抑制免疫應答、抗炎、抗毒、抗休克作用。因其具有抗炎作用，往往用於抗生素所不及的病症，如 SARS、敗血症等；稱其為「糖皮質激素」是因為其調節糖類代謝的活性最早為人們所認識。

因為透支腎精，激素類藥物對很多全身性疑難重症往往很有效，如各型重症肝炎、慢性肝炎；帶狀皰疹、生殖器皰疹、尖銳濕疣等；支氣管炎、哮喘、SARS、新冠等；紅斑狼瘡、風濕性及類風濕性疾病、強直性脊柱炎等；病毒性角膜炎、病毒性結膜炎、過敏性鼻炎等。雖然 SARS 中造成了很多病人脫髮、骨壞死等典型腎虛後遺症，在與 2020 年的新型

冠狀病毒疾病 COVID-19 的對抗中，仍然是爭議很大的常規藥物。糖皮質激素在抑制炎症、減輕症狀的同時，也降低了機體的防禦能力。糖皮質激素能刺激骨髓造血功能，但會抑制白細胞功能，使淋巴組織萎縮減少淋巴細胞數。糖皮質激素能提高機體對毒素的耐受性，即有良好的退熱作用，但不能中和內毒素，也不能破壞內毒素，對外毒素亦無作用。長期大量應用引起的不良反應，如滿月臉、高血壓、糖尿病、機體對病原微生物的抵抗力降低、骨質疏鬆股骨頭壞死、傷口癒合延緩、抑制兒童生長發育等。

另一類藥物，如「胸腺肽」，也被廣泛使用。「胸腺肽」能調節和增強人體細胞免疫功能，用於治療各種 T 細胞缺陷病與免疫性疾病，可以說與中醫的打通衝脈的思路一致（後文詳述）。然而僅僅在 2003 年至 2011年間，某地共收到胸腺肽注射不良反應／事件報告 5,459 例，其中嚴重病例 1,326 例，占 24.29%。嚴重不良反應主要涉及全身性損害（93.74%），包括過敏反應、過敏性休克、高熱等。增強免疫功能的藥物造成的嚴重不良反應均與過敏相關，這證明人類妄圖以單項藥物修補系統的努力是不成功的，也可以此預測幹細胞注射的未來。

「是藥就有三分毒」，中醫從來沒有說過中藥無毒。《黃帝內經》、《周禮》都直接分類定義為「毒藥」；歷來本草都有關於中藥毒性的分析、製作以及服用方法的提示。關木通含有馬兜鈴酸，可引起腎損害。而實際上「龍膽瀉肝丸」原方是木通而不是關木通。木通是木通科，關木通是馬兜鈴科；二者均具有清熱利尿、通經下乳的作用。從元素構成分析，胡蘿蔔與人蔘差不多，快速種植的人蔘與長白山野山參物理化學成分也一樣，藥效卻不一樣。另外，只要能對症或者兩害相權取其輕，人類也不會因為不良反應而棄用西藥。目前，世界各國住院患者藥物不良反應發生率為 10%～ 20%，其中 5% 的患者出現致殘、致畸、致死等嚴重後

果，住院死亡人數中有 3.6%～ 25%是藥源性致死。

漢末中醫成型，象徵是出了三大神醫：北方醫術整合者華佗；南方道醫兩大山頭（以《易經》為源及天地人陰陽節氣調治為主的張仲景；神農百草傳人茅山葛玄）。讓中醫邏輯轉向藥學的關鍵人物是葛玄與姪孫葛洪。他們生活的句容茅山是道教上的「清祖廷」，後來陶弘景也在此修煉。三國著名道士葛玄，是道教靈寶派祖師，他本人移居江西葛皂山開創了道教藥宗（所以山下形成的樟樹中藥材市場是全中國最大的中藥材市場之一，另一個最大的藥材市場是在華佗老家亳州）。他的姪孫葛洪（西元 284 —— 364 年）不僅是道教理論的集大成者，也是著名煉丹家、醫藥學家。

對成熟於茅山的道家煉丹術，不能簡單地歸於神話迷信，對其低估排斥者，都是因為認知不夠。葛洪能發現青蒿素必須「漬」，就是古代「冷萃取」，而不是煎、熬、燉、烤。道家煉的另一種仙丹，就是「內丹」。這個體系更複雜玄妙，而且必須系統修煉，能真正掌握的不會超過十個人。

後人心目中，葛洪是位煉丹的道士，也是醫學家，這只是「仙態」之一而已。同時他還是「官二代」，兵法高手，靠打仗也獲封「伏波將軍」（和著名的馬援同級別）。靠軍功封侯食邑句容 200 戶，和元朝第一權臣燕帖木兒家同級別（句容郡王，食邑句容、江寧，就是《紅樓夢》金陵的容、寧二府原型）。葛洪沒仗打了，把「心神」轉向打敗死亡，對自身內戰打病毒抗衰老，對外幫老百姓打疾病。

葛洪和張仲景一樣，出身世家名門，其祖在三國吳時，歷任御史中丞、吏部尚書等要職，封壽縣侯。其父悌仕晉遷邵陵太守。葛洪本人軍功卓著，是官二代，是兵家，然而葛洪卻志在成仙，他主張修道應兼修醫術。「古之初為道者，莫不兼修醫術，以救近禍焉」（與大乘佛教以眾

生為根或原材料，修煉智慧果的邏輯一致）。葛洪的醫學著作有《肘後備急方》（意思是備在肘後的應急藥書），書中收集了大量救急用的方子，他尤其強調灸法的使用，用淺顯易懂的語言，清晰明確地註明了各種灸的使用方法，只要弄清灸的分寸，不懂得針灸的人也能使用。葛洪並沒有離開道醫哲學，但他本意為了便民的簡易普及法，可能被誤讀開啟了中醫的「庸俗化」。

「青蒿一握，以水二升漬，絞取汁，盡服之。」葛洪啟發屠呦呦萃取出100%抗瘧疾的青蒿素，使其獲得了諾貝爾生理學或醫學獎。青蒿雖然廣布世界，但除中國重慶東部、福建、廣西、海南部分地區的青蒿外，青蒿素含量都很低，無利用價值。全世界只有在中國重慶酉陽地區武睦山脈生長的青蒿素才具有工業提煉價值，這已經證明了中醫的氣與地的辨證理論。溼熱瘧或名溼瘧、暑瘧，感於溼熱，而以上地區恰是中國六氣地理的溼熱代表區域。氣與地的理論自然也是陰陽辨證的：最熱的海南出產最寒的苦丁茶，最北的嶗山茶最不寒，中間的龍井、碧螺春最通用，溼熱地區就生長了不一樣的青蒿，葛洪本人不遠萬里雲遊雲浮山正是為了配齊暑熱藥材煉丹。更有意思的是，青蒿素需要冷萃取，如果用古文表達就是：「漬，絞取汁。」葛洪沒有用煉丹爐燒，也沒用最常用的煎、熬之法。

唐代出了位「藥王」孫思邈，他認為「人命至重，有貴千金，一方濟之，德逾於此。」所以他的書叫《千金要方》和《千金翼方》。《千金要方》是為方書之祖，是第一次以臨床醫學百科全書的方式表達中醫的著作。孫思邈是第一位系統性地將《黃帝內經》、《傷寒雜病論》整編為病和藥兩條線的人，他第一次把臟腑學說改編為以臟腑寒熱虛實為中心的雜病分類法；將傷寒歸為十二論，傷寒禁忌十五條。孫思邈相當徹底地轉向了經驗醫學，他十分重視民間的醫療經驗，不斷累積走訪，及時記錄，

將這些知識彙編成書。唐高宗時，孫思邈與政府合作完成了世界上第一部國家藥典《唐新本草》。孫思邈個人成就斐然，然而他的徹底轉向和官方推動，實際上違背了《黃帝內經》的系統平衡哲學。後世中醫就沿著分病、分藥，不斷地擴充方藥目錄，往往自稱學自《傷寒雜病論》，卻背離了張仲景的理論。

張仲景在《傷寒雜病論》自序總結道：

夫天布五行，以運萬類，人稟五常，以有五藏；經絡府俞，陰陽會通；玄冥幽微，變化難極；自非才高識妙，豈能探其理致哉！上古有神農、黃帝、岐伯、伯高、雷公、少俞、少師、仲文，中世有長桑、扁鵲，漢有公乘陽慶及倉公，下此以往，未之聞也。觀今之醫，不念思求經旨，以演其所知；各承家技，終始順舊；省疾問病，務在口給；相對斯須，便處湯藥；按寸不及尺，握手不及足；人迎趺陽，三部不參；動數發息，不滿五十；短期未知決診，九候曾無彷彿；明堂闕庭，盡不見察，所謂窺管而已。夫欲視死別生，實為難矣。孔子云：生而知之者上，學則亞之，多聞博識，知之次也。余宿尚方術，請事斯語。

如果後人把《六韜》和《孫子兵法》也按兩條線堆砌案例，一是各種戰場局面（各種病）；二是各種行軍布陣組合（方藥），必然也會形成病無數、方藥無數的《千金兵法》，這仗還怎麼打？西方科學邏輯並沒有錯，難處是要把一千多種糖尿病都分析出來，再與無數病人排列組合，需要多少藥才能做到「精準醫療」？所以中西醫的策略有高下之分，中醫更有「自知之明」。

這麼多年打針吃藥，你的「病」好了嗎？換個說法：西醫科學關注於「疾」，各類手術技術與抗生素等善於外治。而涉及內病，往往更具系統性、多因性，外治如能成功，從邏輯上就需要更多的學科加入，更細化分工，更微觀地全面檢測，這就是「精準醫療」的概念了。這是一個理想

狀態，一旦透過人工智慧協助實現，人立刻就成為「上帝」。那麼，還有「人」嗎？外疾易療，內病難消，醫患之病，根在無知而自以為是。醫療問題在全球都是難題（包括美、加、法及北歐等），要解決恐怕要從現代醫藥系統找病根。做得比較好的日本，採用的方法恰恰是既重視科技研發，又堅持東方醫學。醫藥占了20%的社會成本，又集中於慢性病、腫瘤領域（成本高收效低），高齡化必將激化矛盾。解決之道只有一個：慢性病和腫瘤分流，向調、養分流。前提是人類要了解到自己的無知，一半的病靠科技也治不好，醫與患都減少那是妄想、妄為和妄作。醫療改革的目的是使醫患皆安，前提是實事求是。「聖人不病，以其病病。」外傷、感染類為「疾」；內傷系統類為「病」。「病」都是狀態的表現，只有改變「態」才能治病。

唐宋以後，當中醫只顧實用，丟了自己最大的哲學亮點，「觀今之醫，不念思求經旨」，「離經叛道」的時候，實際上是倒退回經驗醫學以致巫術，自然後輩因為不能釐清邏輯而對其質疑。庸俗化後的中醫，只知其然，而不知其所以然。中醫醫理看不懂、說不清；藥理分析雜亂遠不如西藥清晰有邏輯。梁啟超說：「中醫盡能愈病，總無人能以其逾病之理由喻人。」目前的中醫更是機械化地做中西醫結合，把中藥當農業種植、中藥中加抗生素，實際是以自己退步為經驗醫學最終會被現代醫學揚棄掉。

《黃帝內經》中的〈著至教論〉、〈示從容論〉、〈疏五過論〉、〈徵四失論〉等多篇，都是黃帝與雷公的討論。可以看出，雷公既是黃帝的臣子，也是學生。以上四論看似玄玄，其實都是黃帝在教導雷公改正錯誤。雷公精於針灸與製藥，黃帝在四論中翻來覆去，就講一個道理：一個好的中醫，首先要弄清楚天地人哲學，不要因為精於藥與針就自鳴得意。黃帝對醫生的要求簡單歸納就是先學明白《易經》，這一點和《傷寒雜病論》自序結尾要旨也是完全一致的。

舉個例子。所有自稱學自《傷寒雜病論》的中醫大家歷來對「六經」這個概念有很多解釋，多種解釋只能說明誰都沒講清楚。《黃帝內經》中岐伯說：「夫道者，上知天文，下知地理，中知人事，可以長久，此之謂也。」、「夫變化之為用也，其在天為玄，在人為道，在地為化，化生五味，道生智，玄生神。」陰陽六經體系的理論依據其實就是群經之首的《易經》體系。「六爻之動，三極之道也。」六經辨證是六爻變化規律在醫學戰場的應用。六爻之「象」基於三極之「理」（「天、地、人」三螺旋）。六爻是陰、陽符號的排列組合，是在三爻的基礎上演變而來的。卦變的規律，從初爻至上爻，至六為變，超過六則從「量變」躍升為「質變」，即進入另一個變化的週期了，在卦象上也有比較大的轉折和變化。古人總結，宇宙間的事情沒有超過六個階段的，大道無形卻亙古未變。六陰六陽病的概念與命名，就像陰陽的概念，是形上學的命名，醫學的三極之「理」是基因、環境、人體的三螺旋。天地的「環境」就是五運六氣，人受天之六氣、地之六氣的影響產生了具有六氣特點的生命結構。傷寒論把人身按表裡從內到外劃分為六道防線：內陰外陽，三陰三陽。

《素問・天元紀大論》記載：

帝曰：其於三陰三陽，合之奈何？

鬼臾區曰：子午之歲，上見少陰；丑未之歲，上見太陰；寅申之歲，上見少陽；卯酉之歲，上見陽明；辰戌之歲，上見太陽；己亥之歲，上見厥陰。少陰所謂標也，厥陰所謂終也。

厥陰之上，風氣主之；少陰之上，熱氣主之；太陰之上，溼氣主之；少陽之上，相火主之；陽明之上，燥氣主之；太陽之上，寒氣主之。

所謂本也，是謂六元。

張仲景和葛洪都悟透了《易經》與《黃帝內經》，都是在做通俗版的解讀。區別是張仲景更接近儒家對《易經》的闡述，重道而輕術，入世主

仁政；而葛洪走道家路線，個人悟道修仙，對大眾傳授藥針科普、幫助治病活命。《傷寒雜病論》是《孫子兵法》，運用之妙、純乎一心；葛洪、孫思邈是《三十六計》，死記硬背、照方抓藥。後世學者，只有 Alpha Go 級別的資料處理能力才能重新領悟並應用葛洪的理論。

自《黃帝內經》形成後，沒有一個人可以動搖這一嚴密、精深的理論體系，中醫的任何實踐都置於該理論的指導之下。這個體系相當完整、深邃，經絡學、運氣學、藏象學、陰陽五行學、精氣神等，讓人感覺如山如海，但中藥和中醫治療方法，卻又出奇的簡單樸素，使人誤以為用不著高深的文化修養，靠幾句口訣、幾本藥方就可以當醫生了（江湖騙子太多）。簡單樸素的中藥必須按照《黃帝內經》、《傷寒雜病論》的理論指引靈活運用，才能稱之為「中藥」，否則就是庸醫所用的庸藥、濫藥。自然，藥並非中國所獨有，世界其他民族也有，本無中西之分，就看以什麼樣的「道」來指引運用。如果中醫學墮落成為經驗醫學，無論多麼豐富多彩，被吸收進科學體系並被科學淘汰就是必然，中西醫的結合一定是經驗性的中醫被西醫科學體系吸收消滅。中醫的復興只能回歸《易經》、《黃帝內經》、《孫子兵法》、《傷寒雜病論》的高超哲學傳統與策略。

偉大的中醫文化只有《素問》與《傷寒雜病論》，其他都不好說，學好了用對了就好。以病分藥邏輯的《本草綱目》被李約瑟（Joseph Needham）過度拔高了，因為它與西藥同邏輯。實際上如果論檢測技術與元素分析法，中醫藥都應當被淘汰，這叫「捧殺」。正如，偉大的兵法只有《六韜》與《孫子兵法》，其他兵法偉大與否也看運用之人是否能活學活用。

如果好的醫生明白正宗中醫的邏輯，把現代技術與藥學用上，會對救死扶傷幫助極大。比如張仲景治重症肺炎有三種重藥：大青龍湯的「麻黃」、陽旦湯的「桂枝」及附子。他的目的其實是「去痰」。《黃帝內經》中

只有「飲」，沒有「痰」，張仲景是第一個細分了「痰」的醫者。後人稱痰飲其實是忽視了張仲景的偉大關注點。去痰只有兩條路：

（1）通汗和尿，讓「津」流動起來，不積聚，「麻黃」就發揮這個作用。

（2）讓肺有能力排痰，而不只是「乾咳」。張仲景的辦法是用「五味子」、「桂枝」、「附子」增加呼吸肌肉的力量。「咳」與「嗽」是有區別的，「嗽」就是有痰，是流動的意思。所有「生津」的藥，都是為了讓「津」流動起來，不停地擺渡，將身體中的垃圾擺渡出去。

「嗽」出「痰」是一種保護性的反應，現代醫學對嗽的描述是：首先聲門關閉、呼吸肌收縮、肺內壓升高，然後聲門張開，肺內空氣噴射而出。在此過程中，呼吸肌的收縮發揮著關鍵性作用，裡虛寒的狀態是肺炎重症的前提，表現就是全身肌肉力量不足，五味子對肌肉的修復作用可以對很想咳但咳不出來的病人有幫助。桂枝對整個人體肌肉無論是平滑肌還是骨骼肌都發揮作用，能替肌肉增加能量，在肌肉「無電」的狀況下，用桂枝「充電」；枳實能興奮平滑肌，打破平滑肌閉結狀態，所以在胸腔壁脹滿疼痛的所有方證中均用到枳實；厚朴能恢復平滑肌彈性，舒張呼吸道平滑肌。桂枝的作用偏無力感；枳實作用痞塞感；厚朴作用偏脹滿感，一般不痛。我相信，現代醫學有更有效的直接讓「痰」不停地出來的辦法，有直接增強呼吸肌的靶向注射藥，也有加速血液與體液循環，促進排尿的藥。這才叫「中西醫結合」。

不少人用近現代科技與古中醫對比，證明中醫落後，雖說沒錯，但是很沒有邏輯。因為看不懂《黃帝內經》而誤認為古人說大話，那只能說是因為他的學問不夠。《黃帝內經》實際上很講科學，畢竟是要治病的，玩不了花樣。比如「發燒」，現代科技劃分為兩類：感染性與非感染性的，針對非感染性的發熱，中醫表達為「熱中」、「裡熱」，但統一認為是人體升溫對抗病毒之類以及燃燒毒素的一種防禦反應。「感染性發燒」基

本可以劃分為細菌性感染與病毒性感染兩類，細菌性感染已被現代醫學攻克，但對病毒類感染仍然無能為力。《黃帝內經》很明智地對病毒採取守勢，是一種策略選擇，而不是技術問題。對於細菌感染，直到西醫發明抗生素才解決，中醫確實沒有什麼好辦法，否則霍去病與徐達也不會死。但是《黃帝內經》很客觀，岐伯坦誠地告訴黃帝：「膿」即死症。細菌類感染治不了。只強調千萬別走到「膿」這一步，否則就是絕症，很老實，沒糊弄誰。

　　一個反例就是古代擁有最高醫療保障的皇帝反而壽命短。實際上，《黃帝內經》說得很清楚：養心神，不耗先天之精，以盡「天年」。《黃帝內經》對性的描述不關注精子，只以「洩」表達津液的散失。書中沒有「精子」的概念，應該叫「天癸」。另外，書中有「津液」，都是指水和氣。「津」流動交換，「液」黏稠待在骨腔等腔內（骨髓）。津＝血液＋汗＋尿＋口水＋鼻涕等，是流動交換的，功能是「擺渡」。

　　損耗「先天之精」的損耗不是精子，是過程中「耗神」，與耗神於權鬥、搶錢、算計人差不多。所以《黃帝內經》與老子、莊子強調養心神，就是少算計別人。

　　《黃帝內經》無專門論述房事的篇章，關於房事的論述，特別強調「酒和色」的危害，「醉以入房」。散見於以下各篇：

　　《黃帝內經·素問·上古天真論》：今時之人不然也，以酒為漿，以妄為常，醉以入房，以欲竭其精，以耗散其真，不知持滿，不時御神，務快其心，逆於生樂，起居無節，故半百而衰也。

　　《黃帝內經·素問·腹中論》：帝曰：有病胸脅支滿者，妨於食，病至則先聞腥臊臭，出清液，先唾血，四支清，目眩，時時前後血，病名為何，何以得之？岐伯曰：病名血枯，此得之年少時，有所大脫血。若醉入房，中氣竭，肝傷，故月事衰少不來也。

《黃帝內經‧素問‧風論》：入房汗出中風，則為內風。

《黃帝內經‧素問‧痿論》：思想無窮，所願不得，意淫於外，入房太甚，宗筋弛縱，發為筋痿，及為白淫。

《黃帝內經‧素問‧厥論》：此人必數醉，若飽以入房，氣聚於脾中不得散，酒氣與穀氣相薄，熱盛於中，故熱遍於身，內熱而溺赤也。

《黃帝內經‧素問‧本病論》：醉飽行房，汗出於脾。

《黃帝內經‧靈樞‧邪氣臟腑病形論》：有所擊仆，若醉入房，汗出當風，則傷脾。有所用力舉重，若入房過度，汗出浴水，則傷腎。

《黃帝內經‧靈樞‧百病始生》：醉以入房，汗出當風傷脾，用力過度，若入房汗出洛，則傷腎。

古代有幾位長壽的皇帝都是按《黃帝內經》的要求做的，比如梁武帝、忽必烈、康熙皇帝。

梁武帝是「科考狀元和圍棋天元」，佛儒道通三教（有專門的詩），生命的後四十三年吃素，沒有性生活（有專人跟著記錄），佛教吃素制度是他規定的，在八十六歲時最後懶得當皇帝陷入權力鬥爭，辟穀而去。忽必烈搶權打天下，類似李世民，二人都嚴重痛風；李世民五十多歲死於痛風和尿毒症，忽必烈卻治好痛風，活到八十多歲。長壽之道有二：一是「寬」政，少算計；二是把羊肉切片水煮吃，即食用「涮羊肉」，即使古人並不知道「嘌呤」溶解於水。順治的孩子基本都死於天花，康熙因為出過天花沒死當了皇帝，查他的起居：吃素且不喝酒（偶爾葡萄酒），個人非常注意學習《黃帝內經》、《易經》，還和法國國王合作「中西結合研究易經」，他一繼位，就修了承德避暑山莊，就是為了隔離蒙藏攜帶病毒者進京（天花叫「虜」瘡，漢人基因不易得）。同時他也注意到了六氣學說、溫度和山谷圍合。

更偉大的是，《黃帝內經》在上醫醫國方面更沒糊弄華夏子孫。醫國

如醫人，側重養而不是治。我們叫「漢人」，是因為漢朝以「黃老之術」養國，為漢武帝打好了底子；在外國叫唐人是因為唐朝李家自稱是老子李耳的子孫，唐玄宗更自封真人。只有武則天為了意識形態，主動推佛並引進景教（聖經教的一個非主流派）。

王陽明的名字也來自《黃帝內經》。他天生體弱，五歲改名「守仁」；字伯安。「仁」在《黃帝內經》的語境就是愛護身心、平和善意的狀態，儒家引申為愛別人。伯安就是大兒子要安康，他自號「陽明」，把餘姚老家修煉處叫陽明洞，「陽明」不是陰陽明白，而是《黃帝內經》的術語「陽明經」，對應胃氣（胃功能）。張仲景治病就圍著「陽明胃」做功課。王守仁是在學《黃帝內經》和《傷寒雜病論》，真正學陰陽八卦是在龍場的山洞，他稱為「玩易窩」。修煉的成果是「老來得子」（之前不育，新婚逃出洞房找道士）。

近代反中醫的名人，如魯迅、陳獨秀、梁啟超、嚴復等一代人本身肩負引進科學與西學的使命，在落後中醫壟斷醫療阻擋現代醫學進入中國市場的創新時代，說他們矯枉過正也不為過。筆者長期從事科技成果轉化，非常理解傳統產業對新興技術的打壓，尤其在壟斷行業。正如當下中醫對西醫的各種痛擊弱點甚至莫名其妙的嘲諷，從《靈素商兌》等反中醫的「專業」作品中可以看出，他們依據的主要是近代「科學」（有些已經被更新，如常用的生理解剖「定論」等）。新中醫只有透過創新才能鳳凰涅槃，只有結合新科技讓自己重生，才能復興。

中國歷史上，儒法爭鬥千年、佛道爭鬥千年，最終都取長補短，共存共榮。中醫和西醫都能與科技融合，但兩醫自己基因不同，無法融合。兩醫並舉，本是由中國的六氣特殊地理決定，也是幾千年的歷史結晶，是中國的特殊優勢之一，豈可偏廢？

中醫的復興與回歸，是生命哲學，絕不是排斥現代科技；恰恰相反，

在哲學的指引下，中醫應當勇於引進現代科技。比如隨著檢測方法與技術的進步，在多路徑互相驗證辯證思想的指導下，完全可以對「望聞問切」進行革新；在機器人技術與數位成像技術進步的基礎上，針灸完全可以實現智慧化與精準化。對重要的中藥藥性，應當智慧化精準檢測，而不是完全依靠經驗（菸草行業已經應用）判斷。對於西藥本身，也應當根據「君子用極」的指引，大膽使用、明確使用，但是應當堅持君臣佐使組合，對大寒類藥物配合補精藥物。「君子用極」本來就是《易經》中「革卦」的思想，否則如何做到「小人革面」成為健康「新民」？新中醫不能靠古文與老先生的經驗自立門戶，如果那樣的話就成了復古主義與經驗醫學，反而倒退了。

縱觀歷史，18 世紀後大機器生產時代的以標準化工具、標準化產品為核心的醫學，必將被資訊科技大數據、人工智慧模擬預測、機器人打針手術等顛覆。人類正邁入「一人一方」的精準醫療時代，「新中醫融合新科技」前景會更廣闊。老中醫是系統論平臺型，新中醫在此基礎上結合現代科技可以很酷！

錢學森晚年十分關注中醫藥的發展，他認為：「21 世紀醫學的發展方向是中醫。中醫理論包含了許多系統論的思想，而這是西醫的嚴重缺點……所以醫學發展的方向是中醫，而不是西醫，西醫也要走到中醫的道路上來。」

附文一：張仲景《傷寒雜病論》序

論曰：余每覽越人入虢之診，望齊侯之色，未嘗不慨然嘆其才秀也。怪當今居世之士，曾不留神醫藥，精究方術，上以療君親之疾，下以救貧賤之厄，中以保身長全，以養其生，但競逐榮勢，企踵權豪，孜孜汲

汲，唯名利是務；崇飾其末，忽棄其本，華其外而悴其內，皮之不存，毛將安附焉？卒然遭邪風之氣，嬰非常之疾，患及禍至，而方震慄，降志屈節，欽望巫祝，告窮歸天，束手受敗。齎百年之壽命，持至貴之重器，委付凡醫，恣其所措。咄嗟嗚呼！厥身已斃，神明消滅，變為異物，幽潛重泉，徒為啼泣。痛夫！舉世昏迷，莫能覺悟，不惜其命，若是輕生，彼何榮勢之雲哉！而進不能愛人知人，退不能愛身知己，遇災值禍，身居厄地，濛濛昧昧，蠢若遊魂。哀乎！趨世之士，馳競浮華，不固根本，忘軀徇物，危若冰谷，至於是也。

余宗族素多，向餘二百，建安紀年以來，猶未十稔，其死亡者，三分有二，傷寒十居其七。感往昔之淪喪，傷橫夭之莫救，乃勤求古訓，博採眾方，撰用《素問》、《九卷》、《八十一難》、《陰陽大論》、《胎臚藥錄》，並平脈辨證，為《傷寒雜病論》合十六卷，雖未能盡愈諸病，庶可以見病知源。若能尋余所集，思過半矣。

夫天布五行，以運萬類，人稟五常，以有五藏；經絡府俞，陰陽會通；玄冥幽微，變化難極；自非才高識妙，豈能探其理致哉！上古有神農、黃帝、岐伯、伯高、雷公、少俞、少師、仲文，中世有長桑、扁鵲，漢有公乘陽慶及倉公，下此以往，未之聞也。觀今之醫，不念思求經旨，以演其所知；各承家技，終始順舊；省疾問病，務在口給；相對斯須，便處湯藥；按寸不及尺，握手不及足；人迎趺陽，三部不參；動數發息，不滿五十；短期未知決診，九候曾無彷彿；明堂闕庭，盡不見察，所謂窺管而已。夫欲視死別生，實為難矣。

孔子云：生而知之者上，學則亞之，多聞博識，知之次也。余宿尚方術，請事斯語。

附文二:《孫子兵法》與醫學路線反思

　　人類與病魔的這場戰爭已經打了至少 8,000 年。醫學的戰法,無論攻與守,無論整體攻防還是局部戰爭,無論醫療保障體制還是個體治病,都到了必須好好總結反思的時候了。晉朝以後中醫的退化、中西醫之爭都可以用戰法來鑑別衡量。在戰法之中,《孫子兵法》是舉世公認的「至真至大論」。我們就依據孫子十三篇來辨析。

始計第一

　　孫子曰:兵者,國之大事,死生之地,存亡之道,不可不察也。

　　故經之以五事,校之以計而索其情:一曰道,二曰天,三曰地,四曰將,五曰法。道者,令民與上同意也,故可以與之死,可以與之生,而不畏危。天者,陰陽、寒暑、時制也。地者,遠近、險易、廣狹、死生也。將者,智、信、仁、勇、嚴也。法者,曲制、官道、主用也。凡此五者,將莫不聞,知之者勝,不知者不勝。

　　故校之以計而索其情,曰:主孰有道?將孰有能?天地孰得?法令孰行?兵眾孰強?士卒孰練?賞罰孰明?吾以此知勝負矣。

　　將聽吾計,用之必勝,留之;將不聽吾計,用之必敗,去之。計利以聽,乃為之勢,以佐其外。勢者,因利而制權也。兵者,詭道也。故能而示之不能,用而示之不用,近而示之遠,遠而示之近。利而誘之,亂而取之,實而備之,強而避之,怒而撓之,卑而驕之,佚而勞之,親而離之。攻其無備,出其不意。此兵家之勝,不可先傳也。

　　夫未戰而廟算勝者,得算多也;未戰而廟算不勝者,得算少也。多算勝,少算不勝,而況於無算乎!吾以此觀之,勝負見矣。

　　〈始計〉相當於整體方針。「醫者,國之大事,死生之地,存亡之道,不可不察也。」這樣表達也很準確吧。「經之以五事」,「道」為第一,天地人為第二,制度類「法」為第三。〈始計〉就整體攻防提出了兩項基本

原則：攻其無備，出其不意；未戰而廟算。

　　醫療支出占各國 GDP 的比重越來越大，美國、北歐一些國家等約占 20%；英、法、德、義等約占 15%。在「新型冠狀病毒肺炎」疫情突如其來的時候，義大利的醫療體系被沖垮；英國、瑞典等選擇不抵抗的「自然免疫」方式；美國也是實質上的不作為。存在即合理，如果「未戰而廟算」，顯然首先是因為「法」的差別，也就是醫療制度、醫藥體系的差別。典型的西方先進國家的醫療立法實質是 3 個「壟斷」，包括醫藥研發、試驗、批准程序的供給壟斷；醫藥市場即行醫制度的需求壟斷；醫藥結算即保險市場的價格壟斷。壟斷的結果就是導致醫療費用高、隱性腐敗嚴重，同時最大限度地壓制創新。美國保險集團與醫藥大廠已經分掉了 GDP 的最大一塊蛋糕，已經到了極限，那美國還如何再增加醫療投入用於民眾健康？中醫藥的廉價、簡易、千年經驗以及治療思路都發揮了現代醫學不可能達到的作用。

　　張仲景為了抗疫研發了邊角陳糧＋野菜湯，治病用的藥材也不昂貴。

　　印度這個貧窮的人口大國，走了一條特殊的道路：不保護西方醫藥集團的專利壟斷（仿製），並且依靠多類科技整合創新降低成本。因為科技行業的特點是善於便於科技整合，因此筆者一直在關注印度的班加羅爾國際科技園區如何培育出世界最大的醫療集團「那羅嚴」，那羅嚴的成功尤其是低成本有效性，不能簡單理解為無專利藥，而更應該發現打破壟斷的科技創新，在那羅嚴進行心臟手術的費用只有美國的十分之一。

　　中醫藥本是完全開放性的，歷史上沒有也不需要醫療準入。實際上有記載的幾乎所有「名醫」都是半路出家或者自學成才。中醫院與中醫院校制度恰恰把西醫的壟斷學會了。當然不可能再創新！

　　所以，新醫學的未來改革，首先應該是針對「法」。用科技創新和科

技整合來降低成本、提高療效。醫院是公立、私立、個體並不最重要，重要的是不能走西方醫藥集團壟斷和保險壟斷的老路。「法」當保鏢的三重壟斷的必然結果，就是患者家庭無力承擔醫療費用，國家醫療財政早晚會像瑞典、美國那樣不堪重負。

作戰第二

孫子曰：凡用兵之法，馳車千駟，革車千乘，帶甲十萬，千里饋糧。則內外之費，賓客之用，膠漆之材，車甲之奉，日費千金，然後十萬之師舉矣。其用戰也，勝久則鈍兵挫銳，攻城則力屈，久暴師則國用不足。夫鈍兵挫銳，屈力殫貨，則諸侯乘其弊而起，雖有智者不能善其後矣。故兵聞拙速，未睹巧之久也。夫兵久而國利者，未之有也。故不盡知用兵之害者，則不能盡知用兵之利也。

謀攻第三

孫子曰：夫用兵之法，全國為上，破國次之；全軍為上，破軍次之；全旅為上，破旅次之；全卒為上，破卒次之；全伍為上，破伍次之。

是故百戰百勝，非善之善也；不戰而屈人之兵，善之善者也。故上兵伐謀，其次伐交，其次伐兵，其下攻城。攻城之法，為不得已。修櫓轒轀，具器械，三月而後成；距闉，又三月而後已。將不勝其忿而蟻附之，殺士卒三分之一，而城不拔者，此攻之災也。故善用兵者，屈人之兵而非戰也，拔人之城而非攻也，毀人之國而非久也，必以全爭於天下，故兵不頓而利可全，此謀攻之法也。

故用兵之法，十則圍之，五則攻之，倍則分之，敵則能戰之，少則能逃之，不若則能避之。故小敵之堅，大敵之擒也。

夫將者，國之輔也。輔周則國必強，輔隙則國必弱。故君之所以患於軍者三：不知軍之不可以進而謂之進，不知軍之不可以退而謂之退，是謂縻軍；不知三軍之事而同三軍之政，則軍士惑矣；不知三軍之權而同三軍之任，則軍士疑矣。三軍既惑且疑，則諸侯之難至矣。是謂亂軍引勝。

故知勝有五：知可以戰與不可以戰者勝，識眾寡之用者勝，上下同欲者勝，以虞待不虞者勝，將能而君不御者勝。此五者，知勝之道也。故曰：

知己知彼，百戰不殆；不知彼而知己，一勝一負；不知彼不知己，每戰必敗。

軍形第四

孫子曰：昔之善戰者，先為不可勝，以待敵之可勝。不可勝在己，可勝在敵。故善戰者，能為不可勝，不能使敵之必可勝。故曰：勝可知，而不可為。不可勝者，守也；可勝者，攻也。守則不足，攻則有餘。善守者藏於九地之下，善攻者動於九天之上，故能自保而全勝也。見勝不過眾人之所知，非善之善者也；戰勝而天下曰善，非善之善者也。故舉秋毫不為多力，見日月不為明目，聞雷霆不為聰耳。古之所謂善戰者，勝於易勝者也。故善戰者之勝也，無智名，無勇功，故其戰勝不忒。不忒者，其所措勝，勝已敗者也。故善戰者，立於不敗之地，而不失敵之敗也。是故勝兵先勝而後求戰，敗兵先戰而後求勝。善用兵者，修道而保法，故能為勝敗之政。

兵法：一曰度，二曰量，三曰數，四曰稱，五曰勝。地生度，度生量，量生數，數生稱，稱生勝。故勝兵若以鎰稱銖，敗兵若以銖稱鎰。稱勝者之戰民也，若決積水於千仞之溪者，形也。

以上三篇都是在講戰法。〈作戰第二〉先講明了戰而不能勝的嚴重後果（敗就不用說了）。表面看來是費力、費錢，「攻城則力屈，久暴師則國用不足。」相當於西醫路線的「anti」戰法，研發各種武器彈藥對攻；然而真正的悲慘後果卻是必然的併發症，比如「炎症瀑布」。因為身心是一個互為一體的系統，打針、吃藥或手術失敗後果不是僅僅局限於病灶。「夫鈍兵挫銳，屈力殫貨，則諸侯乘其弊而起，雖有智者不能善其後矣。」如果要避免這種後續反應，就要做到「盡知用兵之害」，而不能只看到「用

兵之利」。中藥基本都經過了千年以上的驗證，西藥基本不過幾十年。無論動物試驗還是人體試驗，從邏輯上看就能知道很難驗證 10 年或 20 年後的「諸病乘其弊而起」；如果再夾雜商業利益，特別是長週期大成本設計和法律保障的壟斷門檻，客觀性更加存疑。中藥當然不能代替新藥創新，但是中藥按照先無過，由淺入深變、邊用邊調的用藥路線，比統一用藥的大規模標準化商業模式顯然更加「能善其後」。

沿著這個邏輯，〈謀攻第三〉從策略上提出開戰之前，最好「不戰而屈人之兵，善之善者也。」、「治未病。」真要動手，也是「上兵伐謀，其次伐交，其次伐兵」。最好先按摩調養，不得已時才用藥用針──「其次伐兵」。嚴重到專家會診，就是圍城強攻了，「其下攻城」，「攻城之法，為不得已」。

放眼當下，我們看到的是醫學不斷地進步，不斷地打敗一種又一種「疾病」，但是病越治越多，慢性病等系統性疾病用藥總有效就是治不好，為什麼？《孫子兵法》告訴你答案：「百戰百勝，非善之善也。」西方醫學與戰爭策略的弱點就是贏得一個又一個的戰術勝利，卻會輸掉整個戰爭，比如拿破崙（Napoleon Bonaparte）、希特勒（Hitler）的戰爭過程。筆者本人自治痛風，也正是按照「上兵伐謀」邏輯，先去思慮改變心態；「其次伐交」，透過高爾夫、麻將改變工作生活社交狀態；最後調整飲食，勉強算「其次伐兵」吧，因為藥食同源，並不用特別服用別嘌醇等，再退一步，寧可用「東革阿里」冷萃取膠囊一類的保健品去尿酸，也好過化學藥。如果發展到迫不得已用化學藥，也是層層布防，逐步加大藥量。「勝兵先勝而後求戰，敗兵先戰而後求勝。善用兵者，修道而保法，故能為勝敗之政。」

老子強調的「知」而不病，就是「知己知彼，百戰不殆」、「不知彼而知己，一勝一負。」是典型的只研究自己的特效藥，統一用於各類同病

的不同之人；「不知彼不知己，每戰必敗。」就是指誤診和不明藥性，既對治病無益，反而會毒害病人，「不知知」的過度醫療就是典型（案例太多，專門研究也很多，造成的醫療事故醫患糾紛越發嚴重）。

〈軍形第四〉把「治未病」的意義做了延伸，即在具體戰場上先要預防疾病轉移到更重要的病灶。比如典型的三陰病「腫瘤」和「糖尿病」。張仲景治病最關注脾胃戰場，但是更強調先下藥保住預計轉移的下一個更重要戰場。不高明的醫生總是想著投入更多的藥力上前線，盡快消滅敵人於國門，如崇禎在關寧前線投入過多，反而導致脾胃不保，京城（腎臟）丟失。「善戰者，先為不可勝，以待敵之可勝。不可勝在己，可勝在敵。故善戰者，能為不可勝，不能使敵之必可勝。」道理講得明白了，卻需要醫生克服常人都有的人性弱點，主動示弱於病魔。爭強好勝之心人皆有之，所以老子才會說「勝人者力」、「自勝者強」。近代科學革命以來，醫學何曾有過自知之明？何曾能示弱於病毒、糖尿病、癌症？都是不知不可為而為之。1918 年的流感還沒有搞清楚，實際上所有的流感都還沒有特效抗病毒藥，其他如 B 肝病毒、愛滋病病毒，這麼多年仍然無解；可笑的是，COVID-19 病毒殺到人間，立刻就有某某藥品自稱神藥。張仲景長沙抗疫治肺炎，所有的主方都是立足於先保下一個主戰場脾胃與津液生成與循環（保陽氣之本），再針對肺部用藥，所謂藥也沒有一味能殺病毒，無非都是用於增強呼吸肌肉力量祛痰而已。只要能讓病人保住脾胃，就能生成陽氣津液，加上祛痰，就能立於不敗（不死）。立於不敗，才能慢慢調養靠發汗以及腸道排除垃圾毒素而好轉。

兵勢第五

孫子曰：凡治眾如治寡，分數是也；鬥眾如鬥寡，形名是也；三軍之眾，可使必受敵而無敗者，奇正是也；兵之所加，如以碬投卵者，虛實是也。凡戰者，以正合，以奇勝。故善出奇者，無窮如天地，不竭如

江海。終而復始，日月是也。死而更生，四時是也。聲不過五，五聲之變，不可勝聽也；色不過五，五色之變，不可勝觀也；味不過五，五味之變，不可勝嘗也；戰勢不過奇正，奇正之變，不可勝窮也。奇正相生，如循環之無端，孰能窮之哉！激水之疾，至於漂石者，勢也；鷙鳥之疾，至於毀折者，節也。故善戰者，其勢險，其節短。勢如擴弩，節如發機。紛紛紜紜，鬥亂而不可亂；渾渾沌沌，形圓而不可敗。亂生於治，怯生於勇，弱生於強。治亂，數也；勇怯，勢也；強弱，形也。故善動敵者，形之，敵必從之；予之，敵必取之。以利動之，以卒待之。故善戰者，求之於勢，不責於人故能擇人而任勢。任勢者，其戰人也，如轉木石。木石之性，安則靜，危則動，方則止，圓則行。故善戰人之勢，如轉圓石於千仞之山者，勢也。

虛實第六

孫子曰：凡先處戰地而待敵者佚，後處戰地而趨戰者勞。故善戰者，致人而不致於人。能使敵人自至者，利之也；能使敵人不得至者，害之也。故敵佚能勞之，飽能飢之，安能動之。出其所不趨，趨其所不意。行千里而不勞者，行於無人之地也；攻而必取者，攻其所不守也。守而必固者，守其所不攻也。故善攻者，敵不知其所守；善守者，敵不知其所攻。微乎微乎，至於無形；神乎神乎，至於無聲，故能為敵之司命。進而不可御者，衝其虛也；退而不可追者，速而不可及也。故我欲戰，敵雖高壘深溝，不得不與我戰者，攻其所必救也；我不欲戰，雖畫地而守之，敵不得與我戰者，乖其所之也。故形人而我無形，則我專而敵分。我專為一，敵分為十，是以十攻其一也。則我眾敵寡，能以眾擊寡者，則吾之所與戰者約矣。吾所與戰之地不可知，不可知則敵所備者多，敵所備者多，則吾所與戰者寡矣。故備前則後寡，備後則前寡，備左則右寡，備右則左寡，無所不備，則無所不寡。寡者，備人者也；眾者，使人備己者也。故知戰之地，知戰之日，則可千里而會戰；不知戰之地，不知戰日，則左不能救右，右不能救左，前不能救後，後不能救

前，而況遠者數十里，近者數里乎？以吾度之，越人之兵雖多，亦奚益於勝哉！故曰：勝可為也。敵雖眾，可使無鬥。故策之而知得失之計，候之而知動靜之理，形之而知死生之地，角之而知有餘不足之處。故形兵之極，至於無形。無形則深間不能窺，智者不能謀。因形而措勝於眾，眾不能知。人皆知我所以勝之形，而莫知吾所以致勝之形。故其戰勝不復，而應形於無窮。夫兵形象水，水之行避高而趨下，兵之形避實而擊虛；水因地而制流，兵因敵而致勝。故兵無常勢，水無常形。能因敵變化而取勝者，謂之神。故五行無常勝，四時無常位，日有短長，月有死生。

〈兵勢第五〉與〈虛實第六〉，很類似《素問》中的「奇桓」、「權衡」與「虛實」，都是強調陰陽變化。「終而復始，日月是也。死而更生，四時是也。聲不過五，五聲之變，不可勝聽也；色不過五，五色之變，不可勝觀也；味不過五，五味之變，不可勝嘗也。」、「故五行無常勝，四時無常位，日有短長，月有死生」，這些也都可以轉換成《素問》語言。

這兩篇最重要的道理就是「善戰者，求之於勢，不責於人」，不能以藥症思想當醫生，更不能寄託希望於一劑而癒的神藥。「勢」就是態勢和趨勢，重在調整狀態，引導趨勢。比如，中醫常說的重病患者往往脾胃很差，如果調整到脾胃恢復，想吃東西了，有「胃氣」就有「生氣」；再如，張仲景治療糖尿病的四逆湯與四逆散，都在求「逆」其「勢」。「兵無常勢，水無常形。能因敵變化而取勝者，謂之神。」這句話既是對大型壟斷藥品企業一藥治百病的批判，也是對後世中醫累積病例與藥方，死記硬背照方抓藥的批判。這樣無論是打仗還是治病都會失敗，除非敵人不強，像抓個小毛賊打個小股散兵游勇之類。因為，「戰勢不過奇正，奇正之變，不可勝窮也。奇正相生，如循環之無端，孰能窮之哉！」孫思邈、李時珍，無論是千金方還是萬金方，「孰能窮之哉」。

「窮之」正是精準醫療的理想。目前的醫學科技，最不能「窮之」的

就是各式各樣的癌症。惡性腫瘤就是人們所說的癌症，它是一百多種相關疾病的統稱，目前是根據他們起始的器官或細胞型別來命名的。人類為什麼會患上癌症？首先是因為有癌細胞，癌細胞本身由自身細胞變異而來。目前醫學認為導致細胞癌變的致病因子有三類：物理治病因子，如 X 光、電離輻射；化學致癌因子，如亞硝酸鹽、黃麴黴毒素；病毒致癌因子，如 B 型肝炎病毒、皰疹病毒。尖端的基因科技了解到「p53」是一種可以阻止受損傷 DNA 複製的基因，如果 p53 失效，細胞就會獲得像幹細胞一樣的永久生存性。癌細胞是生命的終點，幹細胞是生命的起點，但是 p53 如何決定細胞向好或者壞轉變呢？現代醫學還發現幾乎人人體內都會產生癌細胞，那為何有人得癌有人健康？

與病毒一樣，如果人類在可以預見的未來不能「窮之」，或者至少目前不能「窮之」，為什麼現代醫學的教科書勇於對病人輕動刀兵？首先人類應當了解到「終而復始，日月是也。死而更生，四時是也」。人的老化是必然，至於老化後得什麼「癌」重要嗎？年輕人以及中醫所說「表」位置的癌相對容易治癒，如肺臟、腸道、胃、皮膚等；老年人與入裡的癌，如三陰的肝、腎基本無治。這就是不可逆的「勢」。對這類病人強行治療，不如保守治療，把資源用在更多保障末年的品質與死亡的尊嚴上，這個問題已經越來越被意識到。另一個問題是，癌細胞一樣依賴環境生長，比如怕氧，消耗能量多於正常細胞幾倍之類。醫學如果在內環境加大研究與療法是否更有效？如果年輕人「陽氣」尚存，津液能有效循環，輕易地動手術割掉甲狀腺之類的行為是否可取？本身所謂有效並非決定於手術，而是病人本身的狀態；同時病因未除還會再生，加上切除部分再無系統協調功能。

總之，攻不在其因，守失其根本，這不正是孫子所謂的「故知戰之地，知戰之日，則可千里而會戰；不知戰之地，不知戰日，則左不能救

右，右不能救左，前不能救後，後不能救前，而況遠者數十里，近者數里乎」嗎？

軍爭第七

　　孫子曰：凡用兵之法，將受命於君，合軍聚眾，交和而舍，莫難於軍爭。軍爭之難者，以迂為直，以患為利。故迂其途，而誘之以利，後人發，先人至，此知迂直之計者也。軍爭為利，軍爭為危。舉軍而爭利則不及，委軍而爭利則輜重捐。是故卷甲而趨，日夜不處，倍道兼行，百里而爭利，則擒三將軍，勁者先，疲者後，其法十一而至；五十里而爭利，則蹶上將軍，其法半至；三十里而爭利，則三分之二至。是故軍無輜重則亡，無糧食則亡，無委積則亡。故不知諸侯之謀者，不能豫交；不知山林、險阻、沮澤之形者，不能行軍；不用鄉導者，不能得地利。故兵以詐立，以利動，以分和為變者也。故其疾如風，其徐如林，侵掠如火，不動如山，難知如陰，動如雷震。掠鄉分眾，廓地分利，懸權而動。先知迂直之計者勝，此軍爭之法也。軍政曰：「言不相聞，故為之金鼓；視不想見，故為之旌旗。」夫金鼓旌旗者，所以一民之耳目也。民既專一，則勇者不得獨進，怯者不得獨退，此用眾之法也。故夜戰多金鼓，晝戰多旌旗，所以變人之耳目也。三軍可奪氣，將軍可奪心。是故朝氣銳，晝氣惰，暮氣歸。善用兵者，避其銳氣，擊其惰歸，此治氣者也。以治待亂，以靜待譁，此治心者也。以近待遠，以佚待勞，以飽待飢，此治力者也。無邀正正之旗，無擊堂堂之陳，此治變者也。故用兵之法，高陵勿向，背丘勿逆，佯北勿從，銳卒勿攻，餌兵勿食，歸師勿遏，圍師遺闕，窮寇勿迫，此用兵之法也。

　　前篇〈兵勢第五〉說要「攻而必取者，攻其所不守也。守而必固者，守其所必攻也。故善攻者，敵不知其所守；善守者，敵不知其所攻。微乎微乎，至於無形；神乎神乎，至於無聲，故能為敵之司命」。「司命」的關鍵是「攻其所不守」、「守其所必攻」。病魔就沒有智慧？當它丟擲發燒、咳嗽、腹瀉、疼痛等讓人感到很難受的「病症」時，正是醫生要投入

藥力「軍爭」於表或裡的時刻。「銳卒勿攻，餌兵勿食」，如果醫生把「表症」當病毒丟擲的「餌兵」消滅了，結果會怎樣？「歸師勿遏，圍師遺闕，窮寇勿迫，此用兵之法」，也是用藥之法，正是《素問》與《傷寒雜病論》的引導病邪離開人體即勝的打法，而不用趕盡殺絕。因此在身體內被迫用「毒藥」時，特別要求隨著病症減輕立刻階段性減藥。這一點正是現代醫學「指標」治病很難做到的。

「誤診」是非常可怕，而又沒有有效解決的一個醫學老問題。國外有報導美國、以色列醫生罷工期間，全國死亡率反而下降。以上各篇都要求降低「誤診率」，要從各個方面知己知彼，要把「微乎微乎，至於無形；神乎神乎，至於無聲」的各種要素通盤「廟算」，多麼地不容易啊！所以孫武在結尾的第十三篇提供了答案：〈用間〉。「相守數年，以爭一日之勝」，林彪、左宗棠都強調緩進急攻，目標是「先知」，便是此意。「明君賢將，所以動而勝人，成功出於眾者，先知也。」「此兵之要，三軍之所恃而動也。」〈用間〉類似中醫的五運六氣、望、聞、問、切以及現代醫學的各種診斷技術。重點是不能指標斷病，一定要多類別互相驗證。傳統中醫技術落後，現代醫學強於也過於依賴裝置儀器，而忽略了更多個性化的特徵（地理、職業、社會關係等）。「故三軍之事，莫親於間，賞莫厚於間，事莫密於間。」〈用間〉強調「用間有五」，而且要「五間俱起」，全面考察：有鄉間，有內間，有反間，有死間，有生間。「非微妙不能得間之實」「微哉微哉，無所不用間」，這樣才能成為伊尹、姜子牙一樣的「名醫」。

九變第八

孫子曰：凡用兵之法，將受命於君，合軍聚合。泛地無舍，衢地合交，絕地無留，圍地則謀，死地則戰，途有所不由，軍有所不擊，城有所不攻，地有所不爭，君命有所不受。故將通於九變之利者，知用兵矣；

將不通九變之利，雖知地形，不能得地之利矣；治兵不知九變之術，雖知五利，不能得人之用矣。是故智者之慮，必雜於利害，雜於利而務可信也，雜於害而患可解也。是故屈諸侯者以害，役諸侯者以業，趨諸侯者以利。故用兵之法，無恃其不來，恃吾有以待之；無恃其不攻，恃吾有所不可攻也。故將有五危，必死可殺，必生可虜，忿速可侮，廉潔可辱，愛民可煩。凡此五者，將之過也，用兵之災也。覆軍殺將，必以五危，不可不察也。

本篇講了兩個道理：一個是「將受命於君；君命有所不受」，這一點現代醫學做得很權威了。另一個道理很重要，所謂「通於九變」、「智者之慮，必雜於利害」，實際上這段內容與後面〈行軍第九〉、〈地形第十〉、〈九地篇第十一〉、〈火攻篇第十二〉，都是講天時、地利、人和「三螺旋」的，本書第二章有更詳細解釋。

行軍第九

孫子曰：凡處軍相敵，絕山依谷，視生處高，戰隆無登，此處山之軍也。絕水必遠水，客絕水而來，勿迎之於水內，令半渡而擊之，利；欲戰者，無附於水而迎客，視生處高，無迎水流，此處水上之軍也。絕斥澤，唯亟去無留，若交軍於斥澤之中，必依水草而背眾樹，此處斥澤之軍也。

平陸處易，右背高，前死後生，此處平陸之軍也。凡此四軍之利，黃帝之所以勝四帝也。凡軍好高而惡下，貴陽而賤陰，養生而處實，軍無百疾，是謂必勝。丘陵堤防，必處其陽，而右背之，此兵之利，地之助也。上雨，水流至，欲涉者，待其定也。凡地有絕澗、天井、天牢、天羅、天陷、天隙，必亟去之，勿近也。吾遠之，敵近之；吾迎之，敵背之。軍旁有險阻、潢井、蒹葭、小林、翳薈者，必謹覆索之，此伏奸之所處也。敵近而靜者，恃其險也；遠而挑戰者，欲人之進也；其所居易者，利也；眾樹動者，來也；眾草多障者，疑也；鳥起者，伏也；獸駭者，覆也；塵高而銳者，車來也；卑而廣者，徒來也；散而條達者，

樵採也;少而往來者,營軍也;辭卑而備者,進也;辭強而進驅者,退也;輕車先出居其側者,陳也;無約而請和者,謀也;奔走而陳兵者,期也;半進半退者,誘也;杖而立者,飢也;汲而先飲者,渴也;見利而不進者,勞也;鳥集者,虛也;夜呼者,恐也;軍擾者,將不重也;旌旗動者,亂也;吏怒者,倦也;慄馬肉食者,軍無懸瓵,不返其舍者,窮寇也;諄諄翕翕,徐與人言者,失眾也;數賞者,窘也;數罰者,困也;先暴而後畏其眾者,不精之至也;來委謝者,欲休息也。兵怒而相迎,久而不合,又不相去,必謹察之。兵非貴益多也,唯無武進,足以併力、料敵、取人而已。夫唯無慮而易敵者,必擒於人。卒未親而罰之,則不服,不服則難用。卒已親附而罰不行,則不可用。故合之以文,齊之以武,是謂必取。令素行以教其民,則民服;令素不行以教其民,則民不服。令素行者,與眾相得也。

地形第十

孫子曰:地形有通者、有掛者、有支者、有隘者、有險者、有遠者。我可以往,彼可以來,曰通。通形者,先居高陽,利糧道,以戰則利。可以往,難以返,曰掛。掛形者,敵無備,出而勝之,敵若有備,出而不勝,難以返,不利。我出而不利,彼出而不利,曰支。支形者,敵雖利我,我無出也,引而去之,令敵半出而擊之利。隘形者,我先居之,必盈之以待敵。若敵先居之,盈而勿從,不盈而從之。險形者,我先居之,必居高陽以待敵;若敵先居之,引而去之,勿從也。遠形者,勢均難以挑戰,戰而不利。凡此六者,地之道也,將之至任,不可不察也。凡兵有走者、有馳者、有陷者、有崩者、有亂者、有北者。凡此六者,非天地之災,將之過也。夫勢均,以一擊十,曰走;卒強吏弱,曰馳;吏強卒弱,曰陷;大吏怒而不服,遇敵懟而自戰,將不知其能,曰崩;將弱不嚴,教道不明,吏卒無常,陳兵縱橫,曰亂;將不能料敵,以少合眾,以弱擊強,兵無選鋒,曰北。凡此六者,敗之道也,將之至任,不可不察也。夫地形者,兵之助也。料敵致勝,計險隘遠近,上將之道

也。知此而用戰者必勝，不知此而用戰者必敗。故戰道必勝，主曰無戰，必戰可也；戰道不勝，主曰必戰，無戰可也。故進不求名，退不避罪，唯民是保，而利於主，國之寶也。視卒如嬰兒，故可以與之赴深溪；視卒如愛子，故可與之俱死。厚而不能使，愛而不能令，亂而不能治，譬若驕子，不可用也。知吾卒之可以擊，而不知敵之不可擊，勝之半也；知敵之可擊，而不知吾卒之不可以擊，勝之半也；知敵之可擊，知吾卒之可以擊，而不知地形之不可以戰，勝之半也。故知兵者，動而不迷，舉而不窮。故曰：知彼知己，勝乃不殆；知天知地，勝乃可全。

九地篇第十一

孫子曰：用兵之法，有散地，有輕地，有爭地，有交地，有衢地，有重地，有圯地，有圍地，有死地。諸侯自戰其地，為散地；入人之地而不深者，為輕地；我得則利，彼得亦利者，為爭地；我可以往，彼可以來者，為交地；諸侯之地三屬，先至而得天下之眾者，為衢地；入人之地深，背城邑多者，為重地；行山林、險阻、沮澤，凡難行之道者，為圯地；所由入者隘，所從歸者迂，彼寡可以擊吾之眾者，為圍地；疾戰則存，不疾戰則亡者，為死地。

是故散地則無戰，輕地則無止，爭地則無攻，交地則無絕，衢地則合交，重地則掠，圯地則行，圍地則謀，死地則戰。

所謂古之善用兵者，能使敵人前後不相及，眾寡不相恃，貴賤不相救，上下不相收，卒離而不集，兵合而不齊。

合於利而動，不合於利而止。

敢問：「敵眾整而將來，待之若何？」曰：「先奪其所愛，則聽矣。」

兵之情主速，乘人之不及，由不虞之道，攻其所不戒也。

凡為客之道：深入則專，主人不克；掠於饒野，三軍足食；謹養而勿勞，並氣積力；運兵計謀，為不可測。投之無所往，死且不北。死焉不得，士人盡力。

兵士甚陷則不懼，無所往則固，深入則拘，不得已則鬥。是故其兵不修而戒，不求而得，不約而親，不令而信，禁祥去疑，至死無所之。吾士無餘財，非惡貨也；無餘命，非惡壽也。令發之日，士卒坐者涕沾襟，偃臥者涕交頤，投之無所往，諸、劌之勇也。

故善用兵者，譬如率然。率然者，常山之蛇也。擊其首則尾至，擊其尾則首至，擊其中則首尾俱至。敢問：「兵可使如率然乎？」曰：「可。」夫吳人與越人相惡也，當其同舟而濟，遇風，其相救也如左右手。是故方馬埋輪，未足恃也；齊勇若一，政之道也；剛柔皆得，地之理也。故善用兵者，攜手若使一人，不得已也。

將軍之事，靜以幽，正以治。能愚士卒之耳目，使之無知；易其事，革其謀，使人無識；易其居，迂其途，使人不得慮。帥與之期，如登高而去其梯；帥與之深入諸侯之地，而發其機，焚舟破釜，若驅群羊，驅而往，驅而來，莫知所之。

聚三軍之眾，投之於險，此謂將軍之事也。九地之變，屈伸之利，人情之理，不可不察。

凡為客之道，深則專，淺則散。去國越境而師者，絕地也；四通者，衢地也；入深者，重地也；入淺者，輕地也；背固前隘者，圍地也；無所往者，死地也。

是故散地，吾將一其志；輕地，吾將使之屬；爭地，吾將趨其後；交地，吾將謹其守；衢地，吾將固其結；重地，吾將繼其食；圮地，吾將進其途；圍地，吾將塞其闕；死地，吾將示之以不活。

故兵之情，圍則御，不得已則鬥，過則從。

是故不知諸侯之謀者，不能預交；不知山林、險阻、沮澤之形者，不能行軍；不用鄉導者，不能得地利。四五者不知一，非霸王之兵也。夫霸王之兵，伐大國，則其眾不得聚；威加於敵，則其交不得合。是故不爭天下之交，不養天下之權，信己之私，威加於敵，故其城可拔，其國可隳。

　　施無法之賞，懸無政之令，犯三軍之眾，若使一人。犯之以事，勿告以言；犯之以利，勿告以害。投之亡地然後存，陷之死地然後生。夫眾陷於害，然後能為勝敗。

　　故為兵之事，在於順詳敵之意，並敵一向，千里殺將，是謂巧能成事也。

　　是故政舉之日，夷關折符，無通其使，屬於廊廟之上，以誅其事。敵人開闔，必亟入之。先其所愛，微與之期。踐墨隨敵，以決戰事。是故始如處女，敵人開戶；後如脫兔，敵不及拒。

火攻篇第十二

　　孫子曰：凡火攻有五，一曰火人，二曰火積，三曰火輜，四曰火庫，五曰火隊。

　　行火必有因，煙火必素具。發火有時，起火有日。時者，天之燥也；日者，月在箕、壁、翼、軫也，凡此四宿者，風起之日也。

　　凡火攻，必因五火之變而應之。火發於內，則早應之於外。火發而兵靜者，待而勿攻。極其火力，可從而從之，不可從而止。火可發於外，無待於內，以時發之。火發上風，無攻下風。晝風久，夜風止。凡軍必知有五火之變，以數守之。

　　故以火佐攻者明，以水佐攻者強。水可以絕，不可以奪。

　　夫戰勝攻取，而不修其功者，凶，命曰費留。故曰：明主慮之，良將修之。非利不動，非得不用，非危不戰。

　　主不可以怒而興師，將不可以慍而致戰。合於利而動，不合於利而止。怒可以復喜，慍可以復悅，亡國不可以復存，死者不可以復生。故明君慎之，良將警之，此安國全軍之道也。

用間篇第十三

　　孫子曰：凡興師十萬，出征千里，百姓之費，公家之奉，日費千金；內外騷動，怠於道路，不得操事者七十萬家。相守數年，以爭一日之

勝，而愛爵祿百金，不知敵之情者，不仁之至也，非民之將也，非主之佐也，非勝之主也。故明君賢將，所以動而勝人，成功出於眾者，先知也。先知者，不可取於鬼神，不可象於事，不可驗於度，必取於人，知敵之情者也。

故用間有五：有鄉間，有內間，有反間，有死間，有生間。五間俱起，莫知其道，是謂神紀，人君之寶也。鄉間者，因其鄉人而用之；內間者，因其官人而用之；反間者，因其敵間而用之；死間者，為誑事於外，令吾間知之，而傳於敵間也；生間者，反報也。

故三軍之事，莫親於間，賞莫厚於間，事莫密於間。非聖智不能用間，非仁義不能使間，非微妙不能得間之實。微哉！微哉！無所不用間也。

間事未發，而先聞者，間與所告者皆死。凡軍之所欲擊，城之所欲攻，人之所欲殺，必先知其守將、左右、謁者、門者、舍人之姓名，令吾間必索知之。必索敵人之間來間我者，因而利之，導而舍之，故反間可得而用也。因是而知之，故鄉間、內間可得而使也；因是而知之，故死間為誑事，可使告敵；因是而知之，故生間可使如期。五間之事，主必知之，知之必在於反間，故反間不可不厚也。

昔殷之興也，伊摯在夏；周之興也，呂牙在殷。故唯明君賢將，能以上智為間者，必成大功。此兵之要，三軍之所恃而動也。

第二章　天地人三螺旋

　　《黃帝內經》、《傷寒雜病論》均以陰陽三螺旋作為生命哲學的基石，以此闡述生理、病理和醫理。「天人合一」、「陰陽平衡」和《易經》一樣，既是中華千年文明之根，也是中華民族安身立命之本。自古醫卜並行，《黃帝內經》是否根據《易經》所作無可考證。中醫與《易經》的高度關聯，早已是共識，從古至今相關的論述很多。但關聯或一致的核心是什麼？當然是「道」；但再問「道」是什麼？紛紛的回答是陰陽、五行、六爻。世界人民聽不懂，但中國人就真的聽懂了嗎？所有的文明，只有一個共同語言：邏輯。中醫與《易經》也要歸納出清晰的共同「邏輯」，才能理解、知「道」。這個邏輯就是「三螺旋」，就是岐伯說的「夫道者，上知天文，下知地理，中知人事。」這個邏輯運用在國家政權組織中就是《周易》理論；運用在軍事上就是《六韜》和《孫子兵法》理論；運用在醫學上就是《黃帝內經》和《傷寒雜病論》理論。

一、中醫與天地人三螺旋思想

　　生命首先由基因決定，基因支持著生命的基本構造和效能，保存著生命的種族、血型、孕育、生長、凋亡等過程的全部資訊。生物體的生、長、衰、病、老、死等一切都與基因有關，它也是決定生命健康的基本內在因素，透過基因晶片分析人類基因組，可找出致病的遺傳基因。1966 年，人類破譯遺傳密碼 DNA，發現與《周易》象數完全對應：基因就是「天極」；「兩儀」對應「兩類鹼基」；「四象」對應「四種核苷酸」。

「三爻」依兩儀形成「八卦」，對應「密碼子」依兩類鹼基分為「八類」，六十四卦對應六十四個密碼。DNA 分子由兩條很長的糖鏈，透過鹼基對像梯子一樣結合在一起，並環繞自身中軸形成一個雙螺旋。在形成穩定螺旋結構的鹼基對中，共有四種不同鹼基：adenine 腺嘌呤、thymine 胸腺嘧啶、cytosine 胞嘧啶和 guanine 鳥嘌呤。密碼子（codon）是指信使 RNA 分子（即 mRNA）中每相鄰的三個核苷酸編成一組，在蛋白質合成時的規律：信使 RNA 分子上的三個鹼基決定一個氨基酸。RNA 的四種鹼基，每三個鹼基的開始兩個決定一個氨基酸。因此，鹼基的組合產生了六十四種密碼子，即是六十四種鹼基的組合。人與人之間的基因是大致相同的，只有 8％ 的基因差異。地球上已知絕大部分生物的遺傳密碼均非常接近，那就是有一個共同的「天」和「玄牝」（後文論述就是在天即太空合成的星際粒子，包含大量 DNA）。所以《素問·生氣通天論》說：「通天者生之本。」

《黃帝內經·上古天真論》：「上古之人，其知道者，法於陰陽，和於術數。」陰陽生化是開啟《周易》和《黃帝內經》大門的鑰匙。《黃帝內經·上古天真論》說：「男不過盡八八，女不過盡七七，而天地之精氣皆竭矣。」「八八六十四」正是一個循環週期的定數。《黃帝內經》的八八六十四不是壽命，而是生殖期的生命循環。《黃帝內經》中第一次提到了天癸，天是先天，癸是男性的精子和女性的卵子。《黃帝內經》理論認為，女人十四歲排卵，四十九歲，停止排卵；男人十六歲開始產生精子，五十六歲，射不出精子了；所以女人從十四歲到四十九歲，男人從十六歲到五十六歲是生育的可能期。《黃帝內經》也說有些人的性週期更長，但一般不可能超過男人的六十四歲，女人的四十九歲，只有極少數人才有可能老來得子。按照《黃帝內經》的說法，人的「壽命」而不是生殖期可以活到百歲。「百歲，五藏皆虛，神氣皆去，形骸獨居而終矣。」

　　因為達爾文進化論只關注在地上的進化，刻意迴避了上天的視角與作用，「三螺旋」理論認為：生物體（人）、環境（地）和基因（天），不是適應與淘汰的機械辨證法，而是三方互相影響螺旋上升的關係。

　　生命，要比已知的、甚至想像的都更為複雜。美國遺傳學家理察・陸文頓（Richard Lewontin），最先使用三螺旋來模式化基因、組織和環境之間的關係，在《三螺旋：基因、生物體和環境》（*The Triple Helix: Gene, Organism, and Environment*）中，總結了他的生物哲學思想，他既反對基因決定論，也反對環境決定論。遺傳決定論認為有了基因組序列就可以計算生命現象，陸文頓指出生物體的發育過程，並不僅僅是基因程序依次展開的固定過程，即使將環境因素考慮進去也不夠，分子之間的隨機反應也有重要影響。換個說法，生物體不是計算出來的，它不根據基因資訊進行計算，也不根據基因資訊和環境的反應結果進行計算，生命過程包含有相當重大的隨機因素。基因有兩個特點，一是能複製，保持生物的基本特徵；二是會突變，突變大多會致病，另一部分是非致病突變。非致病突變使生物可以在自然選擇中選擇出最適合自然的個體。陸文頓指出，並不存在一個既定的「生態空間」等待生物體去適應，環境離開了生物體是不存在的。生物體不僅適應環境，而且選擇、創造、改變牠們所生存的環境，這種能力是寫入了基因的。基因和環境都是生物體的因，而生物體又是環境的因。總而言之，基因、生物體和環境，這三者就像三條螺旋纏在了一起，都互為因果。這種生命觀，是不是很眼熟？對，那就是《易經》所述的天、地、人三螺旋和《黃帝內經》人的藏和生理生命系統、天地環境、基因的三螺旋。

　　「子曰：夫易之生人、鳥獸、萬物、昆蟲、各有以生。或奇或偶，或飛或行，而莫知其情，唯達道德者，能原本之矣。天一，地二，人三，三三而九。」《大戴禮記・易本命》記載的這段話也見於《淮南子・墜形訓》

和《孔子家語‧執轡》，三處意思相同而用詞稍異。〈易本命〉認為為孔子所講，《孔子家語》認為是子夏所言。〈易本命〉是從「易道」的高度來闡發性命之理。《周易‧繫辭》：「六爻之動，三極之道也。」（三螺旋）三極，即天、地、人三才，就是「基因、環境和生物體」。太極（天）就是宇宙萬物永珍共同的本源（老子稱它為「混沌」）。《周易‧繫辭》說：「一陰一陽之謂道。」此陰陽之道是三點螺旋升級的道，側重「變易」，與西方的物質概念機械陰陽是根本不同的。西方哲學基礎《聖經》把「天」或「上帝」人格化，有了感情傾向，與老子說的把萬物一視同仁都當芻狗不一樣，因此源於《聖經》的西方文明排他，源於《周易》的中華文明是包容的。科學文明是「地」的文明，如果不與「人性」螺旋結合，很難指導人類，比如醫學只能把人看成「地」的一部分，沒有「人性」的話那就如動物一樣。

「天、地、人」的「地」，本質是人類生存活動的空間，或者叫做「外環境」。這個外環境是不斷擴大的，祖先生活的主要是土「地」，現在擴展到了有限的太空。《周易》中〈坤卦〉的主題，準確的描述即綜合生存環境，古代以地為代表，現代內涵更豐富。地上主要是「物」，無機物質吻合物理化學、有機生物也基本吻合進化論。《黃帝內經》很明確地定義「地」的作用就是「化」（夫變化之為用也，在天為玄，在人為道，在地為化）。無機物質循環的化就是化學、有機生物運動的化就是進化。這確實是中華停滯甚至倒退的時候，西方科學文明，對三螺旋中「地」與「化」的偉大貢獻。

不僅人體以及地表生物體被三螺旋調節，生活人體內部的細菌、病毒一樣處在三螺旋之中，人體的內環境就是細菌、病毒的外環境，調節人體內環境也是控制細菌、病毒的辦法。細菌、病毒也有「表、裡」，病毒本身的外環境更小。病毒本身無生命，占據細胞核後控制了宿主細

胞，替代了原來細胞的基因指令。對於病毒，細胞結構以及細胞外人體內環境都是它的「外環境」。細胞結構中，細胞器膜和細胞膜、核膜等結構，共同構成細胞的生物膜系統。細胞的生物膜系統在細胞的生命活動中發揮著極其重要的作用。細胞膜使細胞具有一個相對穩定的內環境，同時決定著細胞與環境之間的物質循環、能量傳遞和資訊傳遞。廣闊的膜面積為酶提供了大量的附著點，也為各種化學反應創造了條件。中醫的平衡治病，歸根結柢就是要調整內環境與外環境，再歸根結柢，都是調整人與病毒的「外環境」。

　　門得列夫（Dmitri Mendeleev）西元 1869 年發明了元素週期表。將當時已知的六十三種元素依原子大小排行（一行一週期），根據相似性質組列（一列一族）。七行八列具體地展現元素週期律。這張表類似陰陽四象的八卦排列，在無機物質領域把一些看似不相關的元素的性質分了陰陽，找出了所有無機物質的物化遞進規律，從而揭示了物質世界的祕密，成為近現代物質科學的基石。如同陰陽原理，原子半徑由左到右依次減小，從上到下依次增大。同一週期的元素從左到右金屬性遞減，非金屬性遞增；同一主族元素從上到下金屬性遞增，非金屬性遞減。元素的金屬性越強，其最高價氧化物的水化物的鹼性越強；元素的非金屬性越強，最高價氧化物的水化物的酸性越強。已經有很多人把元素週期表與八卦倒著玩，把漢字改成數字，把八個卦位按二進位制寫成從 0 ～ 7 即可（網路上很多，讀者自查）。門得列夫利用週期表成功地預測了當時尚未發現的鎵、鈧、鍺元素。

　　1982 年，法國物理學家艾倫（Alain Aspect）在實驗中證實微觀粒子之間存在「量子糾纏」。有共同來源的兩個微觀粒子，分開多遠都一直保持糾纏關係，擾動一個，另一個立即有反應。量子糾纏理論已確證所有的物質都互有關聯，糾纏於整合為一的咬合關係中。「合一」的英文原文

是 at-one-ment，在基督教教義中是與上帝合一的意思，合起來 atonement 就是「救贖」，也可以理解成就是道家的「萬法歸一」和佛學的「不二法門」。量子物理科學家波耳（Niels Bohr）將「太極圖」作為族徽，因為他一生最大成就是發現了「互補原理」。這個量子物理原理與三螺旋生命理論，與《周易》揭示的「天、地、人」或「陰陽三螺旋」完全一致，那意味著「宇宙」的生命之源也是「天」。霍金說宇宙＝ 0 ＝－ 1 ＋ 1。「0」就是混沌與無，「陰」和「陽」當然也可以寫成「－ 1」和「＋ 1」。

從基因學、量子物理的進步，再來理解《黃帝內經》天元紀：「夫變化之為用也，在天為玄，在人為道，在地為化。化生五味，道生智，玄生神。」

玄是水的一種狀態，包括漩渦與顏色。《說文解字》說：「玄，幽遠也，黑而有赤色者為玄。」甲骨文與金文的「玄」，字形像一個葫蘆。「玄」有三層意思：其一，黑裡透紅就是玄色。其二，遙遠。其三，高深莫測，奧妙。「玄」有時代表宇宙本體，這是古人對水的一種崇拜。水的漩渦奧妙、神奇、深不可測，看起來是黑色的。五行裡水神就叫「玄冥」（金神蓐收、木神勾芒、水神玄冥、火神祝融、土神后土）。「上善若水」，崇拜水與漩渦發展成哲學就是道家理論。道家把「玄」作為他們的最高哲學範疇，太極圖就是一個漩渦或者玄。老子說：「玄之又玄，眾妙之門。」如果按照 DNA 來理解，就是「梯形自螺旋」、「密碼子三螺旋」，或「天（基因）、地（環境）、人（生物體）三螺旋」。「玄」字也可以看成道家法器「葫蘆」的象形，代表最簡單版本的兩層三螺旋。

黃帝問日：「嗚呼，遠哉！天之道也，如迎浮雲，若視深淵尚可測，迎浮雲莫知其極。」（《素問・六微旨大論》）看著像孔子對老子的評價。

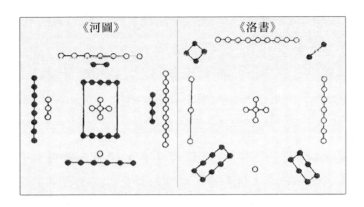

《黃帝內經》:「天谷元神,守之自真。」老子描述「谷神不死,是謂玄牝。玄牝之門,是謂天地根。綿綿若存,用之不勤。」在《河圖》、《洛書》中,「玄牝」特指河圖內五圓中心,所謂圖由中起,萬物永珍起於「玄」這個河圖之中心。河圖由中間之玄牝定四方四門。四方即震、兌、離、坎(東、西、南、北);四門為巽、乾、艮、坤(東南、西北、東北、西南)。從數學上理解,「玄牝」= 5,洛書各線數字之和「15」,5×3 = 15,15×3 = 45 (所有數字之和),此中「3」代表變。周公根據「15」設定日影長度標準,找到地中,並且成周城「長 8 寬 7」(「15」被漢唐長安的邊長以及明清北京中軸線長度繼承沿用)。「老周家」有家傳「風水」學,「地中」、「天極」,包括《黃帝內經》的「人極」、「人中」、「天谷元神」都是同一「中極」或「太極」原理。

上圖就是傳說的「河圖洛書」,正式定版來自朱熹的《周易正義》。孔子第一個從哲學角度闡述《周易》為先聖,周公作為原創叫「元聖」朱熹被稱為亞聖。圖中這些黑白圓圈都是數字。從數學角度,它們本身並不神祕。《河圖》的內圈圓是「12345」;外圈圓是「6789,10」。內圈各數字分別＋5,就等於外圈。「五行」的起源就是 12345 代表東、南、西、北、中,而且是「5」進位制。《河圖洛書》的排列是 123456789,沒有「10」,同時把數字按陰陽(黑白)分成兩組,奇數 13579 與偶數 2468 相間,「陰

陽五行」、「八卦」自然產生。大禹的「九洲」、「洪範九籌」依《洛書》的「9」產生，從空間描述上比「8」更全面。

《黃帝內經》在《素問‧六節藏象論》以及《素問‧三部九候論》闡述「九藏」結構以及「三部九候」診療時顯然引用了《河圖洛書》的數字哲學對應，而且強調：「此上帝所祕，先師傳之也。」

《六節藏象論》：「帝曰：余已聞天度矣，願聞氣數何以合之？岐伯曰：天以六六為節，地以九九制會（六與九都是六爻的極點）；天有十日，日六竟而周甲，甲六復而終歲，三百六十日法也。夫自古通天者，生之本，本於陰陽。其氣九州、九竅，皆通乎天氣，故其生五，其氣三，三而成天，三而成地，三而成人，三而三之，合則為九，九分為九野，九野為九藏，故形藏四，神藏五，合為九藏以應之也。」

《三部九候論》：「岐伯曰：天地之至數，始於一，終於九焉。一者天，二者地，三者人，因而三之，三三者九，以應九野。故人有三部，部有三候，以決死生，以處百病，以調虛實，而除邪疾（老子的一二三）。」

《生氣通天論》：「通天者生之本，本於陰陽。」、「故其生五，其氣三」，就是「5」與「3」，「三而成天，三而成地，三而成人」。換一個說法，就是「三螺旋」生成一切。

朱熹哲學即理學導致的中華文明倒退早被批判，他所依據傳播的《河圖洛書》是不是正版？遺漏了什麼？漢代以前認為河圖與兩條巨龍有關。

《河圖挺佐輔》說黃帝曾夢見兩條巨龍叫「錄圖」。《墨子‧非攻》中「河出綠圖」，就是「河出籙圖」，「綠」、「籙」借字指符籙之圖。朱熹派門徒蔡季通遠赴彝區蜀地訪得三幅圖，蔡季只給了朱熹兩幅，沒有給《太極圖》；而古彝文文獻《玄通大書》列有多幅「太極圖」圖像，古彝文寫作「宇宙」。《玄通大書》「太極圖」所畫的正是兩條迴環盤繞的龍，其實就是伏羲女媧糾纏圖。這張圖資訊量極大，除了基因螺旋，上為日、下

為月、背景群星（陰陽五行），頭部的圓形是對於太陽運動週期的描繪，而尾部的圓形是對於月亮運動週期的描繪；背景星星，就是《河圖洛書》中的「圈圈」。神奇的是男女二人各拿規、尺，明確表達用幾何與數學進行描述的想法。更有人認為這是發起歐洲啟蒙運動與科學革命的神祕組織「共濟會」的標識來源。圓規曲尺對繁亂的星象整理出次序與規律並用數字記錄描繪出來，人類的一切科學都是源自數學和天文學。從無序中尋找有序，就是對世界運動規律的探索，它的直接應用就是天文曆法。1983 年，聯合國教科文組織的雜誌《國際社會科學》以「化生萬物」為名，在首頁插圖上刊登了一幅伏羲女媧交尾圖。生物學家說伏羲女媧圖是 DNA 雙螺旋；量子力學家解析為量子糾纏，因為量子糾纏也是這樣一個螺旋結。螺旋反映了伏羲女媧的天文學理論：「玄之又玄，眾妙之門。」用哲學的語言說：螺旋式上升是宇宙的基本規律。

「河出圖，洛出書，聖人則之。」「聖人則之」很清晰，遠古領袖因此能以數學描述理解世界，特別是人這類生物體生存的「環境」和「空間」，主要是天和地（反過來講，能理解描述環境並指導人類生存發展當然是「聖人」）。「河出圖，洛出書」的神話傳說是馬與龜，真實的資訊只有「河」與「洛」。「河」、「洛」是地理概念，也可以理解為「聖人」在河洛地區觀天象察地理，歸納為《河圖洛書》。「河」與「洛」的交會之處在洛陽附近，洛河清而黃河濁，清水入黃必然激盪成「陰陽漩渦」，因此歸納出《太極圖》也很正常。這就把上游動能不足時偏靜態的「涇渭分明」、「陰陽對立」升級為「陰陽融合」或「陰陽漩渦」。「洛書」之意，其實就是「脈絡圖」。由「脈絡圖」推演出八卦，二圖一旋轉，就產生了太極圖。

朱熹得到的圖只有《河圖》與《洛書》，沒有河洛融合的漩渦圖《太極圖》。因此《周易正義》能夠「正」出陰陽對立的「存天理，滅人慾」理念。中國古代的儒學者偏「文科」，缺乏數學體驗與邏輯思維，把一體的

《河圖》、《洛書》、《太極圖》割裂，越說越玄虛。「玄虛」本來是陰陽激盪融合的形象描述，說不清道不明，就成了江湖騙子。直到明末清初方以智才能重新為《周易》「正義」，提煉出「所以」為「∴」，並闡述於《東西均》，恰恰因為方以智是數學家和物理學家。所謂科學，本質上就是一套觀測世界、認識世界的方法論，並人為發明了一套邏輯嚴謹的語言來描述所觀察並認識到的世界，這套語言就是所謂數學與邏輯。正如萊布尼茲（Gottfried Wilhelm Leibniz）與黑格爾（Hegel）的爭論，數學與哲學描述「人」與「生存環境」（天＋地）雖方法有異，最終必然統一。

萊布尼茲指出：「《易經》就是變易之書。」、「蘊藏在六十四卦中的『哲學祕密』」、「恰恰是二進位制算術」、「陰爻『一一』就是 0，陽爻『一』就是 1。這個算術提供了計算千變萬化數目的最簡便的方式。」我本人推測黑格爾的哲學基石是邏輯與辯證法。如果把「老子」、「道」按照廣東話發音（接近古漢語），就是 logic、dialectics，可能德語的發音更接近。

其實牛頓（Isaac Newton）、培根（Bacon）、伏爾泰（Voltaire）、萊布尼茲等人都源自近代歐洲的祕密修道學社，如薔薇十字、金色玫瑰等（演變為光明會、共濟會）。他們所修煉的術是鍊金術，而道就是所謂「喀巴拉」、「赫爾墨斯」等（祕不外傳）。可查到的資料來自 1908 年美國芝加哥「瑜伽學會」出版的一本奇書《祕典卡巴萊恩》（*The Kybalion*）。作者自稱「Three Initiates」，initiate 的名詞翻譯是開始、初始、啟動。如果理解《周易》或者《道德經》，「Three Initiates」的真實意思就是「三元」或者「三螺旋」。在《祕典卡巴萊恩》中，作者介紹了赫米斯主義的七大神祕原理，書中說：「真理的原理是七項，懂得這些原理的人，將擁有一把神奇的鑰匙，觸及廟堂的所有門都會自動旋開。」《祕典卡巴萊恩》和《周易》哲學原理驚人地相似，《祕典卡巴萊恩》的「萬有」就是老子的「道」：在宇宙時間、空間和變化之下，將發現固有的真實本源的真理，固有的

真實本源，法真正替它命名，但聰明的人叫它『萬有』。萬物存在於萬有之中，同樣的，萬有也存在於萬物之中。對於真正領會這個真理的人，他已經獲得大智。老子說的「有物混成，先天地生。寂兮寥兮，獨立而不改，周行而不殆，可以為天地母。吾不知其名，強字之日道，強為之名日大。」莊子說「道」在瓦礫與大糞，因為「萬有」存在於萬物之中。誰要真的相信牛頓看到蘋果不落就想出了「萬有引力」，那他就是真的傻子。和《周易》不同的是，《祕典卡巴萊恩》找不到來源。赫米斯（Hermes Trismegistus）號稱是古埃及智慧之神，傳說他是巫術、占星術、鍊金術等大師，但沒有任何文字紀錄。

《祕典卡巴萊恩》的七大原理之「極性原理」、「因果原理」，倒是剛好可以闡述《周易》的陰中有陽、陽中有陰的〈泰否〉以及收尾的〈既濟〉與〈未濟〉。「理解這個原理的人，已抓住了力量的權杖。」、「每一種事物都是雙重的，都有兩極，都有相互對立的兩面；喜歡和不喜歡是一樣的，對立的事物本質上是一樣的，只是程度不同；極端的兩面總是相連，所有的真理都只是一半正確，所有看似矛盾的說法都可以調和。」例如：熱和冷，雖然是「對立」的，但事實上是同一事物，不同只在於同一事物的不同程度。溫度計「熱」的終點就是「冷」的開始！沒有絕對的「熱」和「冷」，兩個詞只是反映了同一事物的不同程度，而「同一事物」表現為「熱」和「冷」，只是不同的振動頻率的變化而已。因此，「熱」和「冷」只是我們稱之為「熱」的事物的「兩極」。同樣的原理展現在「光明和黑暗」、「有和無」、「雌與雄」、「黑和白」、「動與靜」、「高和低」、「為和無為」之間。也展現在人類的心理感受，如「愛和恨」。「極性原理」強調同一事物的兩極可以轉換，即「極性化藝術」，其實就是「易」。「成功者的武器是轉化，而不是自以為是的否定。」心理轉化就是古代神祕作品中大量論及的「魔法」。古代神祕大師修煉的祕術「魔法」，倒是很吻合周文王

在羑里的「修煉」。「心理」（就像金屬和元素一樣）是可以轉化的，從一種狀態到另一種狀態；從一種層級到另一種層級；從一種境界到另一種境界；從一種極性到另一種極性；從一種波到另一種波。真正的赫米斯（神祕）的轉化是一種心理藝術。不僅個人自身的心理狀態可以改變或轉化，而且別人的心理狀態也可以以相同的方式改變或轉化，通常是無意識的，被領會的人有意識地轉化利用，這就是姜子牙的「天下人心」。高層級的大師們控制著他們的情緒、性格、特質和力量，也控制他們周圍的環境，他們主動去玩生活的遊戲（Play The Game of Life），而不是被他人的意志和環境所操控和改動；他們運用原理遵循更高層級的因果律，但他們主動去控制他們自己的因與果。

「道生一，一生二，二生三，三生萬物」就是陰陽兩爻。陰陽模擬男女，是對「人」的基本認知，擴展到生命的興衰、生死、善惡等；再擴展到對「地」的認知，地是人生活的環境總稱，包括黑白、冷暖等。最基礎和初始的陰陽就是男女生殖器，象形就是六爻的「一」與「二」（豎著），很早期的「二」就寫成更象形的「八」。因此無論《河圖洛書》、陰陽，還是八卦與六十四卦，本身並不神祕，是完全的對「天、地、人」三寶即三個中心的唯物主義認知。後人覺得神祕，一是唯物主義系統論的認知確實揭示了內在規律，用此「道」確實可以解釋或預測天地人的發展規律，似乎可以預測算命；二是後世過於強調天的文明，把「天」擬人化，形成宗教崇拜，典型的就是商與《聖經》文明體系對上帝絕對性與決定性的強調，以及對「人性」有所好的片面認知與洗腦強化，信神得福（老子特地強調天道沒有「人性」，以萬物為「沒區別的芻狗」）；三是後世學者自身不具備系統論的全面知識，或者自身認識論上背離了系統論，三人觀象形成了儒、法、道之類，其中又有一脈片面認知數學遊戲，衍生出數理派，類似畢達哥拉斯（Pythagoras），片面信仰「數」就是神祕宇宙。神祕

主義與道德價值主義都不是完整客觀的《周易》，只是樹之一葉。

《素問・生氣通天論》：「聖人陳陰陽，筋脈和同，骨髓堅固，氣血皆從。如是則內外調和，邪不能害，耳目聰明，氣立如故……凡陰陽之要，陽密乃固，兩者不和，若春無秋，若冬無夏，因而和之，是謂聖度。故陽強不能密，陰氣乃絕，陰平陽祕，精神乃治，陰陽離決，精氣乃絕。」

孔子曰：「天地設位，而易行乎其中。」（出自《繫辭上傳》），人與生命（人）、物質元素與量子（地）、宇宙（天），這三者都與《易經》揭示的規律吻合，包括社會規律。

「道法自然」就是基因科學、量子物理科學以及社會學都共同遵循的「三螺旋」規律。人類也許領悟過自然宇宙的本質，但後來卻遺失了。現代科技使用先進的科學方法去重新發現失落的古代智慧。「知其然，而不知其所以然」，「所以」就是方以智提出的「∴」、「三點」論。方以智把世界的本質總結為三點論三螺旋，他還用了一個概念「輪」，可以理解為宇宙由各種圓與旋轉構成穩定。「貫、泯、隨之徵乎交、輪、𡐛也，所以反覆圓∴。」、「大一分為天地，奇生偶而兩中參，蓋一不住一而二即一者也。圓∴之上統左右而交輪之。」、「輪有三輪，界圓而裁成之：有平輪，有直輪，有橫輪。三者拱架而六合圓矣，象限方矣，二至、二分、四立見矣。如渾天球，平盤四橋；如交午木，一縱一橫。南北直輪，立極而相交；東西衡輪，旋轉而不息。」、「物物皆自為輪。直者直輪，橫者橫輪，曲者曲輪。」包括天體的形狀與運動、人體與社會的各種循環往復等。天人合一是人身成為天地的一部分，小旋轉成為大旋轉的一部分。

在《黃帝內經》的「天元紀」中，鬼臾區說：「夫變化之為用也，在天為玄，在人為道，在地為化，化生五味，道生智，玄生神。」這是對三螺旋的最高表述。

二、「態」的平衡與演變規律

岐伯說：「夫道者，上知天文，下知地理，中知人事，可以長久，此之謂也。」當個中醫容易嗎？看著姜子牙、鬼谷子、諸葛亮、劉伯溫吧！與《易經》的邏輯一樣，要想維護好社會政權組織，要懂得「天、地、人」，要維護好個體生命組織與大眾生命組織，要理解運用「人、環境、基因」的三螺旋。陰陽指的是太陽系中的太陽與月亮；五行指的是太陽系中的金星、木星、水星、火星和土星五個行星。天對地和人的影響就是五運六氣，「氣」的概念很神祕，指宇宙能量（後文詳述）。在地面上被形象描述為六氣：風、火、暑、溼、燥、寒。天之六氣生萬物亦害萬物，害因太過（這個理論《陰符經》闡述得更清楚）。過了都會造成萬物不能正常生、長、壯、老、死，因此要平衡。基因是「天生」的，源自「天」，靜態上無法更改。但是，天生基因只是「天」的一部分，後文將詳細論述來自天的另一種五行生命「藏」（類似靈魂）。就是《黃帝內經》「天元紀」記載的「布氣真靈」的「真靈」。所以《素問‧寶命全形論》說：「夫人生於地，懸命於天，天地合氣，命之曰人。」、「陰陽者，天地之道也，萬物之綱紀，變化之父母，生殺之本始，神明之府也。」

中醫與《易經》關注的都是「態」，指態的平衡與演變規律。陰陽平衡就是系統平衡，「陰平陽祕」就是健康的「態」。陰陽是一種認知上的劃分與命名，只是闡述工具，目的是「系統平衡」，這才是中醫的「核心」。如果用其他符號或者語言講清楚「系統平衡」，可以忽略掉陰陽。霍金（Stephen Hawking）就把它描述為：「＋1」＋「－1」＝「0」。「0」不就是宇宙起源不分陰陽的「混沌」嗎？人為了測量闡述人為劃分「測不準」的「0」，「宇宙即我心」說的就是這個道理。《黃帝內經》和《易經》將這個「0」描述為「元」；鬼谷子及道家描述為「丸」；佛學與印度描述為「輪」。

世上萬物只有旋轉運動的「圓」才是穩定。人的生理解剖不「圓」，但是生命週期、循環週期都構成「圓」，後文的「藏」生命更是一個圓球形態的網狀結構；任何理論必須「自圓其說」才能成立，這個「圓」就是邏輯。

《素問·生氣通天論》說的最佳狀態是：「陰平陽祕，精神乃治，陰陽離決，精氣乃絕。」《傷寒雜病論》說失衡致病態的基本規律是各種「陰陽變易，人變病焉」。「冬至之後，一陽爻升，一陰爻降也。夏至之後，一陽爻下，一陰爻上也。斯則冬夏二到，陰陽會也，春秋二分，陰陽離也。陰陽變易，人變病焉。」這句話就是提示各種六爻之變的拐點、節點。老子解釋說：「萬物負陰而抱陽，故偏陰偏陽謂之疾。」中醫治病的法則就是調節風、火、暑、溼、燥、寒，清熱解毒、溫陽祛寒、鎮肝熄風、除溼利水、滋陰潤燥等要表達的就是這個意思，但是應當換一種描述才能恢復邏輯。

以上文字，用現代語言描述：中醫是系統論、平衡論。中醫人體是藏和象的雙結構生命，各種環與對稱構成區塊鏈網路圓球（後文在中醫的生命結構部分會論述）。《黃帝內經》認為人就是一個平臺組織，不僅有五藏經絡還有生理解剖組織，無數的菌、病毒也是必不可少，想少也做不到的一部分。病毒、細菌與人類共生共進化，甚至病毒是來自天（太空）的地球主人，萬物包括人只是病毒來到「地」，並利用「地」製造的進化產物與平臺。病毒就是太空合成的 DNA、RNA，就是人的祖先。《黃帝內經》稱為「元」、「天元」。「病毒」只是恐懼，只是無知的命名。所以，「病毒」無時無刻不在永恆地來，也永遠殺不死殺不掉。它與細胞合一，已經是人體的一部分，能殺死的只是細胞。所以，《黃帝內經》、《傷寒雜病論》不會去研究消滅病毒，只研究如何保持平臺的活力與系統的平衡。中醫眼中無病，病為無知而妄為；病症咳嗽之類更不是病，只是系統失衡的指標（生產線壞了的一種警報），所以治「症」的方法都是

錯的。「藥」的本義，是「草＋樂」，就是好吃的蔬菜和野菜。中「藥」的終極定位不是決定生死，而是讓人健康快樂地活著，是提升生命品質。

《說文解字》：「醫，治病工也。殹，惡姿也。醫之性得酒而使。」「惡姿」就是不舒服、不健康、不平衡的狀態。醫者從人的生活狀態和工作狀態都要介入，特別是「心態」。所謂「上醫醫未病之病，中醫醫欲病之病，下醫醫已病之病」，上、中、下都是「態」，而「病」字中的「丙」，就是甲、乙之後的第三狀態，原意是種子經過破殼、發芽的階段，逐漸長開了。

以筆者醫治痛風為例，中醫認為脾主溼，胃主燥，脾胃相表裡，脾之溼與胃之燥相互剋制，燥溼平衡時脾胃健康，而溼過多時胃燥變弱，胃的消化能力就會變弱而導致大便稀溏不成形。當胃的燥氣加重就會使脾溼減少，消化強但不能吸收，導致大便硬結難下。如果描述為某方與某法結合可以加強胃燥氣並降低脾的溼氣，是不是就很合邏輯了？如果脾之溼過度，人就會得痛風。如果按照西醫的辦法歸入嘌呤高的病，用藥降低嘌呤濃度，減少高嘌呤食物，一輩子也治不好痛風。必須痛苦地終生服藥禁食，而且不可逆地加重，最終堵塞腎臟。李世民與袁世凱都是 50 多歲死於痛風導致的腎臟堵塞尿毒症，然而忽必烈也得了痛風卻因為醫治得法活到 80 多歲。中醫認為，痛風是「脾溼」病。食物為外因為輔，「思傷脾」是內因和主因。李世民、忽必烈、袁世凱都是靠權謀稱帝，思慮過重而傷脾。因此，忽必烈執政以「寬」、「簡」為特點，也是為了治病（他的治法還包括發明涮羊肉、長白山魚皮靴、木瓜湯等，綜合地全面改變工作和生活狀態）。我曾有十年嚴重痛風史，正是按照這個理論，去思護脾，常走健脾而治癒。當時，我突然改變習慣，白天常打高爾夫為了有樂趣地走路健脾；晚上常打麻將有樂趣地避免思慮工作，這都好理解，「藥」（藥）就是「樂」草嗎，為什麼良藥就得「苦」？最有意

思的從不抽菸的我突然抽菸，幾乎人人反對，實際上我運用的是菸草的「溫燥」去溼，同時「肺腸表裡」、「肺腸同治」。中醫辨證玄妙，但運用必須精細（看似簡單）。因為「不知」導致病，因此與其買藥，不如買書；盡量減少無知，自然少病。知識與邏輯是最好的藥。

中國飲食豐富，源自於各種養生方，就如「涮羊肉」本是痛風藥，溫補去寒，去嘌呤，不可喝湯。燉雞、燒鵝、烤鴨，也是有寒溫講究的。老北京人酷愛豆汁滷煮之類，這與飲食水土直接相關，但這也是導致北京多胖小孩和大胖子的原因：下水不暢。當年我為了替自己治痛風，查歷史案例資料，發現中國古代痛風案例集中於北京，少量在西安，應該有人研究下風土病，更有指導意義。中國肺癌發病率最高的是東北地區，顯然和吸菸及汽車尾氣低相關。是因為寒冷有門窗關閉的地理環境與生活方式所致，即「態」。東北地區冬季的炕與婦女封閉炒菜的油煙是兩要素。「除病」就得增加室外活動，常開窗。對於東北地區婦女而言，抽油煙機與空氣清淨機就是最偉大的「藥」。新加坡很熱，所以也不怕「風寒」型的肺炎，但是怕「暑」，所以李光耀說：空調是世界上最偉大的發明。研究病，絕不能離開「天地」之氣，就是這個意思。

《黃帝內經》裡關於以關節疼痛為主證的「痺證」，分了三大類五小類，多達五十餘種。《素問・痺論篇》：「風寒溼三氣雜至，合而為痺也。其風氣勝者為行痺，寒氣勝者為痛痺，溼氣勝者為著痺也。」「以冬遇此者為骨痺，以春遇此者為筋痺，以夏遇此者為脈痺，以至陰遇此者為筋痺，以秋遇此者為皮痺。」痛風只是一種而已，張仲景一個專門研究，叫「歷節」。

「所謂痺者，各以其時重感於風寒溼之氣也。」、「不與風寒溼氣合，故不為痺。」、「痛者，寒氣多也，有寒，故痛也。」、「凡痺之類，逢寒則蟲，逢熱則縱。」、「病在骨，骨重不可舉，骨髓痠痛，寒氣至，名曰

骨痹。」說明骨痹部位在骨和關節。在張仲景理論體系裡，身是身，體是體，疼是疼，痛是痛；身是全身的皮膚、肌肉，體是全身的骨節，疼是皮膚肌肉的疼，痛是連著骨頭的痛。《黃帝內經》沒有方藥治療痛風，主要用針灸。《素問·氣穴論》：「積寒留舍，營衛不居，卷肉縮筋，肋肘不得伸，內為骨痹，外為不仁，命曰不足，大寒留於溪谷也。」《靈樞·官針》：「八曰短刺，短刺者，刺骨痹，稍搖而深之，致針骨所，以上下摩骨也。」三痹各有所勝，如果用藥用勝者為主。《痹論》說：「溼氣勝者為著痹。」溼性濡漬，故局部多汗濡溼；溼性黏膩，故病程纏綿不易速癒，溼為陰邪故患處喜暖惡冷，陰雨天加重，舌苔白或白厚而膩，脈象可見滑、濡、沉、弦、遲緩等；著痹為溼邪偏勝所致，治法當然應以祛溼（化溼、利溼）為主。但還有風寒之邪與之雜至，故疏風、散寒之法，亦要同用。「脾健溼邪可去，氣旺頑麻自除。」治療著痹重在健脾，這是《素問》的建議。《素問》提到過病名「酒風」。「治之以澤瀉，術各十分，麋銜五分，合以三指撮為後飯。」這個方就是祛溼的。澤瀉尤長於行水，專能通行小便。張仲景八味丸也用澤瀉，取其瀉腎邪。《神農本草經·上經》記載了一些治風溼痹的藥物：薇銜、蔓椒、天雄等。薇銜也叫鹿啣草，鹿有疾銜此草（麋銜）；麋銜乃《素問》所用治風病自汗藥，而後世不知用之；蔓椒就是兩面針；天雄乃種附子而生出或變出，其形長而不生子，故曰天雄。

　　《黃帝內經》提到了「酒風」卻沒有提到「歷節」，張仲景首先在《金匱要略》中將其定義為獨立疾病。歷節就是痛風，又名白虎風。其痛如虎齧，常半夜寅時發病，晝輕而夜重，故又稱「白虎歷節」。天曉前為寅時，寅屬虎，是根據發病時間命名。「歷節者，遇節皆痛也。」歷節外在病位：筋骨、關節，而且遍歷全身多個關節，此即「歷節」。歷節病病程長，易反覆發作，又無特殊療法，屬全身性疾患。《金匱要略》、《諸病源候論·歷節風候》云：「歷節風之狀，短氣，白汗出，歷節疼痛不可忍，

屈伸不得是也。由飲酒腠理開，汗出當風所致也。亦有血氣虛，受風邪而得之者。風歷關節，與血氣相搏交攻，故疼痛。血氣虛，則汗也。風冷搏於筋，則不可屈伸，為歷節風也。」張仲景認為歷節病內因為肝腎精血不足，外因為風邪。「少陰脈浮而弱，弱則血不足，浮則為風，風血相搏，即疼痛如掣。」少陰脈弱為腎陰血不足內因，血氣虛即易感外邪。此處外因只提到風邪，沒言及它邪，強調風傷血。「盛人脈澀小，短氣，自汗出，歷節痛，不可屈伸，此皆飲酒汗出當風所致。」盛人強壯並脈澀小為精血不足於內，長期飲酒並腠理開洩，感受風邪發病。

〈中風歷節病〉中有「諸肢節疼痛，身體魁羸，腳腫如脫，頭眩短氣，溫溫欲吐，桂枝芍藥知母湯主之。」也有「病歷節不可屈伸，疼痛，烏頭湯主之。」

糖尿病與痛風，中醫認為患者都是脾虛和寒溼為主。現代醫學對這兩種疾病發病機理尚未完全掌握，因此只能「治表」：控制血糖與血嘌呤指標。從已有的醫學研究中我們可以發現：

（1）血糖、嘌呤都不是絕對的「垃圾」，分別是人體的主要能量來源（燃料）與蛋白質生成的原料。從元素分析角度來看，是「好」東西，為什麼要用藥控制呢？

（2）血糖高和嘌呤高都是「假」高，實際是不足。糖尿病人不能把血糖有效用於四肢才會厥冷；痛風病人不能把嘌呤有效用於腦、骨髓等深層組織反而滯留在關節、腎臟。實際上就是「脾藏」的「運化」功能不足，對應往往是三焦的「激素紊亂」。

（3）血糖、嘌呤的代謝都與肝臟與腎臟高度相關，最終也會危害這兩個臟器。腎衰竭、腎臟堵死往往是致死原因。

（4）血糖、嘌呤都涉及「補救合成」，即將人體一部分分解加以利用，再合成血糖、嘌呤。肝糖消耗完細胞將分解脂肪來供應能量。人腦

和神經細胞必須由糖來維持生存，必要時人體將分泌激素，把肌肉、皮膚甚至臟器摧毀，將其中蛋白質轉化為糖，以維持生存。難民個個骨瘦如柴就是這個原因。肝是體內從頭合成嘌呤核苷酸的主要器官，嘌呤不足時補救原料仍然是蛋白質。嘌呤補救合成是在體內某些組織器官內完成的，例如腦、骨髓等由於缺乏只能透過腺苷激酶催化合成，外源性尿酸占 20%，而內源性尿酸占 80%。

（5）血糖、嘌呤高低人體本身都能正常調節，調節失效加上惡性循環是兩病的病因。由於胰島素相對或絕對缺乏，體內葡萄糖不能被利用，蛋白質和脂肪消耗增多，從而導致乏力、體重減輕的症狀；為了補償糖分要多進食；這就有了糖尿病典型的「三多一少」症狀，即多飲、多食、多尿和體重減輕。糖尿病患者的多飲、多尿症狀與病情的嚴重程度成正比。另外，患者吃得越多，血糖就越高，尿中失糖也越多，飢餓感就越厲害，因此會導致惡性循環。痛風患者腦與骨髓越缺少嘌呤，就越會多分解蛋白質及多攝取嘌呤，但還是不能轉化，更增加尿酸濃度，加大排尿量，又減少嘌呤，也是惡性循環。

綜合以上現代醫學對兩病的認識，不難看出：第一，這兩個病症西醫確實治不好，是「不治之症」，只能終生服藥維持，最終會死於原有病因和長期服藥。第二，所有表現都對應脾藏與後文詳述的三焦（內分泌）。

綜上所述，三焦病最重要的治法是「調心」，再結合健脾。糖尿病與痛風都是可逆的。心態、生活狀態、工作狀態是三大關鍵因素。張仲景《傷寒雜病論》中提到的四逆湯和四逆散對病症的調理都是可逆的，只有四君子湯才是治本之方。

三、「六經辨證」的基本邏輯

　　西醫過度盯著生理解剖與微生物或病毒入侵研究疾病；中醫似乎又特別花篇幅闡述「外環境」的作用，本質上關注點仍然是「基因、環境和生物體」三螺旋。特別是中醫的「藏」與「象」雙生命結構生命理論認為，藏生命自身具備很強的調節平衡、控制生理解剖系統的能力，因此反而在論病時把目標定在內平衡，而把防範、醫治重點放在外環境，就是治未病，迫不得已才使用針灸與湯藥，而湯藥的選材與組合依據仍然回到外環境邏輯中。

　　中醫將雙結構生命系統與外環境的交換分為「表與裡」（陰陽）。按照六爻層層深入（三陰三陽）。人與外環境交流有三個直接通道：肺與鼻，口與胃、腸、肛門、尿道，表皮；中醫說的「表」，就是這三個通道，不只是表皮（皮膚與腠理）。《傷寒雜病論》中「太陽病」即「表陽證」的象徵是「脈浮，頭項強痛而惡寒」。無論什麼名字的病，只要有「脈浮，頭項強痛而惡寒」就可以診斷為「太陽病」，按太陽病治療肯定有效。太陽代表手足太陽經，包括肺、膀胱、小腸等臟腑，是人體表的第一個層次，也是邪氣進入身體的第一道大門。任何邪氣（最常見的是風寒）侵入必經太陽門，這個門由陽氣所控，陽氣足門才能正常地開關。比如，感冒發燒是一種常見的太陽表症，正邪爭鬥表現為感冒的症狀：頭痛、流鼻涕、發燒等，這些是「症狀」，不是「病」本身。因為病在表、邪不盛，此時正是驅邪外出的最佳時機。治療太陽病，發汗和喝水撒尿是最重要的方法。發汗撒尿肯定殺不了病毒，但通道開啟，放出邪氣（當然可以用濃度稀釋解釋）；治太陽病，扶陽也是為了解表發汗，因為發汗需要陽氣助力：汗洩傷了「津」，因此要補雞湯。冬寒之際，肺病易發，特別是在溼寒陰冷地區。由於寒冷人的表皮自動關閉，不出汗也增加肺鼻與尿道腸

道負擔。因此冬寒肺炎的治法反而是透過環境升溫打開表皮降低肺鼻的負擔；同時以熱呼呼的湯湯水水降低胃腸負擔而且能由內發汗。

張仲景的「六經辨證」也是後世眾說紛紜講不清楚的又一個疑難。要理解《傷寒雜病論》的「六經辨證」和望、聞、問、切。除了「六爻」漸進週期，還必須理解《周易》算命預測的基本邏輯：「貞內悔外」。

望、聞、問、切是中醫的診斷四法，脈診只是其中之一，不必傳得太離奇古怪。排在第一位的是病和證的辨識，如果出現明顯脈證不符的現象，更多的是「捨脈從證」。《傷寒雜病論》的「六經辨證」的六類條目定義，就是「望、聞、問、切」的結果歸納。由四類外象互相驗證而診斷六類身體內部疾病方法，顯然與抽血測指標沒有本質區別（技術上）；區別是如果只是單純的根據指標斷病，顯然錯漏了地區、人種、強弱、職業等因素，肯定不客觀。因此，應當堅持至少四條路徑互相驗證的系統方法，改進甚至替換古代因為技術裝置落後的檢驗方法，這是邏輯成立的，而且是必須的。中醫在科技如此落後的古代已經把哲學與自然藥接近發揮到了極限，現代科技必然能夠大大提升中醫的診治水準。但即使《黃帝內經》與《傷寒雜病論》的診脈方法也不一樣。《素問》的「上中下三部九候論法」更複雜、《傷寒雜病論》尺膚診法、人迎、寸口診法等做的是減法。忽視檢測科技把脈診細化到 28 種實在是事倍功半。引用現代檢測科技要堅持多項驗證、個體辨證，杜絕指標即是病的荒謬之法，不可以讓體檢成為恐嚇斂財的手段。中醫的復興與回歸，是生命哲學，絕不是排斥現代科技。恰恰相反，在哲學的指引下，中醫應當勇於引進現代科技。比如，隨著檢測方法與技術的進步，在多路徑互相驗證思想指導下，完全可以對望、聞、問、切進行革新；在機器人技術與數位成像技術進步的基礎上，針灸完全可以實現智慧化與精準化等。對重要的藥性，應當智慧化精準檢測，而不是依靠經驗。

張仲景六脈按表裡、快慢結合寒熱劃分最基本的「浮、沉、遲、數、強、弱」。基於不變，據變分病。真正的脈學是掌握住浮沉遲數四大基本的脈，了解脈搏的強弱傳達的訊息，結合前三診病人症狀組合的辨證，綜合判斷就足夠了。他將脈象歸納為浮、芤、洪、滑、數、促、弦、緊、沉、伏、革、實、微、澀、細、軟、弱、虛、散、緩、遲、結、代、動 24 種，並對每種脈象均作了具體描述。《脈經》闡述脈象 24 種，後世的脈學著作，可以說都是在《脈經》基礎上的發展。據說 28 部脈各代表一類疾病，很像現代西醫學的思考方式。因其思考方式在國外很被認同，對國外醫學的發展有一定貢獻。西元 11 世紀時，阿拉伯偉大醫學家阿維森納（Avicenna）的《醫典》（The Canon of Medicine）的切脈部分，基本引用了《脈經》的內容。波蘭人卜彌格（Michał Boym）把《脈經》譯成拉丁文，於西元 1666 年出版。特別是 18 世紀英國的著名醫學家弗洛耶（John Floyer），因受《脈經》的影響而研究脈學，發明了切脈時的脈搏計數表，編著了《醫生診脈的表》（The Physician's Pulse-watch），於西元 1707 年出版。

要堅持的「六經辨證」的邏輯其實就是《周易》的「貞內悔外」。「貞內悔外」就是區分「不變與變」六經辨證的指引。「六爻週期」和「貞內悔外」就是各種易經算命的「預測法」，本身並不神祕，也很「科學」。「初九、九二、九三、九四、九五、上九」這六個詞是序數詞，是六爻自下而上分六層運動週期。以人生為例也分為六個階段：童年、少年、青年、壯年、盛年、暮年。童年的特點是玩樂；少年的特點是學習；青年的特點適應社會；壯年的特點是打拚事業；盛年的特點是事業有成；暮年的特點是享受成果。六個序數詞後面的爻辭，就類似於對各個階段的描述。卦名是主題，六爻自始而終，把主題分為演變發展的六個遞增或遞減階段，類似人的生命週期的六個階段，而且不可逆地遞進。卦畫下為

內不變，上為外可變，占卜基於上變。「貞內悔外」就是卦畫的下半作為固定成本，上半作為變動成本，考核或預測主要看外或上。最後得出卦畫與主題詞，相當於遺像和蓋棺評定。

有一種水生動物完美地展現了「六爻」生命週期，因此成為名品，就是「鰻魚」。中醫文件中記載牠為神藥，能治癒肺結核之類當時的絕症。鰻魚是魚，卻無鱗似蛇，生活於鹹淡水兩種水交界清潔、無汙染的水域，可以說此魚是世界上最純淨的水中生物。鰻魚體內含有一種很稀有的西河洛克蛋白，能強精壯腎。這麼好的食材和藥材，鰻魚苗卻不能用人工培育，成鰻必須回到幾千公里以外遠海深海產卵，和鱒魚、鮭魚由海洋回河川產卵正好相反。其生命史恰好分為六個不同階段，體型及體色都有很大的改變：

卵期：位於深海產卵地。一生只產一次卵，產卵後就死亡。

柳葉鰻：在大洋隨洋流長距離漂游，此時身體扁平透明，薄如柳葉。

玻璃鰻：在接近沿岸水域時，身體轉變成流線型而且透明。

鰻線：進入淡水時，開始出現黑色素，此時人類才可以捕捉鰻苗。

黃鰻：在河川的成長期間，魚腹部呈現黃色。

銀鰻：成熟時，轉變成銀白色。

把「六爻」判斷與預測邏輯用到看病中，就是張仲景的「望、聞、問、切」和「六經辨證」。先收集四類外在表象要點，基於日常健康的標準定個基準，再找出四類指標的變動，最後把變動要點對照六經，就是由表及裡的六個階段，得出是哪類病，並進行預測。扁鵲對蔡桓公說的就是此意。單個六爻週期不可逆，但是系統的多個六爻可以互相影響。六爻週期的節點也可以阻斷，演變速度也可以延緩，比如人的六階段生命週期不可逆，但是不良的習慣使得週期縮短，《黃帝內經》說的「盡天年」就是要恢復過完「天年」（看似延長，長壽不是增加，而是減少）。

　　前文已述「六爻」的程序是必然的，而人為破壞的程序是可以逆轉的。這就是老子說的「聖人病病，是以不病」。比如人的長期妄作而病，本身破壞了天年的六爻程序，反向扭轉就叫「病病」。張仲景的「四逆湯」就是這個意思。基礎疾病範疇如心臟病、高血壓、糖尿病、心腦血管病、腎炎尿毒症、各種癌症等，這些病基本是三陰病，也就是太陰，少陰、厥陰病的範疇。「病入三陰生死各半」這樣的病是病人過往「不知知，病」的結果。世上沒有一種靈丹妙藥可以讓病一劑而癒，少陰經病多死症，但不是馬上就死；本非天年，可以逆轉，不逆就死。在《傷寒雜病論》中的四逆湯是治療三陰的主方；附子、甘草、乾薑合用，具有回陽救逆之功效。附子大辛大熱，溫壯元陽，破散陰寒，回陽救逆，為君藥；乾薑溫中散寒，助陽通脈，為臣藥；炙甘草益氣補中，以治虛寒之本並則調和藥性，為佐使藥。比如四肢厥逆，是比手腳冰涼更進一步的狀態，四逆至膝時手腳反而會開始發熱，但這是虛熱。四逆證病人會感覺一股涼氣沿著手腳逆著往上走，最終涼到膝關節和肘關節，一身陽氣可以說到達了最低限度。簡單來說，這是身體陽氣不夠用的一種狀態，再下去就要死人了，必須逆轉過來。需要四逆湯這樣的辛甘化陽的重劑來挽回。當然，可逆的前提是「知」，是「變心」。

　　《素問・天元紀大論》：「陰陽之氣各有多少，故曰三陰三陽也。」陰陽根據其陰氣和陽氣的多少各分為三。《傷寒雜病論》正是依據《黃帝內經》把陰陽各分為三：陰分為太陰、少陰、厥陰，陽分為太陽、陽明、少陽，此為三陰三陽之本義。《傷寒雜病論》按照作戰方式把人體從表到裡分為六道防線。這六層是按陰陽來劃分的，人體內陰外陽，三陰三陽。三陰三陽按照六爻盛衰從內往外分別是厥陰、少陰、太陰、少陽、陽明、太陽，這個方法可以認為是張仲景依據《黃帝內經》開發簡化版使用手冊。要注意的是，中醫是「對證下藥」，絕不是「對病名下藥」，與西

醫分病方法是兩個體系，最好不要嘗試把現代西醫疾病劃分套用到三陰三陽。《黃帝內經》三陰三陽的表述大概有四個方面：

一是氣化之三陰三陽，用以代表風、寒、暑、溼、燥、火六氣。如《素問·天元紀大論》：「厥陰之上，風氣主之，少陰之上，熱氣主之，太陰之上，溼氣主之，少陽之上，相火主之，陽明之上，燥氣主之，太陽之上，寒氣主之。」

二是用以研究陰陽離合規律及開闔樞等生理功能。如《素問·陰陽離合論》：「是故三陽之離合也，太陽為開，陽明為闔，少陽為樞。」、「是故三陰之離合也，太陰為開，厥陰為闔，少陰為樞。」

三是以三陰三陽指代經絡臟腑。如《靈樞·經脈篇》中，以太陽代表膀胱與小腸，陽明代表胃與大腸，少陽代表膽與三焦，太陰代表皮與肺，少陰代表腎與心，厥陰代表肝與心包絡。由於各臟腑的經絡，有由胸走手、由手走頭、由頭走足、由足走腹的不同，因此，又把各臟腑及其經絡區分為手三陰、手三陽、足三陰、足三陽。這樣，又由六演變為十二，由抽象的三陰三陽概念，演變為具體臟腑經絡的名稱。

四是熱病的三陰三陽。《素問·熱論篇》中云：「傷寒一日，巨陽受之，故頭頸痛，腰脊強。二日陽明受之，陽明主肉，其脈俠鼻絡於目，故身熱目痛而鼻乾不得臥也。三日少陽受之，少陽主膽，其脈循脅絡於耳，故胸脅痛而聾。四日太陰受之，太陰脈布胃中，絡於嗌，故腹滿而嗌乾。五日少陰受之，少陰脈貫腎絡於肺，繫舌本，故口燥舌乾而渴。六日厥陰受之，厥陰脈循陰器而絡於肝，故煩滿而囊縮。」

張仲景六經病分類（略）

「太陽之為病，脈浮，頭項強痛而惡寒。」

「陽明之為病，胃家實是也。」

「少陽之為病，口苦，咽乾，目眩也。」

「少陰之為病，脈微細，但欲寐也。」

「厥陰之為病，消渴，氣上撞心，心中痛熱，飢而不欲食，食則吐蛔，下之利不止。」

四、四時五行與五運六氣

《黃帝內經》：「陰陽者，天地之道也，萬物之綱紀，變化之父母，生殺之本始，神明之府也，治病必求於本。」

最基本的陰陽五行就是地球環境。天與地就是環境：天是日月陰陽，地是五個氣候（冬、春、夏、長夏、秋）。萬物生長靠太陽，指標是溫度，分溫、熱、涼、寒（四時）和白天黑夜的十二時辰。月亮對人的影響主要是「潮與水」：「月始生，則血氣始精，衛氣始行；月廓滿，則血氣實，肌肉堅；月廓空，則肌肉減，經絡虛，衛氣去，形獨居。」也就是說，潮起潮落、氣血盛衰的循環受月亮的盈虧消長而變化，診治疾病應結合天氣時令和月亮盈虧。《素問·離合真邪論》借用氣候變化對江河之水的影響，推論六淫邪氣對經脈氣血的影響。

陰陽在《黃帝內經》的陰陽五行中就是指影響溫度與光的「太陽」以及影響「水」流的「月亮」，並不神祕。人類的一切行為其實都是地球、太陽、月球共同引力場和氣候的產物。地球與太陽是主角（內與外），月球是配角（外），這就是「陰陽」。月球繞地球、地球繞太陽旋轉的方向都是逆時針。地球與月球實際上是互相繞著對方轉，兩個天體繞著地表以下 1,600 公里處的共同引力中心旋轉，如果用一個圖來表達，就是「太極圖」（這個旋轉的太極不是北極星，首先是太陽）。這個純粹的天文環境與術數、陰陽五行本身不相關，術數都是政治化的產物。例如「五星連珠」之類在《黃帝內經》中完全不存在。經測算，即使五大行星像拔河一

樣產生合力，其對地球的引力也只有月球的六千萬分之一。從天文學的角度來看，水星公轉一周 88 天，金星 225 天，火星 687 天，木星 4,333 天，土星 10,760 天，只要求出最小公倍數就能預測五星連珠現象的出現。古人觀測五星連珠只要經度差不超過 30 度，就容易多了。至於五星連珠星象被認為是吉瑞之兆，這都是政治需求，無關醫學。

「月球」對地球第一影響是「水」，而地球生命是基於水的系統。並且地球水體的節律運動主要決定於月球。人體有 70% 的成分是水，人體就好比一個大液體。月球的引力對人體與對海水的引力一樣，每逢新月和望月的時候，引潮力最大。引潮力是月球和太陽的合力，潮汐為地球早期水生生物走向陸地幫了大忙。沒有月球，地球自轉週期將減至 8 小時左右。地球的快速旋轉會帶來暴風，樹木不可能出現的。動物必須矮小、強大同時能忍受快速的新陳代謝才能生存。失去了月球，地球軌道的穩定性將不復存在，會出現災難性的氣候變化如乾旱、洪水、冰河氾濫等。太陽系行星中，水星與地球相似，也有較薄的大氣層和類似的地磁場，但缺少像月球的衛星，水星表面頻遭小天體轟擊，環形山星羅棋布，與月球背面極為相似。

女性月經是地球生命系統節律運動的一個縮影。《黃帝內經》稱婦女月經為月事，「三旬一下」。月經週期二十八天左右，與月亮盈虧週期十分接近。當然只有溫帶人才大致保持 28 ～ 35 天，很多生活在熱帶地區的女性代謝快，20 天左右來一次月經。其他一些動物也有月經現象，比如鼩鼱、蝙蝠、猴子，牛、馬、駱駝、豬、羊等。哺乳動物的進化越接近人，月經週期（天數）與人越相似。夜間月球引力比白天大很多，而農曆初一和十五達到最高值。婦科專家發現，女性在滿月來潮，出血量成倍，月虧比較少。所有的女性在月圓之夜，最容易動情。女性在月經來潮時體溫可上升約 0.2℃，至排卵日又再上升 0.2℃ 左右。現今都市

女性，月亮不再是唯一光源，在夜間工作和在夜間強光下工作的女性最容易月經不調。青少年女子常有「經前心境惡劣症候群」，出現焦慮、煩躁、絕望、易怒、人際矛盾加劇，以及思維和行為紊亂等症狀，有的甚至出現幻覺和妄想症狀；生理上表現為乳房脹痛、關節和肌肉痠痛、體重增加。有些女性在月經前 2 週（排卵期或黃體期）會突然發病，月經乾淨或來潮時病情會迅速緩解。此外，老年婦女在滿潮時比較平靜，退潮時會有呼吸急迫的症狀。

太陽對人體的影響中心是「溫度」與光照的白天黑夜。「溫度」在中原的表現是「四時」（也可以是五時，夏分出長夏）。張仲景在《傷寒雜病論》例第三中明確說：「夫欲候知四時正氣為病，及時行疫氣之法，皆當按斗曆占之。」原理是「四時正氣」及「時行疫氣」，透過天文學「按斗曆占之」。治病怎能玩玄的？「其傷『例第三』於四時之氣，皆能為病。以傷寒為毒者，以其最成殺厲之氣也。」、「於四時之中，一時有六氣，四六名為二十四氣也。然氣候亦有應至而不至，或有未應至而至者，或有至而太過者，皆成病氣也。但天地動靜，陰陽鼓擊者，各正一氣耳。是以彼春之暖，為夏之暑；彼秋之忿，為冬之怒。」更清晰明確「四時」到「二十四氣」，異常的狀態就是「應至而不至，或有未應至而至者，或有至而太過者，皆成病氣。」「天地動靜，陰陽鼓擊」就是天體循環的擊鼓傳花。

《素問‧六節藏象論》記載：

帝曰：平氣何如？岐伯曰：無過者也。

岐伯曰：求其至也，皆歸始春。未至而至，此謂太過，則薄所不勝，而乘所勝也，命曰氣淫不分，邪僻內生，工不能禁，至而不至，此謂不及，則所勝妄行，而所生受病，所不勝薄之也，命曰氣迫。所謂求其至者，氣至之時也。謹候其時，氣可與期，失時反候，五治不分，邪僻內生，工不能禁也。

帝曰：有不襲乎？

岐伯曰：蒼天之氣，不得無常也。氣之不襲，是謂非常，非常則變矣。

天之氣對人體也有傷害，首先是溫度對人體的影響。而體溫與環境變化的調節，內熱透過皮膚、肺、腸三「表」向外排放正是中醫養生與治病的第一因素。《黃帝內經》講的是天地氣溫之差，隨著節氣變化，差數使氣交易位。氣交的易位最明顯的變化（最顯著拐點），是大寒和大暑兩節：大寒最冷，大暑最熱。古人以冬至為過年，一年從最冷的時候開始，所以，氣交易位就以大寒節氣作為指標。如果最冷之日，不是在大寒節這一天，提前最冷為「未至而至」，「太過」；延後最冷為「至而未至」，「不及」。所以，《素問》說：「時有定位，氣無必至。」一年四時二十四節氣，溫、熱、涼、寒的秩序不會顛倒，這是氣化之常（不變）；但是，氣也會提前或延遲。

人體內平衡與天氣外環境的影響關係，週期性的季節變化對於疾病的影響，在《傷寒雜病論》中，有「四時八節」、「二十四氣」、「七十二候」決病法，在《黃帝內經》中隨處可見。「二十四氣，節有十二，中氣有十二，五日為一候，氣亦同，合有七十二候，決病生死，此須洞解之也。」節氣的「氣」和中醫理論的「氣」是同源的。節氣說明氣有節，即是竹節的意思，象形一節一節的拐點；也是節制的要求（過節至少在中醫來說是節制而不是縱慾）。二十四節氣分別對人的不同影響作用可以分六種：風、火、暑、溼、燥、寒，致病就叫「六淫」。《黃帝內經》：「夫百病之始生也，皆生於風火暑溼燥寒。」節氣就是提醒此時此刻的養生注意事項。

風：立春、雨水、驚蟄、春分。

火：清明、穀雨、立夏、小滿。

暑：芒種、夏至、小暑、大暑。

溼：立秋、處暑、白露、秋分。

燥：寒露、霜降、立冬、小雪。

寒：大雪、冬至、小寒、大寒。

《素問·四氣調神大論》摘要：

春三月，此謂發陳。天地俱生，萬物以榮，夜臥早起，廣步於庭，被髮緩形，以使志生，生而勿殺，予而勿奪，賞而勿罰，此春氣之應，養生之道也；逆之則傷肝，夏為寒變，奉長者少。

夏三月，此為蕃秀。天地氣交，萬物華實，夜臥早起，無厭於日，使志勿怒，使華英成秀，使氣得洩，若所愛在外，此夏氣之應，養長之道也；逆之則傷心，秋為痎瘧，奉收者少，冬至重病。

秋三月，此謂容平。天氣以急，地氣以明，早臥早起，與雞俱興，使志安寧，以緩秋刑，收斂神氣，使秋氣平，無外其志，使肺氣清，此秋氣之應，養收之道也；逆之則傷肺，冬為飧洩，奉藏者少。

冬三月，此為閉藏。水冰地坼，勿擾乎陽，早臥晚起，必待日光，使志若伏若匿，若有私意，若已有得，去寒就溫，無洩皮膚，使氣極奪。

此冬氣之應，養藏之道也；逆之則傷腎，春為痿厥，奉生者少。

春發萬物向榮，植物生長，則用木代表春季；夏暑驕陽若火，則以火代表夏季；秋時萬木黃落，有肅殺之氣，比之青銅兵器，則以金代表秋季，金在古代就是銅，因為寶貴，主要用於兵器；冬水寒，同時對應冬夏火，以水代表冬季。夏至一陰生，其時為一歲之中央，其氣候多溼，故以土字代表長夏。

所謂五行相生。木生火，表示春既盡，夏當來，夏從春生；火生土，是長夏從夏生；土生金，長夏盡為秋，秋從長夏來；金生水，秋盡為冬；水生木，冬盡回春。

所謂五行相剋。春行秋肅殺之氣，春之功用衰敗；夏行冬寒，盛熱閉不得發；秋行夏熱，結不了果，華而不實；冬見長夏暑熱，寒水不冰，當收反洩，藏不了氣；長夏為夏至陰生，再行春發，則陽亢不和。

如果春天到了還行冬令，就叫春氣（當）至而未至；春天如果太熱，就是行夏令，叫夏氣未當至而先至；順著來夏、秋、冬三時也一樣的邏輯。未至而至為有餘，當至而未至為不足。氣有偏勝，勝之甚者，有餘、不足，皆能為病。遇所不勝之氣則甚，病甚復遇克賊則死。《天元紀大論》以下七篇都是說這個道理。

《黃帝內經》認為人是四時之產物，又賴四時生活。「天食人以五氣，地食人以五味」，氣與味，皆四時的結果。所以人的氣血運行，自然以四時為法則，此為《黃帝內經》的基礎。因此，《黃帝內經》按這個邏輯推論出肝風、心熱、脾溼、肺燥、腎寒。這個不是生理五臟，必須是基於四時的虛擬五藏。春生物授之夏，夏長物授之秋，秋成物授之冬，冬藏物以待春之再生。故四時之序，成功者退，母氣衰子氣代。《黃帝內經》認為肝屬春、心屬夏、脾屬長夏、肺屬秋、腎屬冬；則肝當授氣於心，心當授氣於脾，脾當授氣於肺，肺當授氣於腎，腎當授氣於肝。所以《黃帝內經》五行五藏實際是四時（加長夏）五藏（解剖當然沒有）。《黃帝內經》及中醫是要實實在在看病的，不是為了故弄玄虛。如果不理解四時與五行、五藏的邏輯，應該沒有真的看懂《黃帝內經》。不知所以然的勉強解釋，反而讓人無法相信。根據陰陽五行的邏輯，人體五藏與四季相對應，詳見《素問·金匱真言》：

帝曰：五藏應四時，各有收受乎？

岐伯曰：有。東方青色，入通於肝，開竅於目，藏精於肝，其病發驚駭。其味酸，其類草木，其畜雞，其穀麥，其應四時，上為歲星，是以春氣在頭也，其音角，其數八，是以知病之在筋也，其臭臊。

南方赤色，入通於心，開竅於耳，藏精於心，故病在五藏，其味苦，其類火，其畜羊，其穀黍，其應四時，上為熒惑星。是以知病之在脈也。

其音徵，其數七，其臭焦。

中央黃色，入通於脾，開竅於口，藏精於脾，故病在舌本，其味甘，其類土，其畜牛，其穀稷，其應四時，上為鎮星。是以知病之在肉也。其音宮，其數五，其臭香。

西方白色，入通於肺，開竅於鼻，藏精於肺，故病在背，其味辛，其類金，其畜馬，其穀稻，其應四時，上為太白星。是以知病之在皮毛也。其音商，其數九，其臭腥。

北方黑色，入通於腎，開竅於二陰，藏精於腎，故病在谿，其味鹹，其類水，其畜彘，其穀豆，其應四時，上為辰星。是以知病之在骨也。

其音羽，其數六，其臭腐。

明白了陰陽是指太陽和月亮，實質是日月四時與晝夜對人體環境的影響，再看「五行」的延伸意義。「五行」延伸的本質，仍然沒有脫離地球這個「地」與「球」的概念。3、5、9都是河圖洛書反映的認識客觀世界的最重要數字，地球被提煉為「5」，要闡述三個方面：

一是闡述地氣即東西南北中各個方位的物產包括產的人的特性；二是闡述各個不同地理環境對人的影響；三是最深奧的，因為人是宇宙的產物，陰陽分男女，同時立體地球的結構提煉出無形的「五藏」。並以「五藏」為中心搭建生命的各種「5」的結構。

「天食人以五氣，地食人以五味。五氣入鼻，藏於心肺，上使五色修明，音聲能彰。五味入口，藏於腸胃，味有所藏，以養五氣，氣和而生，津液相成，神乃自生。」（《素問·六節藏象論》）。老子說：「人法地，地法天。」「地法天」就是指天之六氣決定地理外環境。中國受天之

六氣影響，產生了世界獨一的六大地理環境，六氣與中國地理的對應是從東方開始順時針轉一圈來判斷的。初之氣是風，二火三暑四溼五燥六寒。如果去過北歐或「星馬泰」的人一定會對這個學說有質疑：北歐人如何按 12 時辰睡覺？所以，從原理與邏輯中探索陰陽與天氣地理，才能更廣泛地推廣中醫。他們也吻合各自的陰陽六氣，也有各自的五藏平衡。全球一律推銷什麼不能多吃鹽之類的理論十分荒謬可笑，人體自有鈉鹽平衡，鈉攝取多了就會排泄掉。東方海濱之地的日本、韓國能不愛吃大醬湯、泡菜嗎？《周禮·地官·大司徒》也有類似的對五種地形上的物產描述。「以土會之灋，辨五地之物生。一曰山林，其動物宜毛物，其植物宜皂物，其民毛而方。二曰川澤，其動物宜鱗物，其植物宜膏物，其民黑而津。三曰丘陵，其動物宜羽物，其植物核物，其民專而長。」

　　有一個來自英國的統計，全球癌症發病率最高的是北歐國家以及愛爾蘭。而中國癌症發病率前三名是青海、甘肅、寧夏三個西北省分，然後是江蘇、上海、浙江三個東南地區。醫療水準、環境品質似乎都無關，難道就是「地氣」？中醫把腫瘤解釋為基於陽氣不足，津液循環不流暢。東南溼而無解，寒溼淤積而起；西北躁而無津，不能以津液擺渡去除體內垃圾？《素問·五常致大論》給出的解釋是：「天不足西北，左寒而右涼；地不滿東南，右熱而左溫。」、「陽勝者先天，陰勝者後天，此地理之常，生化之道也。」這個解釋就是西北與東南都因為地理原因天陽地陰傾斜失衡；而西方先進國家本質是物質發達和人的形體發達，是「陰氣」（形體）勝，而「陽氣」衰，尤其長壽的老年人更是如此。

　　人生活在地球上，地球環境對人的影響最大，地球有東南西北之分，人也有東南西北之分，《黃帝內經》用三個維度進行了立體分析。第一個維度南熱北寒，中間之處則半熱半寒；第二個維度西涼東溫，中間之處則半涼半溫。然而不同地區加上第三個維度燥溼之氣：地高則燥，

地下則溼。「其病者，西北之氣，散而寒之，東南之氣，收而溫之，所謂同病異治也。」這就是《素問·五常致大論》。

《素問·異法方宜篇》論治也有詳細描述五個方位。

帝曰：醫之治病，一病而治各不同，皆愈何也？岐伯對曰：地勢使然也。不同，謂針石灸毒藥導引按摩之不同。地勢有高下燥溼之勢也。

故東方之域，天地之所始生也，魚鹽之地，海濱傍水。其民食魚而嗜鹹，皆安其處，美其食。魚者使人熱中，鹽者勝血，故其民皆黑色疏理，其病皆為癰瘍。其治宜砭石，故砭石者亦從東方來。東方之域，魚鹽之地，海濱之民多食魚，魚發瘡而熱中，鹽發渴而勝血，故民黑色病瘡瘍，治宜砭石。砭石，以石為針，而決膿血。

西方者，金玉之域，砂石之處，天地之所收引也。其民陵居而多風，水土剛強。其民不衣而褐薦，華食而脂肥，故邪不能傷其形體。其病生於內，其治宜毒藥，故毒藥者，亦從西方來。西方之民，水土剛強，腠理閉密，外邪不能傷，故病多內傷七情，飲水色慾而已。治宜毒藥攻其內也。

北方者，天地所閉藏之域也。其地高陵居，風寒冰冽。其國樂野處而乳食，臟寒生滿病。其治宜灸，故灸者，亦從北方來。北方水寒冰冽，故病臟寒，其治宜艾灸燒灼，謂之灸。

南方者，天地所長養，陽之所盛處也。其地下，水土弱，霧露之所聚也。其民嗜酸而食，故其民皆致理而赤色。其病攣痹，其治宜微針。故九針者，亦從南方來。南方之民嗜酸，故腠理緻密。又卑下之溼內鬱而不得發洩，故病攣痹。用微針所以疏瀉之是也。

中央者，其地平以溼，天地所以生萬物也眾。其民食雜而不勞，故其病多痿厥寒熱，其治宜導引按蹻，故導引按蹻者，亦從中央出也。中央之地溼，故生物眾，四方輻輳，故民食雜不勞，然溼氣在下，民多病痿厥寒熱。治宜導引，謂搖其筋骨，動其支節，按蹻，謂抑皮肉捷舉手足是也。

故聖人雜合以治，各得其所宜，故治所以異而病皆愈者，得病之情，知治之大體也。聖人治人，隨方而各得其宜也。

「五行」一詞最早見於《尚書·甘誓》。「嗟！六事之人。予誓告汝！有扈氏威侮五行，怠棄三正，天用剿絕其命。」對「五行」最早解釋是《尚書·洪範》記載的箕子之言：「天乃錫禹洪範九疇，彝倫攸敘。初一日五行，……一日水，二日火，三日木，四日金，五日土。水日潤下，火日炎上，木日曲直，金日從革，土爰稼穡。潤下作鹹，炎上作苦，曲直作酸，從革作辛，稼穡作甘。」這段話也是《周易》〈明夷〉卦「箕子明夷」以射鳥作為比喻向周武王講解治國之道的出處（也是黃宗羲代表作《明夷待訪錄》的來歷）。最早代表圓滿觀念的數字就是《河圖洛書》的中心「5」。《孫子兵法》言：「聲不過五，五聲之變，不可勝聽也；色不過五，五色之變，不可勝觀也；味不過五，五味之變，不可勝嘗也。」（〈勢篇〉）。《道德經》說：「五色，令人目盲；五音，令人耳聾；五味，令人口爽……」《尚書·堯典》提出「五典」；《尚書·皋陶謨》記載有「五辰」、「五享」、「五禮」、「五服」、「五章」、「五刑」、「五用」、「五采」、「五色」、「五聲」、「五長」。《黃帝內經》中五藏相關的五更多。

「陰陽五行」本身基於天文地理科學，直到漢代才演變為術數，當然不客觀，劉向與王莽出於政權更替的政治需求而故弄玄虛發揮了很大作用。前文已述，晉代後各朝代立法禁止民間學習天文學，因為缺乏科學才產生了故弄玄虛和迷信的事情。五行之說也就被傳得越來越帶有術數氣味。

《易經》、《黃帝內經》哲學同源，都不是玄學，都是講客觀規律的（不客觀周文王打不過迷信上天的商紂王；不客觀中醫也不能治病）。《易經》其實並不講「五行」，它講的是「四」，基於四時週期的變化（五星和陰陽、日月、天地、動靜是四時的締造者）。《黃帝內經》五行配以五藏，本義和《易經》一樣，還是講天之四時。藏有五而時僅四，故以六月為長

夏配脾（這是中原地區亞熱帶地理特徵，《黃帝內經》不是寫給外國人看的）。金生水之言不是指金能生水，如此解釋很牽強，必然被認為不科學；實際上祖先還不至於愚昧到認為金屬能生水。前文已述，這只是形象化的代號而已。《黃帝內經》是說人的生老病死受四時寒暑支配，因此以四時為外環境基石。四時有風寒暑溼之變化，就是六氣，屬於天；四時也有生長收藏的變化，與五行之說吻合，屬之於地。五行六氣，都是四時。《黃帝內經》的基礎是「四時」（從夏天分出長夏），以溫度為標準劃分「候」、「節」等節點，難道不科學嗎？五藏次序與生剋就是季節關係，《黃帝內經》是寫給中原人的，依據中原氣候，要是在北極看了也沒用。金木水火土只是代號，象形比喻，莫非用 ABCDE 就更準確、更好理解？

後文生命結構部分會詳細描述「五藏」結構，實際是祖先對天地之子「人」的生命本質認識，五藏如果要畫圖，就是立體的地球。

「藏」類主要是以功能命名。以右為尊，所以右肺左肝是左右助手的概念。月＋市表達天氣與地物質的交換，市的本義就是市場與交換；月＋干的「干」指的是各類兵器，干戈。因為肝藏是「將軍之官」，既要調動動員氣血還要用它的「臟」消滅入侵國門之內毒素盜匪。月＋卑的「脾」指服務人員，送吃送喝伺候各藏。腎＝月＋又臣，「又」的甲骨文是用手抓緊握牢，不能漏掉「精」。《黃帝內經》明確地告訴你是「藏」起來的，看不見，後來有人錯誤地把它改成「臟」。

如果非要透過圖案理解五藏，也會是立體球形。《黃帝內經》的描述很準確，是一個立體旋轉的抽象的「球」。人是宇宙之子，五藏就是小宇宙。古人直接抓住了疾病的本源，萬物生存的三要素陽光、溫度和水，因此中醫治病就是調節病變部位的溫度和水溼，把它調到人體的正常值，身體自然就會康健。「腎」是地核，生命之根，再「腎氣」（動氣）就是火山噴發，用水表示生命之源。實際上地球之初應該叫做「水球」，沒

有陸地「土地」，地球表面覆蓋著深度約 1 公里的水，這個地球之初就是「腎水」（現在所謂地面水也占三分之二），「黑色」是海洋深處的深藍色。火山噴發射出了岩漿、火山灰和氣體，形成了陸地、土壤和大氣層，才能孕育生命。右肺左肝，是第一重要助手肺（大氣層，24 小時「華蓋」覆蓋五藏地球），第二助手肝（陽光，分白天黑夜兩班倒），大氣和陽光在水的基礎上光合作用就是生命「木」；脾是中「土」，就是吸收營養提供營養的地表層，與各藏立體相交；火等同於心神，「心」比較難理解，心神代表靈魂，其無處不在，是「君主」；「火」是粒子波，有能量但你抓不住，火也是人與動物的分界線，只有作為人才有靈魂。火的本質是能量與電子躍遷的表現方式，火焰大多存在於氣體狀態或高能離子狀態。簡單來說，火是一種現象而非一種物質，更高級更神祕，人工取火最終把人與動物分開。《左傳·昭公九年》：「火者陽之精也」。

「金」代表肺最難理解，第一，古代的「金」不是黃金，是銅。第二，肺是心神的第一助手，如果叫「太白金星」呢？西方金星就是啟明星，就是上帝之下第一天使露西法。為什麼第一？因為沒氣立刻死。太白即金星：「太白者，西方金之精，白帝之子。」推測古人選擇「金」字代表肺藏除第一天使、「白色」之意之外，應該與陽燧取「火」（心神）有關。燧人氏作鑽燧取火工具稱燧，後人又發明利用金屬向太陽取火，於是又有「木燧」和「陽燧」之分。《淮南子》記：「陽燧見日則燃而為火。陽燧，金也。日高三四丈，持以向日，燥艾承之寸餘，有頃，焦吹之則得火。」《古今注》：「陽燧以銅為之，形如鏡，照物則景倒，向日生火。」

《黃帝內經》正是基於「5」和天、地、人，抽象出生命中心「五藏」。再以「五藏」為基礎建立一個五行五藏生命結構系統。《素問·五藏生成》說：「五藏之象，可以類推。」五藏的生理、病理徵象，可以按照「類」推理得出。

五行（類）：木、火、土、金、水。

五方：東、南、中、西、北。

五時：春、夏、長夏、秋、冬。

五氣：風、熱、溼、燥、寒。

五星：歲星、熒星、鎮星、太白星、辰星。

五色：青、赤、黃、白、黑。

五音：角、徵、宮、商、羽。

五味：酸、苦、甘、辛、鹹。

五畜：雞、羊、牛、馬、彘。

五穀：麥、黍、稷、稻、豆。

五臭：臊、焦、香、腥、腐。

五果：李、杏、棗、桃、慄。

五菜：韭、薤、葵、蔥、藿。

五臟：肝、心、脾、肺、腎。

五體：筋、脈、肉、皮毛、骨。

五竅：目、舌、口、鼻、耳（二陰）。

五志：怒、喜、思、憂、恐。

五藏（神）：魂、神、意、魄、志。

五液：淚、汗、涎、涕、唾。

五臟之脈：肝弦、心鉤、脾代、肺毛、腎石。

五形之人：木形、火形、土形、金形、水形。

五人：太陰之人、少陰之人、太陽之人、少陽之人、陰陽和平之人。

五走：酸走筋、辛走氣、苦走血、鹹走骨、甘走肉。

五病：語、噫、吞、咳、嚏。

五聲：呼、笑、歌、哭、呻。

五惡：風、熱、溼、寒、燥。

五發：陰病發骨、陽病發血、陰病發肉、陽病發冬、陰病發夏。

五邪：春得秋脈、夏得冬脈、長夏得春脈、秋得夏脈、冬得長夏脈。

五勞所傷：久視傷血、久臥傷氣、久坐傷肉、久立傷骨、久行傷筋。

五形志：形苦志樂、形樂志苦、形樂志樂、形苦志苦、形數驚恐。

五有餘：神有餘、氣有餘、血有餘、肉有餘、志有餘。

五不足：神不足、氣不足、血不足、肉不足、志不足。

五實死：悶瞀、脈盛、腹脹、皮熱、前後不通。

五虛死：氣少、脈細、飲食不入、皮寒、洩利前後。

五變：色、時、音、昧、藏。

五奪：形肉已奪、大奪血、大汗出、大洩、新產大血。

五痿：筋痿、脈痿、肉痿、痿躄、骨痿。

五痹：筋痹、脈痹、肌痹、皮痹、骨痹。

五臟咳：肝咳、心咳、脾咳、肺咳、腎咳。

五臟風：肝風、心風、脾風、肺風、腎風。

五瘧：肝瘧、心瘧、脾瘧、肺瘧、腎瘧。

五輸：春刺滎、夏刺輸、長夏刺經、秋刺合、冬刺井。

陰陽和五行等同於天和地，是人最大的宏觀外環境。前文從日、月、地角度理解了各自的作用，但是作為系統論的《黃帝內經》，一定要尋找出日、月、地即陰陽五行的同時作用規律來，特別是對人體的影響。天、地、人，祖先總結出了天干地支、「五運六氣」。實際上是透過地球自轉週期畫夜 12 時辰、月亮繞地週期 28 ～ 30 天、地球繞日週期 365 天，與人體的節、氣週期 12 時辰、一個月、360 天一人體年對照並找齊時差，根據溫度、液體循環、風等因素建立的全世界最獨特且科學的「時間醫學」理論體系，本身與玄學無關，是實實在在的養生治病依據。略微「玄」的是六十甲子、六十種天地日月和太陽系五星不同位置組

合會產生不同的能量場,並為地球帶來不同型別的星際粒子。

《黃帝內經》、《傷寒雜病論》中,最重要的宏觀外環境理論就是「四時」以及「五運六氣」。「天以六為節,地以五為制。周天氣者,六期為一備;終地紀者,五歲為一周。君火以明,相火以位。五六相合,而七百二十氣為一紀,凡三十歲,千四百四十氣,凡六十歲,而為一周,不及太過,斯皆見矣。」「五運六氣」是根據疾病發生的天時與地理來判斷病因病機及治療。依據就是「天、地、人」三螺旋,基石是後文詳述的地球所有生命之源「天之氣」(星際粒子)。「天食人以五氣」,「氣」每年掃過地球時影響人類的生老病死。《素問·五運行大論》中闡述這五種氣,敘述了六氣的位置、運行方向和次序,說明五運六氣的變化對人體的影響和對萬物生化的關係。《周禮·春官·保章氏》論述:「以五雲之物,辨吉凶水旱降豐荒之祲象。」漢代鄭玄解釋:「以二至二分觀雲色,青為蟲,白為喪,赤為兵荒,黑為水,黃為豐……故曰凡此五物,以詔救政。」也會是說「六氣」學說類似與全年的天氣預報,以及對人與生產的影響。

太陽系七星擺放的六十種組合,也意味著六十種不同的綜合能量場。如果用星際粒子到達地球的理論解釋,共有六十種七星組合,到達地球的「天花」粒子也是不同的六十種型別。

岐伯曰:是明道也,此天地之陰陽也。夫數之可數者,人中之陰陽也,然所合,數之可得者也。夫陰陽者,數之可十,推之可百,數之可千,推之可萬。天地陰陽者,不以數推,以象之謂也。

帝曰:願聞其所始也。

岐伯曰:昭乎哉問也!臣覽《太始天元冊》文,丹天之氣,經於牛女戊分;黅天之氣,經於心尾己分;蒼天之氣,經於危室柳鬼;素天之氣,經於亢氐昴畢;玄天之氣,經於張翼婁胃。所謂戊己分者,奎壁角軫,則天地之門戶也。夫候之所始,道之所生,不可不通也。

　　這段五種軌道的「氣」的運行圖，就是地球繞太陽公轉軌道之外排列的周天二十八宿。即天體五象（東方青龍、西方白虎，南方朱雀，北方玄武及中央北辰）的運行和太陽運動六氣（少陽、陽明、太陽、厥陰、少陰、太陰）的運行相互結合，這個學說也是星象算命的來源，靈魂經過不同的星座區會帶上不同的「靈氣」，落地後就有了不同的特徵與命運：

　　丹天之氣：牛女 —— 奎璧（雙魚座 —— 金牛座）

　　黅（黃）天之氣：心尾 —— 角軫（摩羯、水瓶座 —— 射手座）

　　蒼天之氣：柳鬼 —— 危室（處女座 —— 金牛座）

　　素天之氣：亢氐 —— 畢昴（射手座 —— 巨蟹座）

　　玄天之氣：張翼 —— 婁胃（天蠍座 —— 雙子座）

《素問·天元紀大論》摘要：

天以陽生陰長，地以陽殺陰藏。

天以六為節，地以五為制。周天氣者，六期為一備；終地紀者，五歲為一周。君火以明，相火以位。五六相合，而七百二十氣為一紀，凡三十歲，千四百四十氣，凡六十歲而為一周，不及太過，斯皆見矣。

甲己之歲，土運統之；乙庚之歲，金運統之；丙辛之歲，水運統之；丁壬之歲，木運統之；戊癸之歲，火運統之。

帝曰：其於三陰三陽，合之奈何？

鬼臾區曰：子午之歲，上見少陰；丑未之歲，上見太陰；寅申之歲，上見少陽；卯酉之歲，上見陽明；辰戌之歲，上見太陽；巳亥之歲，上見厥陰。少陰所謂標也，厥陰所謂終也。

厥陰之上，風氣主之；少陰之上，熱氣主之；太陰之上，溼氣主之；少陽之上，相火主之；陽明之上，燥氣主之；太陽之上，寒氣主之。所謂本也，是謂六元。

　　「天以六為節，地以五為制」就是「甲子計數」，而五運六氣基於甲子

計數。一甲子計時就是六十年而已，如何產生生剋氣運的「荒謬」邏輯？其實這個學說是基於日曆、月曆與「人曆」的找齊補差。前文所述「人」要注意的節氣週期是每五日一候，三候為一氣，六氣為一時九十日；四時成一歲，得三百六十日為一年。人體的週期「一年」，比地繞日一周少五日；比月繞地十二次多六日（科學測定的絕對年長是 365.242198 天）。這個誤差導致氣候不齊，「太過者先天，不及者後天」，所以《天元紀大論》說：「所以欲知天地之陰陽者，應天之氣，動而不息，五歲而右遷；應地之氣，靜而守位，六期而環會。」天地陰陽就是日月。「五，歲而右遷」，每一歲日在子午線之右多行五日。「六，期而環會」，每一歲在子午線之左少行六日，是月左遷六日。日每年多五日，月每年少六日，兩相會合即環會之時，必然是 5×6 = 30 年，為一「世」。三十年有七百二十個節氣，所以「七百二十氣為一紀，千四百四十氣，凡六十年為一周，不及、太過，斯皆見矣。」這就是為何一甲子必須等於 60 年的原因。

十天干與十二地支的起源是十個月一年與十二個月一年兩種曆法，至今中國彝族等仍在使用太陽曆（十個月一年），每月三十六天，一年三百六十天，剩下五或六天為過年日，不計算在「年」內，算過年。大年在每年夏至日，過三天；小年在冬至日，只過兩天，閏年過三天。彝族太陽曆一年過兩次年，補齊五、六天。可以參考的是，古羅馬曆全年十個月，有的曆月三十天，有的曆月 29 天（這十分類似於太陰曆），還有七十多天是年末休息日。馬雅人的金星曆法已經精確到一年 365.2420 天，現代人測算為 365.2422 天，誤差僅為 0.0002 天，就是說 5,000 年的誤差才僅僅一天。馬雅的金星曆法一年十八個月三百六十五天，每月二十天，另有五天禁忌日。他們也有一個 52 年大週期的類甲子，稱為 Calendar Round。馬雅人認為這個週期中最後一年的五天禁忌日異常不吉利，他們相信冥界神靈會在幾天內來到人間吞噬人類，「世界末日」恐慌

猜想就是這麼玄學化而來的。馬雅人的祖先為何擁有如此準確曆法（尤其與羅馬對比）？馬雅人後代為何把五十二甲子退化成玄學迷信？理解這個案例有助於我們理解「陰陽五行」。

不同文明有不同的計時方式，並形成了不同的曆法，中華曆法就是陰陽合曆。陰陽合曆是一種調和太陽地球月亮運轉週期的曆法。推測華夏歷史上在南北融合時代，日月兩個曆法進行了統一融合，形成華夏族，也就是說天干地支實際上是政治產物。《史記》記載：「蓋黃帝考定星曆，建五行，起消息，正閏餘，於是有天地神祇物類之官，是謂五官。」這段話可以理解為黃帝時代實現了北方黃帝部族與南方炎帝部族的融合。建立了「五運六氣」、「天干地支」的中國曆法。干支紀時法是中國特有的陽曆曆法體系，又稱為節氣曆。

干支計時的方法如下：

首先是以晝夜建立「地支」十二時辰（也可以六或二十四，但十二還要對應十二個月）；人的體溫隨晝夜週期變化，清晨 2～4 時最低，午後 4～6 時最高。《素問‧玉機真藏論》所說「一日一夜五分之，此所以占死生之早暮也。」十二時辰也可以分成五段，分屬五藏，據此可以預測出五藏病氣逆傳至其所不勝而死的大約時辰。五個時段與五行、五藏相配，寅卯時屬木主肝，巳午時屬火主心，申酉屬金主肺，亥子時屬水主腎，辰戌丑未時屬土主脾。張仲景《傷寒雜病論》也有六經辨證各經對應的時辰「欲解時」，如「太陽病，欲解時，從巳至未上」六段法。以這個時辰的陽熱或陰寒程度，來代表六病的寒熱程度。

再以月球繞地一周建立十二個「月」，月球繞地球公轉的週期是 27.5 天（約 28 天）。但地球同時繞著太陽轉，地球相對於太陽的方向也發生了變化，所以月球繞地球一圈後，並未處於地球與太陽的中心，因此它還需要多轉幾天，才能回到地球與太陽的中心，共 29.5 天（約 30 天）。《黃

帝內經》說「日行一度，月行十三度有奇」，也是月球繞地的準確計算，月旋轉時，地球也在轉，兩數之差約十三度。前文已述「月」週期對人體中 70%的水液有潮汐影響作用。

最後用「甲子」法調差。用十「天干」輪著二二涵蓋十二「地支」一個循環即可。

天干：甲、乙、丙、丁、戊、己、庚、辛、壬、癸。天干表示「天球」，從天看地有「地以五為制」，表示年歲方位。十干模擬種子發芽到被烹飪食用的過程。甲，破殼；乙，抽芽；丙，開葉；丁，壯莖稈；戊，繁茂；己，結穗成實；庚，去糠；辛，成熟氣味；壬，烹飪；癸，終閣，穀事完畢。

地支：子、丑、寅、卯、辰、巳、午、未、申、酉、戌、亥。地支表示「地球」，從地看天有「天以六為節」，表示時辰方位。十二支起源於每日的太陽運動過程，如酉，留也，太陽逗留天門外；戌，滅也，太陽入地，陽光盡滅；亥，閡也，天門關閉，太陽閡藏。

干支：即「六十甲子」，如下表：

周	紀	甲子	乙丑	丙寅	丁卯	戊辰	己巳	庚午	辛未	壬申	癸酉
		甲戌	乙亥	丙子	丁丑	戊寅	己卯	庚辰	辛巳	壬午	癸未
		甲申	乙酉	丙戌	丁亥	戊子	己丑	庚寅	辛卯	壬辰	癸巳
	紀	甲午	乙未	丙申	丁酉	戊戌	己亥	庚子	辛丑	壬寅	癸卯
		甲辰	乙巳	丙午	丁未	戊申	己酉	庚戌	辛亥	壬子	癸丑
		甲寅	乙卯	丙辰	丁巳	戊午	己未	庚申	辛酉	壬戌	癸亥

以上就是日、月、地大系統週期對人體小系統影響的一種規律性總結，《黃帝內經》、《傷寒雜病論》依據此建立了獨特的「時間醫學」體系。《素問·寶命全形論》可以說是時間醫學的綱領。《素問·玉機真藏論》記述：「五藏相通，移皆有次。五藏有病，則各傳其所勝。」也是依據四時

相生相剋以及傳遞規律講解五藏「氣之逆行」的危害，張仲景受其啟發，提煉出「見肝之病，知肝傳脾，當先實脾」的治療法則，至今仍指導著臨床實踐。

《素問・寶命全形論》摘要：

天覆地載，萬物悉備，莫貴於人。人以天地之氣生，四時之法成。

夫人生於地，懸命於天，天地合氣，命之曰人。人能應四時者，天地為之父母。知萬物者，謂之天子。天有陰陽，人有十二節；天有寒暑，人有虛實。能經天地陰陽之化者，不失四時；知十二節之理者，聖智不能欺也。能存八動之變，五勝更立，能達虛實之數者，獨出獨入，呿吟至微，秋毫在目。

人生有形，不離陰陽，天地合氣，別為九野，分為四時，月有小大，日有短長，萬物並至，不可勝量，虛實呿吟，敢問其方？岐伯曰：木得金而伐，火得水而滅，土得木而達，金得火而缺，水得土而絕。萬物盡然，不可勝竭。

「天以六為節，地以五為制」的「甲子計數」與曆法的「甲子計數」是有區別的。曆法也是皇權的象徵，實際上「四時」本身是人為曆法，如果一定較真，也可規定「五時」。《史記》記載黃帝「考定星曆，建五行，起消息，正閏餘」；而《尚書》記載是堯帝「乃命羲和，欽若昊天，曆象日月星辰，敬授人時」。「期三百有五旬有六日，以閏月定四時，成歲。」總之黃帝與堯帝祖孫時期即《黃帝內經》形成時期，我們的祖先已經充分了解到了曆法與人體 360 週期的差數，設計了「閏月」調整。「閏」字就是指「王」在宮門授時。

「五運六氣」表格就是陰陽二曆合一的計算表格，納音口訣則是整個「五運六氣」表格推算的精簡概括。每一干支年歲都有自己的「運」和「氣」：地以五制，五運主歲；天有六節，六氣司天，這就是廣泛流傳《六十花甲子納音五行口訣》以及陳希夷的《紫微斗數》。在中國古代曆法

裡，每個月對應一個音律，叫「律曆」，每個音律對應一個地支和五行。「納音」，就是按五行規則把地支（音律對應）納入天干軌道，形成陰陽合曆。紫微斗數以北斗為中心，把星空分為十二等分，按照地支分用「子丑寅卯」表達，這個圖像叫「十二宮」，也叫「命盤」，其實是某年、十二個月或十二個時辰的星空分布。《紫微斗數》曆法與其他曆法的區別，就是按照天、地、人三螺旋，完成了「天、地、人」，即天球軌道、地球軌道和觀察者軌道的三個軌道觀察。十二命譜的「命宮、兄弟、夫妻、子女」等不過是週期位點的符號。

「紫微斗數」天文曆法意義在於：在給定的時間，確定此時此刻在週期軌道上的位點。「命宮」逆行反映的是所謂「以天球看地球」；「安身」順行反映的是「以地球看天球」。《黃帝內經》是客觀科學，只關注與「人曆」循環最相關的五與六。所以《天元紀大論》說：「甲己之歲，土運統之；乙庚之歲，金運統之；丙辛之歲，水運統之；丁壬之歲，木運統之；戊癸之歲，火運統之。」又曰：「子午之歲，上見少陰；丑未之歲，上見太陰；寅申之歲，上見少陽；卯酉之歲，上見陽明；辰戌之歲，上見太陽；巳亥之歲，上見厥陰。」每一干支年歲都有自己的「運」和「氣」。《素問》：「帝曰：何為當位？岐伯曰：木運臨卯，火運臨午。土運臨四季。金運臨酉，水運臨子。」

中國古代有一種原生樹——「梧桐」（不是引自國外的法桐）。《詩經》描述：「鳳凰鳴矣，於彼高崗。梧桐生矣，於彼朝陽。萋萋萋萋，雍雍喈喈。」梧桐是美好的象徵，鳳凰「非梧桐不棲」，古人用梧桐來製作最好的古琴。更神奇的是，它還有與五運六氣對應並顯「象」的獨特能力。春天觀察梧桐樹的花色，花色赤紅，則年景必旱；花色淺白，則年景必澇。它甚至還「懂得」曆法，梧桐每條枝上，平年生十二葉，而在閏年則生十三葉。

　　《黃帝內經》的五運六氣環境學說與曆法相關，但不是律法或者曆法，如果要與健康掛鉤，那麼五運六氣首先是影響會四時寒暑；其次必須與後文詳述的宇宙「星際粒子」掃過地球的週期性規律結合（後文詳述）。《傷寒雜病論》說：「天布五行，以運萬類，人稟五常，以有五藏。」而《天元紀大論》開篇即言：「天有五行御五位，以生寒暑燥溼風。人有五臟化五氣，以生喜怒思憂恐。」這說明張仲景把《黃帝內經》五運六氣的思想融入了《傷寒雜病論》裡。而且《傷寒雜病論序》提到採用了《陰陽大論》。

　　《陰陽大論》的全稱是《太乙陰陽大論》，太乙是北極帝星，以它為中心發展出古人對天道的描繪、理解與運用。後世的各種術數皆源於太乙（天元）、遁甲（地元）、六壬（人元），《易經》是典型。太乙（天元）用天象預測國運、天災人禍等。因為在古代禁止民間習用，各種民間文件就只能用暗語。《傷寒雜病論》三陰三陽的真諦在河圖洛書與五運六氣的結合，「天、地、人」三螺旋是傷寒論的原理。諸葛亮在《陰符經解》中解釋：「奇器者，聖智也。天垂象，聖人則之。推甲子，畫八卦，考著龜，稽律曆。則鬼神之情，陰陽之理昭著乎象，無不盡矣。八卦之象，申而用之。六十甲子，轉而用之。神出鬼人，萬明一矣。」

　　這個學說不僅可以論述個體（基因、環境、生物體三螺旋），更加適用於整體性「防疫」。可以明確地說，中醫哲學以五運六氣為外環境基礎的預測，特別是對整體區域的「疫情」預測是非常科學的邏輯，從歷史上看也是十分準確的（雖然氣象科技水準很低）。《黃帝內經》中說只要氣運具備條件，就必然形成疫病。「其病溫屬大行，遠近咸若。」這個邏輯就是 1 ＋ 2 必然等於 3 的數學邏輯，是必要條件＋充分條件的邏輯。《至真要大論》全篇很長，主要討論了五運六氣的概念及六氣變化致病的機理、症候、診治等，概括出著名的五藏六氣「病機十九條」、六淫（氣）

十三條和五藏五條。「至真要大」命名的含義，就是說這種理論正確、最真實可靠，而且太大、太重要了。《黃帝內經》中說：「先立其年，以明其氣，金木水火土運行之數，寒暑燥溼風火臨御之化，則天道可見，民氣可調。」

具體到對區域與疫情型別的描述，《黃帝內經》仍然是採用「貞內悔外」的預測方法，把全年的五運六氣特徵按照六十年一輪作為基礎變數，把區域特徵作為預測變數。無論「SARS」還是「新冠」的防治都可以作為參考。

「SARS」三月突然來，五月突然走；不知哪裡來，也不知向何處去；「SARS」的傳染性在北京較強，在上海較弱；人群中暴露的計程車司機以及免疫力低的老幼人群反而較少。以上種種都不吻合現代疫病學的原理與邏輯；卻很合五運六氣的邏輯。甲子 60 年中十年屬「未羊」、「丑牛」。未羊、丑牛年分的「二之氣」火熱主氣之月（3 月 21 日至 5 月 21 日），發生瘟疫機率就大。如《素問・六元正紀大論》所言「二之氣，大火正⋯⋯其病溫屬大行，遠近咸若。」「遠近咸若」就是一種病。上一個「未年」、二之氣正是「SARS」流行高峰期，「SARS」溼、寒、熱三氣並存為條件，當五月下旬進入三之氣，主氣變為少陽相火，火旺攜風，風能克溼，當溼的條件不存在了，疫情就會結束。正是在 5 月 20 日全中國「SARS」發病上報病例數為零。「SARS」流行的那個春天，北京氣候反常，無風多雨，溫暖溼潤；而上海則少雨而多風。

從個體內環境角度來看，《素問・氣交變大論》主要說明五運之化的太過不及，所引起的環境變化及影響人體生病（換個說法是病毒生長旺盛，內環境三螺旋的生物體是病毒感染的細胞）。同時也說明氣候變化是否造成疾病，決定於「正氣存內，邪不可干」。人體正氣勝邪，不是戰勝病毒，而是內環境不適合病毒的生長，大於外環境導致人體失衡的程

度。不是所有的中醫知識和中藥都能防治「SARS」，真正有效的是那些清熱祛溼的治法。2013 年，廣東省中醫院團隊接治「SARS」患者五十多人，全部治癒，而且無一例有後遺症，靠的就是「祛溼」的方法。事實證明，只要人體內環境改變，沒有了溼、寒、熱三氣並存的條件，病毒就不能生長或螺旋升級，人就不會染病，在新的平衡下，人體就可以和病毒細胞體「和平共處」。「SARS」流行，北京當時氣候宜人，計程車幾乎都開窗行車，車行有風，恰恰除溼熱，司機從易感變成非易感狀態。老人和兒童不熬夜，不喝「大酒」，不過分操勞，體內很少有溼熱，所以也不是易感人群。中藥也殺不死病毒，用中藥的目的是調整體內平衡，因此高明的醫生一定在治病的同時調節外環境與內環境。內環境不適合病毒，而外環境適合人體，一正一反加快修正平衡，患者病就好了。

2020 年又是庚子年，庚子年五運六氣總述：金運太過，少陰君火司天；天刑（氣克運，氣盛運衰）。《素問・氣交變大論》中說：「歲金太過，燥氣流行，肝木受邪。民病兩脅下，少腹痛，目赤痛、眥瘍、耳無所聞。肅殺而甚，則體重煩冤，胸痛引背，兩脅滿且痛引少腹，上應太白星。甚則喘咳逆氣，肩背痛；尻陰股膝髀腨（骨行）足皆病，上應熒惑星。收氣峻，生氣下，草木斂，蒼乾雕隕，病反暴痛，胠脅不可反側，咳逆甚而血溢，太沖絕者，死不治。上應太白星。」

己亥末，庚子初，武漢大疫。《黃帝內經》中有「痎瘧皆生於風」的描述，恰好 2019 年武漢夏季大暑，平均高溫 35℃，比前三年高 2℃。秋季大風，11 月有 15 級風的紀錄。《黃帝內經》幾處章節提到「風瘧」：「魄汗未盡，形弱而氣爍，穴俞已閉，發為風瘧。」、「秋善病風瘧」、「夏暑汗不出者，秋成風瘧。」

〈瘧論〉：「黃帝問曰：夫痎瘧皆生於風，其蓄作有時者何也？岐伯對曰：瘧之始發也，先起於毫毛，伸欠乃作，寒慄鼓頷，腰脊俱痛，寒去

則內外皆熱，頭痛如破，渴欲冷飲。帝曰：何氣使然？願聞其道。岐伯曰：陰陽上下交爭，虛實更作，陰陽相移也。陽並於陰，則陰實而陽虛，陽明虛，則寒慄鼓頷也；巨陽虛，則腰背頭項痛；三陽俱虛，則陰氣勝，陰氣勝則骨寒而痛；寒生於內，故中外皆寒；陽盛則外熱，陰虛則內熱，外內皆熱則喘而渴，故欲冷飲也。此皆得之夏傷於暑，熱氣盛，藏於皮膚之內，腸胃之外，此榮氣之所舍也。此令人汗空疏，腠理開，因得秋氣，汗出遇風，及得之以浴，水氣舍於皮膚之內，與衛氣並居。衛氣者，晝日行於陽，夜行於陰，此氣得陽而外出，得陰而內搏，內外相薄，是以日作。」（夏傷於暑氣，熱氣留藏皮膚之內、腸胃之外，亦即榮氣居留的所在。由於暑熱內伏，使人汗孔疏鬆、腠理開洩，一遇秋風或洗澡水氣，風邪水氣停留於皮膚之內，與衛氣合居於衛氣流行的所在，陰陽內外相搏，所以每日發作）。「瘧氣者，必更盛更虛，當氣之所在也，病在陽，則熱而脈躁；在陰，則寒而脈靜；極則陰陽俱衰，衛氣相離，故病得休；衛氣集，則復病也。」（衛氣和邪氣分離，病就暫止；衛氣和邪氣再合，則病又發作。）

新型冠狀病毒肺炎預計將成為全球長期存在的疾病。在人類尚不能完全搞清楚這種病毒之前，「神藥」應該是不會有的；在病毒變異的前提下，疫苗可能總是滯後的。根據《素問》的學說順應外環境或者主動改變外環境是一個思路，比如在不易感區域集中治療。根據張仲景的經驗，在外環境不變的情況下，調整內環境也是一個思路，《傷寒雜病論》中有不少藥方。針對很多重症老年患者，《傷寒雜病論》也無能為力，不過筆者留意到宋代有位「神醫」竇材，他在《扁鵲心書》留下一個驗方專治「肺傷寒」，似乎有益。筆者不是醫生，僅摘錄供前線醫生參考。

「肺傷寒一證，方書多不載，誤人甚多，與少陰證同，但不出汗而愈，每發於正二臘月間，亦頭疼，肢節痛，發熱惡寒，咳嗽脈緊，與傷寒略同，但多咳嗽耳。不宜汗，服薑附湯，三日而愈。若素虛之人，邪氣深入則昏睡譫語，足指冷，脈浮緊，乃死證也。急灸關元三百壯，可

生，不灸必死，服涼藥亦死，蓋非藥可療也。」（肺傷寒之證，今人多認為重傷風，非溫平誤事，即寒涼殺人。予於此證略有分曉，然不免因人檢點，苟遇知己用之無疑，應酬通治，不過薑甘桂辛而已。設概用薑附，往往遭人謗毀。）以上描述與「新冠」肺炎非常吻合。「薑附湯」本是張仲景的老方子，重點是對「若素虛之人，邪氣深入則昏睡譫語，足指冷，脈浮緊，乃死證也」的針灸保命之法：「急灸關元三百壯，可生，不灸必死」；竇材特別強調「服涼藥亦死，蓋非藥可療也」（如抗生素、激素）。張仲景不太重視針灸，經絡學說在傷寒體系中並不是不可或缺的。竇材《扁鵲心書》也強調堅定本源《黃帝內經》，但補充了經絡。他論述的對 120 多種疾病的治療中，「灼艾」法有 80 多種。竇材首推灼艾為保命第一要法，關元穴是第一重要穴位。其位於臍下三寸處，有培元固本、補益下焦之功，凡元氣虧損者均可使用。

五、週期論與「節點時機」干涉策略

　　《黃帝內經》認為沒有不可治的病，治病的關鍵是抓住三個要點：心、環境和氣；等待一個「可逆」的點「時」。心不用說了，莊子對環境與氣解釋得更清楚：《莊子·徐無鬼》以蝨子在豬毛裡待著安全，在豬皮上晒太陽就會「與豕俱焦」，說明「此以域進，此以域退」，「域」就是指環境。癌細胞是一類特別的幹細胞（cancer stem cell，CSC），而幹細胞很怕高氧環境，在常氧環境下不能存活，癌細胞存活作惡於低氧環境部位，如肝硬化、腸息肉等。治癌症應當去除病人體內的低氧環境。對於《黃帝內經》說的五運六氣致病的「必有逃門」，《莊子·知北遊》以「氣」為中心，指出可以化腐朽為神奇。原理就是「人之生，氣之聚也；聚則為生，散則為死。若死生為徒，吾又何患！故萬物一也，是其所美者為神奇，

其所惡者為臭腐；臭腐復化為神奇，神奇復化為臭腐。故曰，『通天下一氣耳』。聖人故貴一。」人由氣而生，天人合一都是氣，當然可以互相轉化。

《黃帝內經》、《傷寒雜病論》的五運六氣外環境理論按照「貞內悔外」預測病疫，同時也給出了防病防疫、治病治疫的策略，簡單說就是辨證法的兩條：

（1）尊重「天」道地氣，順應外環境週期。不「妄」為。《周易》有專門的《無妄卦》描述。「妄」的意思是古代搶來的女性逃跑，但一般跑不掉，所以是妄想；另外按《周易》的解讀，是尊重女性的基礎上為「婦」（嫁人），力求「安」居，所以也不用跑。《無妄卦》以商紂王「勵精圖治」反而死得更快，周武王不勞而獲為例，講政權組織大病時，應當「無為＋靜養＋待時」，這對身體組織長期累積的重病也適用。

（2）「無為」不是等死，而是以「靜養」為主，等待干涉趨勢的時機，若時機到來，必須下手。《傷寒例》中論述：「斯則冬夏二至，陰陽合也；春秋二分，陰陽離也。」〈五常致大論〉總結「其久病者，靜以待時；養之和之，待其來復。」

帝曰：其久病者，有氣從不康，病去而瘠奈何？

岐伯曰：昭乎哉！聖人之問也，化不可代，時不可違。夫經絡以通，血氣以從，復其不足，與眾齊同，養之和之，靜以待時，謹守其氣，無使傾移，其形乃彰，生氣以長，命曰聖王。故大要曰無代化，無違時，必養必和，待其來復，此之謂也。帝曰：善。

以上的週期論和「節點時機」干涉策略與《周易》完全一致。老子與莊子在春秋亂世時，把這套策略更多地表達為「靜養」，就是《黃帝內經》的「養生」，莊子還專門寫了〈養生主〉和《莊子·在宥》來闡述，庖丁解牛就出自〈養生主〉。下面詳細介紹：

　　《周易》第一組卦〈乾坤〉就是東方七宿「龍」的天行週期，對應君子守節而自強不息。《道德經》說「則我者貴」（按五運六氣辦就能成功）。周人是農業部族，高度重視天象代表的農時。哲學化的思考就是〈乾坤〉卦的內容，而文學化的描述就展現在《詩經》中，如《國風·豳風·七月》就完整描述了周人在老家「豳地」完整的一年生產生活。使用周曆從七月寫起，按農事活動的順序逐月展開，涉及春耕、秋收、冬藏、採桑、染績、縫衣、狩獵、建房、釀酒、勞役、宴饗各個方面。《小雅·甫田》也描述了周人全年的農業生產活動，更側重記載圍繞農業的祭祀活動。從時間週期上講，〈坤〉＋〈乾〉＝年。〈坤卦〉與〈乾卦〉相連，展示陰氣在夏至到冬至從初生到壯大的過程。〈坤卦〉的起點是地上寒氣始生的夏至，初六爻「履霜」，而上六爻「龍戰於野」表示〈坤卦〉的終點為龍星即將出現的冬至。〈乾卦〉、〈坤卦〉兩卦組合在一起才是一個整體，它們包含了天、地和四時的變化規律。周文王是想說明天體的運行、萬物的生長，甚至國家政權與人類社會的運行，都要吻合「天道」。《禮記·月令》把「年」分為「孟春之月」到「季冬之月」12 個月，規定「君子」（天子）的祭祀禮儀、職務、法令、禁令，可以把《月令》作為各個「龍」時與君子對應行為的參考。周文王的「天」指的東方龍星運行往復代表的乾坤循環週期與規律不變，「天」的「時」指週期規律中的轉換節點。因此〈乾卦〉才明確描述「龍」的各個節點，「人」要如何調整作為。這個邏輯與《黃帝內經》、《傷寒雜病論》一致。

　　〈乾坤卦〉中的「潛龍」、「見龍在田」、「或躍在淵」、「飛龍在天」、「亢龍」等均是指對東方七宿蒼龍傍晚時分出現在空中不同的位置的描述，代表不同的節氣。「春分而登龍」、「雲從龍」、「龍行雨施」（或躍在淵）；「夏則凌雲而奮鱗」（飛龍在天）、「秋分而潛淵」、「冬則涸泥而潛蟠」等。「潛龍，勿用」的「潛龍」是說龍星宿尚未出現，但已經潛藏於此，即將

出現，這是冬至天象；此時用軍旗召集百姓「勿用」，春祀備耕。《道德經》解釋說：「眾人熙熙，如享太牢，如春登臺。」《周易》中極其重視「涉大川」，「潛」字本義為沒水隱蔽地渡過，迎難而上。「陰謀修德」、「韜光養晦」不是真的躲起來。「二月二，龍抬頭」，角宿代表龍角從地平線上顯現，「利見大人」；另一個「利見大人」是「飛龍在天」，大約是五月初五賽龍舟時，此時龍星宿在傍晚已全部出現，彷彿龍行銀河。夏至亢星宿處於天頂稱「亢龍」。「亢龍，有悔」是指夏至太陽南移，陰氣漸侵，即將迎來變化，「悔」指星象模糊，也指「變化」而「不定」。「貞悔」指的是上卦或叫外卦有變才能根據變化而預測，如果天時有變，那要決定是否起兵，而不是勝利後後悔。〈坤卦〉收尾「群龍無首」，指的是龍星宿的頭沒了，這是商周革命勝利結局的象徵，即商人及其附庸的首領都被「馘」了。「馘」是指割頭在祖廟燒烤祭祀，這是當時的通行做法，在甲骨文以及周書中有很多記載。

在週期節點上，周文王最關注突出的是「時」，是商周天命轉換的節點。因此他特地在造「坤」字時沒有複製「乾」的東青龍和西白虎，而是放上了「土」，同時在〈坤卦〉用文字強調「履霜，堅冰至」。伏羲八卦又叫先天八卦，文王八卦也叫後天八卦，先天為本，後天為用，周文王改變了八卦的排列順序，就是「後天為用」，目的是商周革命。伏羲八卦原有的三陰三陰的整體平衡「恆」，在文王八卦中「亂」成了「陰陽相薄」，陰多陽少與陽多陰少的「變」。孔子在《周易‧繫辭》中論述：「當文王與紂之事邪？是故其辭危，危者使平，易者使傾。」《周易》下經實際也是對上經的修正。

唐朝詩人羅隱〈籌筆驛〉中有這樣的名句：「時來天地皆同力，運去英雄不自由。」姜子牙《陰符經》也有類似描述：「食其時，百骸理；動其機，萬化安。……天之無恩，而大恩生；迅雷烈風，莫不蠢然。」（「蠢」

不是愚蠢，而是「蠢蠢欲動」，表示結束冬眠的蟲子「踏春」而來）「聖人修煉」，能「奪萬物為我用，人與天地合德。不失其時，不錯其機。食其時者，趁時而吞服先天之氣；動其機者，隨機而扭轉生殺之柄。」姜子牙說：「日中必彗，操刀必割，執斧必伐。日中不彗，是謂失時；操刀不割，失利之期；執斧不伐，賊人將來。」《逸周書‧武稱》：「春違其眾，秋伐其穡，夏取其麥，冬寒其衣服。春秋欲舒，冬夏欲亟，武之時也。」、「天與不取，反受其咎；時至不行，反受其殃。非時而生，是為妄成，故夏條可結，冬冰可釋，時難得而易失也。」、「心生於物，死於物，機在目。」、「天性，人也。人心，機也。立天之道，以定人也。心如主人，目如門戶。」

《周易》通篇都在講「天、地、人」的三螺旋。在《孫臏兵法》時代還是「天時、地利、人和，三者不得，雖勝有殃。」到了《孟子》時期提煉的「天時不如地利，地利不如人和」，充分表達儒家放棄了三螺旋，過度集中於人的社會組織性的立場；之後董仲舒又強化了人格化的「天」；到朱熹時代只剩下陰陽對立，再也沒有三螺旋。顯然，「地」在三螺旋中被弱化了，只剩下「天」與「人」的對立，這也可以解釋為何在朱熹之後，中華智慧退化，中醫也庸俗化。

「時」就是「機」，都在微妙之間，必須全神貫注。《周易》是小邦周與大國「商」博弈的時機與微妙狀態；《黃帝內經》強調與病魔對抗的時機與「氣機」。「如臨深淵」、「手如握虎」出現在《素問‧針解》中，與《詩經‧小雅‧小旻》「不敢暴虎，不敢馮河。人知其一，莫知其他。戰戰兢兢，如臨深淵，如履薄冰。」一致，都源於《周書》與《周易》「君子終日乾乾，夕惕若」以及「履虎尾，愬愬」；〈針解〉的「手如握虎者」，就是〈履卦〉的場面。我們來對比閱讀：

《素問‧針解》摘要：

黃帝問曰：願聞九針之解，虛實之道。

補瀉之時者，與氣開闔相合也。經氣已至，慎守勿失者，勿變更也。深淺在志者，知病之內外也。遠近如一者，深淺其候等也。

如臨深淵者，不敢墮也。手如握虎者，欲其壯也。

神無營於眾物者，靜志觀病人，無左右視也。義無邪下者，欲端以正也。必正其神者，欲瞻病人目，制其神，令氣易行也。

〈履卦〉

履虎尾，不咥人，亨。

初九：素履往，無咎。

九二：履道坦坦，幽人貞，吉。

六三：眇能視，跛能履，履虎尾，咥人，凶。武人為於大君。

九四：履虎尾，愬愬，終吉。

九五：夬履，貞厲。

上九：視履，考祥其旋，元吉。

〈五帝之戒〉

武王問尚父曰：「王帝之戒，可聞乎？」尚父曰：「黃帝之時戒曰：吾之居民上也，搖搖恐夕不至朝。堯之居民上，振振如臨深川。舜之居民上，兢兢如履薄冰。禹之居民上，慄慄恐不滿日。湯之居民上，戰戰恐不見旦。」王曰：「寡人今新並殷，居民上，翼翼懼不敢怠。」

《素問·針解》用「如臨深淵，手如握虎」作比喻，是強調「補瀉之時者，與氣開闔相合」，主治醫生或者主將要「神無營於眾物，無左右視，制其神，令氣易行。」是守神善微的刺道。在《靈樞》中更被細化為一位見機「奪氣」的劍客。「粗守形，上守神。」、「粗守關，上守機，機之動，不離其空，空中之機，清靜而微。」、「持針之道，堅者為寶，正指直刺，無針左右，神在秋毫。」、「針入貴速」、「用針之要，無忘其神」、「微旋

而徐推之」，皆說明在進針之後的「尋氣」、「催氣」、「候氣」、「得氣」、「辨氣」、「調氣」、「行氣」、「補瀉」等，尤以「得氣」一項最為重要。「刺之要，氣至而有效」、「刺之而氣不至，無問其數。」《靈樞·終始》：「堅拒勿出，謹守勿內，是謂得氣。」〈標幽賦〉中描述更為形象：「氣之至，如魚吞鉤餌之浮沉；氣未至，如閒處幽堂之深邃。」現在可以明白《孫子兵法》「治氣」、「奪氣」的真實意境了。《靈樞·逆順》甚至直接說：「《兵法》曰，無迎逢逢之氣，無擊堂堂之陣。《刺法》曰：「無刺熇熇之熱，無刺漉漉之汗，無刺渾渾之脈，無刺病與脈相逆者。」、「方其盛也，勿敢毀傷，刺其已衰，事必大昌。」不就是〈曹劌論戰〉「一鼓作氣，再而衰，三而竭」的原理嗎？

以上三篇和《詩經·小雅·小旻》，再次驗證《素問》至少是與《周易》時代的同一哲學作品。為便於理解，我們詳解〈履卦〉：

〈坤卦〉總論革命的土地與時機問題時就總結了「履霜，堅冰至。」〈履卦〉應是詳解。

〈履卦〉前卦〈小畜〉講的是對占領區的歸化政策。本卦是要派人去執行，而且碰到了比牛馬等小「畜」更凶猛的大「虎」。本卦設定了政策與履行的目標，「履虎尾，不咥人，亨。」老虎屁股摸不得，踩到蛇尾都被咬，「履虎尾」還能「不咥人」？本卦回憶了當年公劉等祖先遷徙「幽」地時，必然遇上「戎」等虎，也必然會踩到對方的「蛇尾」，結果卻基本做到了長期和平共處，這就是「不咥人」。回顧歷史經驗有幾條：一是「履道坦坦」；二是「武人為於大君」；三是「愬愬，終吉」。

「素履往」中的素履就是草鞋。比詩經〈葛屨〉的「糾糾葛屨，可以履霜（葛履是指麻布鞋）」還要艱苦樸素。

「履虎尾」重在心態，「愬愬」的心態與對應姿態，就是「戰戰兢兢，如臨深淵，如履薄冰」的危險緊張狀態，但是更積極、更樂觀、更勇

敢。《小雅‧小旻》原文中作者自比英勇智慧，在這種局面下，還勇於虎口奪食、虎口拔牙，而庸才才會「不敢暴虎，不敢馮河」。暴的甲骨文像在太陽下面曝晒鹿皮，「暴虎」就是指打老虎晒虎皮。作者解釋「人知其一，莫知其他」，就是只看到老虎吃人的可怕，大川淹死人的可怕，沒想到人也可以打虎曝晒虎皮當棉襖，人也可以「利涉大川」，反而將「河」、「馮」（憑據）為過河人的安全保障。當年猶太人就是這樣過了「紅海」，並利用紅海淹死了埃及追兵，從此自稱過河之人「希伯來」。虎與人的關係用句俗語來描述就是「麻稈打狼兩頭怕」，就看誰「坦坦」。

「愬愬」從《周易》開始使用，是原創。愬＝朔＋心，是指用心殫精竭慮地「朔」，顯然「愬愬」是指恭敬嚴謹的態度。「朔」與《周易》中常用的望的「月幾」相對，「朔」是新月，指每月農曆初一。履道走路更得多加小心，接近「如履薄冰」的狀態。「朔方」即北方，朔風凜凜。《尚書‧堯典》「北方申命和叔，宅朔方，日幽都。」老北京幽州與老周人「幽地」都是艱難寒冷而且與游牧民族打來打去的地方。所以，本卦以老周人「履道坦坦，幽人貞，吉。」來舉例。

「視履，考祥其旋，元吉。」就是要認真研究學習（占卜）前輩「考」曲折甚至打轉但最終獲得勝利的革命道路，吸取寶貴的經驗教訓，就能「元吉」，道路是曲折的，前途是光明的。「視」與「祥」的甲骨文都是表示巫師檢視神蹟，「祥」指用多個羊羔獻祭。「旋」的甲骨文造字本義是指獲勝歸營的軍隊轉動旗幟。旋字從疋，「疋」義為「繞行」。

對於本卦提出的「履虎尾，不咥人」命題；《詩經》的答案是極其智慧勇敢的「暴虎馮河」，本卦更加詳細分析如何「暴虎馮河」。除了三條「幽人」的經驗，本卦特別提醒了「夬履，貞厲」。

今本《竹書紀年》記載：「武丁三十五年，王獵於河渭，暴雷震死。」也許就是「暴虎馮河」的隱晦寫法。其後發生季歷之訟：「文丁四年，周

公季歷伐餘無之戎，克之，命為牧師……十一年，周公季歷伐翳徒之戎，獲其三大夫，來獻捷。王殺季歷。」這段歷史就是〈履卦〉後面第 11 卦〈泰卦〉與第 12 卦〈否卦〉的禍福轉換。

在「時」到來前，要耐心地靜養才能等到時機到來的那一刻。「養生」不是「養身」，而是「養生命」，生命＝身心＝身＋心。莊子解釋得很清楚：「氣變而有形，形變而有生。」《黃帝內經》與莊子強調的「養生」重在「養心」，養心的方式是清靜不「妄」，如何不「妄」？老子的解藥是「知」，莊子的解藥是「無心」，即「忘」。「故養志者忘形，養形者忘利，致道者忘心矣。」（《莊子讓王》）。「忘」在《莊子》中出現了 80 多次，指心無雜念，忘掉利慾的意思。莊子在〈應帝王〉中舉了個例子，道心就是混沌，「忽」、「條」二人自以為是地替混沌開了七竅，混沌就死了。莊子〈天地〉更明確地說，黃帝把他的道心「玄珠」弄丟了，才智、明察、巧言三人都找不到，象罔（無智、無視、無聞）卻輕鬆找到。黃帝曰：「異哉！象罔乃可以得之乎。」

莊子生在戰國時期，《莊子》洋洋 10 萬字，現代人基本都能看懂。莊子很好地繼承闡述了「黃老」思想，是藉助理解《素問》的寶貴二傳手。與扁鵲、張仲景一樣，中國原生道家的創始人老子、莊子也是歷史資料極其有限，推測要麼是被刪改，要麼是主動隱身。老子與孔子同期還有互動，莊子與曾子、子貢、孟子等大約同期，也有互動，更加奇怪，以至於蔡元培認為莊子就是同期的楊朱（實際不是，思想差別很大，莊子至少 7 篇論述批評楊朱）。最早確切記載莊子的是司馬遷的《史記》：「莊子者，蒙人也，名周。周嘗為蒙漆園史。」司馬遷贊同黃老，猜想也就這點資料。筆者有一個推論：老子、鬼谷子與「奔楚」的周室王子朝屬於一個團體，莊周（注意「周」）是他們的傳人。「周公奔楚」、「王子朝奔楚」，周王室鬥爭的失敗者都「奔楚」，本身就可以互相驗證。《莊子》描述的

得道之人「呆如木雞」卻能「一鳴驚人」，正是指蟄伏隱藏最後稱霸的楚「莊」王，無用為大用。王子朝被周敬王派人刺殺於楚，之後《左傳·定公六年》記載：「周儋翩率王子朝之徒，因鄭人將以作亂於周。」、「冬，十二月，天王處於姑蕕，儋翩之亂也。」、「單武公、劉桓公敗尹氏於窮谷。」、「二月己丑，單子伐谷城，劉子伐儀慄。辛卯，單子伐簡城。劉子伐盂，以定王室。」「周儋翩」是誰？為何有能力起兵興亂？為何不屈不撓為王子朝報仇？「周儋翩」會不會是：周王室子弟「儋」和「翩」。「儋」是不是太史儋即老子；王子「翩」是不是王詡即鬼谷子。「翩」是鴻雁「飛」的姿態；「詡」不能飛只好著書立說。據說，老子是鬼谷子的老師，那麼能跟著老子學習《周易》、《陰符經》的只能是周王子。鬼谷子還有一個名字叫「王禪」，寓意更清楚。「窮谷」與「谷城」是不是王子詡的基地「鬼谷」？如果以上推論成立，那麼老子、莊子與鬼谷子的身世之謎與中華文明之謎，都有了合邏輯的答案。在政治軍事鬥爭失敗後，老子西遷，鬼谷子躲進深山，心有不平，著書立說，教化弟子後來人（《水滸傳》、《三國演義》、《紅樓夢》都是這麼誕生的）。孔子活躍的時期正是這一時期，魯國積極出兵支持的也是周敬王，孔子參與較多，也因此被莊子大篇幅借盜拓之口抨擊唾罵為「虛言惑眾」、「竊國者侯」。莊周如果是老子的弟子，王子朝的後人，所有的思想與行為都合乎邏輯了。這個千古之謎等待歷史學家剖解，這裡供讀者參考，開啟桎梏。

所謂「黃老之道」，絕不是機械的無為，「絕聖棄知」更不是愚民政策，而恰恰是透過「知」達到「不病」；恰恰是系統論、平衡論的治國之道（實際是養國）。不是為與不為，是如何為？區別是類似中西醫的兩條路線。在無知的時候，要有自知之明，選擇保守療法；在知的前提之下，中醫強調抓住拐點與週期，積極干涉。《周易》上經主要講商周革命、天下一統，是革故鼎新的重生有為；而下經也是強調基於不變的人性節點

控制。其中〈革卦〉、〈震卦〉、〈損卦〉、〈益卦〉等多篇，在戰術上都是雷厲風行的，尤其〈損益〉與〈節〉強調的是節約政府消費、軍費開銷、祭祀開銷（以及流程與耗時），徵收富裕階層財富，重點支持養民、防災、養國，與漢武帝之後鹽鐵會議的認知水準不可同日而語。

如何「養國」才能天下萬世？就是《黃帝內經》的聖人終極養生法「精神不散」。「失神者死，得神者生也。」養生的最高境界是養神，「五臟堅固」、「血脈和調」、「營衛之行，不失其常」、「呼吸微徐，氣以度行」、「津液布揚」、「各如其常，故能長久」。姜子牙《陰符經》也表達了同樣的思想：「知之修煉，謂之聖人。」、「知之者，天常也。修之者，思無邪。」方以智總結為：「東西聖人千百其法，不過欲人性其情而已。性其情者，不為情所累而已。」

《素問．靈蘭祕典論》中，最早明確提出了養生的概念：

凡此十二官者，不得相失也。故主明則下安，以此養生則壽，歿世不殆，以為天下則大昌。主不明則十二官危，使道閉塞而不通，形乃大傷，以此養生則殃，以為天下者，其宗大危，戒之戒之。至道在微，變化無窮，孰知其原。窘乎哉，消者瞿瞿，孰知其要。閔閔之當，孰者為良。恍惚之數，生於毫釐，毫釐之數，起於度量，千之萬之，可以益大，推之大之，其形乃制。黃帝曰：善哉，余聞精光之道，大聖之業，而宣明大道，非齋戒擇吉日不敢受也。黃帝乃擇吉日良兆，而藏靈蘭之室，以傳保焉。

莊子的〈養生主〉因為「庖丁解牛」的故事而為人熟知，被世代傳頌。「養生主」的意思是養生的主要關鍵。「依乎天理」、「因其自然」，學會像解牛一樣，要刀刃沿著筋、骨的縫隙間移動，不要碰著筋腱和骨頭，這樣才能「保身」、「全生」、「養親」、「盡年」。莊子的養生之道和老子「知足不辱，知止不殆，可以長久」的思想是一致的。把「庖丁解牛」的「刀」理解成氣血，就是《黃帝內經》「盡天年」的養生法。

　　莊子還有一篇〈在宥〉，是把生命組織的養生長生和政權組織的長盛不衰進行了比對。〈在宥〉的意思是「聞在宥天下，不聞治天下也。」（天下靠養不靠治）。其中還專門提到黃帝所述「吾欲取天地之精，以佐五穀，以養民人。吾又欲官陰陽，以遂群生。」莊子顯然很熟悉《黃帝內經》，〈在宥〉借用了很多醫學語言，如「人大喜邪，毗於陽；大怒邪，毗於陰。陰陽並毗，四時不至，寒暑之和不成，其反傷人之形乎」、「天地有官，陰陽有藏；慎守女身，物將自壯。我守其一以處其和，故我修身千二百歲矣，吾形未常衰。」、「天氣不和，地氣鬱結，六氣不調，四時不節。今我願合六氣之精以育群生，為之奈何？」郭象注：「宥使自在則治，治之則亂也。」上述內容我們不能簡單地理解為消極無為，實際是治未病。未病的關鍵是「知」，不知而不妄動，就是清靜無為。《周易》〈無妄卦〉中所說的「無妄之災」，對人和政權來說都一樣。「必靜必清，無勞女形，無搖女精，乃可以長生。目無所見，耳無所聞，心無所知，女神將守形，形乃長生。」病皆起於過用，對各種病（尤其長期累積的慢性病）來說，吃藥不是最重要的，關鍵是不能再揮霍腎精，唯一的治療方法就是養精蓄銳。老子在《道德經》中論述：「治人事天，莫若嗇。夫唯嗇，是謂早服；早服謂之重積德；重積德則無不克；無不克則莫知其極；莫知其極，可以有國；有國之母，可以長久。是謂深根固柢，長生久視之道。」

　　〈在宥〉特地解釋了被廣泛誤解的「絕聖棄知而天下大治」，其實就是《黃帝內經》的養生法──養心。

　　崔瞿問於老子曰：「不治天下，安藏人心？」老子曰：「女慎無攖人心。人心排下而進上，上下囚殺，淖約柔乎剛強。廉劌雕琢，其熱焦火，其寒凝冰。其疾俯仰之間而再撫四海之外，其居也，淵而靜，其動也，縣而天。僨驕而不可繫者，其唯人心乎。」、「昔者黃帝始以仁義攖

人之心，堯舜於是乎股無胈，脛無毛，以養天下之形，愁其五藏以為仁義，矜其血氣以規法度。然猶有不勝也。堯於是放讙兜於崇山，投三苗於三峗，流共工於幽都，此不勝天下也。夫施及三王而天下大駭矣，下有桀、蹠，上有曾、史，而儒墨畢起。於是乎喜怒相疑，愚知相欺，善否相非，誕信相譏，而天下衰矣。大德不同，而性命爛漫矣；天下好知，而百姓求竭矣。於是乎釿鋸制焉，繩墨殺焉，椎鑿決焉。天下脊脊大亂，罪在攖人心。故賢者伏處大山嵁巖之下，而萬乘之君憂慄乎廟堂之上。今世殊死者相枕也，桁楊者相推也，刑戮者相望也，而儒墨乃始離跂攘臂乎桎梏之間。意，甚矣哉！其無愧而不知恥也甚矣！吾未知聖知之不為桁楊也，仁義之不為桎梏鑿枘也，焉知曾史之不為桀蹠嚆矢也！故曰：絕聖棄知，而天下大治。」

　　莊子繼承了黃老思想，也特地對一些容易誤解之處做了解釋。比如前文說的《黃帝內經》、《道德經》都有的一段文字：「甘其食，美其服，安其居，樂其俗。鄰國相望，雞犬之聲相聞，民至老死，不相往來。」《莊子·齊物論》中也有提到，但「甘其食，美其服，樂其俗，安其居」表示人民安居樂業。「鄰國相望，雞犬之聲相聞」，意味著鄰國之間沒有仇視，沒有覬覦，沒有戰爭。「老死而不相往來」則是指的「鄰國」之間沒有利益爭鬥，各國國內既「安」、「樂」，連馬都「喜則交頸相靡」，人豈有不往來之理？

　　《素問·陰陽應象大論》：「聖人為無為之事，樂恬淡之能，從欲快志於虛無之守，故壽命無窮，與天地終，此聖人之治身也。」

　　黃老之術強調「知」與「靜」，不知就靜不妄動。當人得了絕症或者王朝得了絕症，是不是沒救了？或者不救了？《周易》的〈恆卦〉與《黃帝內經》都認為世上沒有絕症，「言不可治者，未得其術也。」（《靈樞·九針十二原》）。《周易》的三螺旋理論告訴我們，「恆」的一面是不變，另一面卻是螺旋升級，螺旋升級是「恆」的高級形式。處在螺旋升級的葫

蘆脖子位置的歷史人物，只有正確地「振」，才能「恆」，在歷史轉折關頭消極無為或者開歷史倒車都是「凶」。《周易》本身就是第一次產業革命時代的作品，因為全世界最早的第一次產業革命發生在周朝。中國也是全世界僅有的經歷了所有 5 次產業革命的唯一大國，也因此中國歷史上出產了全世界最多的改革家。

「振恆，凶。」和癌症治療一樣，歷史上的變法成功者寥寥無幾，加速國家死亡者比比皆是，縱使成功也往往有很大的後遺症。病去如抽絲，變法如治療重病，如癌症晚期或老病垂暮，需要「密」與「祕」，嚴謹周詳、小心探索，隨時調整藥方與療程，一個小小的失誤，甚至出牌下藥的前後次序，往往會帶來嚴重的後果。變法者都想當「神醫」，至少能發現病，然而歷史的評價只能依據療效來看。好的「醫生」如管仲、漢宣帝、宋仁宗都起於貧微，體察帝國身體的枝枝葉葉，也就能透過「望、聞、問、切」把住脈。變法者要有科學的治病理論，孔子、王莽託古改制都找錯了藥方。改革藥方的難題與重點是「創新」，割舊肉長新肉。《周易》說的「枯楊生稊」就是讓肌體長出新芽，產生新的利益與得益階層，如秦國的軍功階層，張居正培育出的工商業階層等。另外一點，越是面對大動作大手術，好的醫生越要心靜如水，越要耐心、平靜、淡定。《漢書》：「莽性躁擾，不能無為」，商紂王、吳起、王安石、崇禎、光緒等失敗者基本與王莽有同一個心病：「性躁擾，不能無為。」成功者都有如周文王、周武王、周公的「謙」與隱忍的品格。欲振桓，心必靜。

歷史上偉大變革轉型崛起的舵手們，都是抱真守一的「清教徒」：英國克倫威爾（Cromwell），普魯士三傑、先輩威廉一世（Wilhelm I），義大利加里波底（Garibaldi）等。周公、穆罕默德（Muhammad）、英國攝政王、華盛頓（George Washington）、俾斯麥（Bismarck）、毛奇（Moltke）、

加里波底、西鄉隆盛等個人修養都是超一流的。王安石、徐階、張居正、李鴻章、康有為的變法改革，失敗的重要因素核心幹部團的私心與奢靡。美國企業制度墮落腐爛的工具與起點就是「期權」。企業應鼓勵真金白銀的股權與求真務實的分紅權，上市公司投機空手套基因的期權制只會導致集體墮落。陰明學的最大缺陷是融合了佛、儒、道的教義，卻漏了「墨家」的自律無私與團隊紀律及工匠精神。陽明學指導中國的文藝復興，大獲成功，徐渭、湯顯祖、吳承恩都是代表，但其指導工業革命是失敗的。陽明學在日本的成功有偶然性，日本原有的極簡主義優雅文化中，自律犧牲的武士精神是土壤，同期引進入西方「蘭學」是前提。王陽明個人是聖人境界，陽明之學沒那麼偉大，也不好學。

　　王陽明的本名叫王守仁，幼名雲，字伯安，他的心學源頭就是《周易》。之所以自號「陽明」，是因為他立志做聖人，在山洞裡苦學陰陽《周易》。餘姚的山洞叫「陽明洞」，龍場的山洞叫「玩易窩」。他從小身體不好，直到五歲都不說話，改名「守仁」後開始說話。「守仁」語出《論語》：「知及之，仁不能守之，雖得之，必失之。」此語強調仁厚之心＋學問＝君子。陽明同時也是《黃帝內經》術語，《太陰陽明論》講脾與胃是後天養生第一重點。「陽明經」是極其重要的胃經，是吸收「地氣」養育身體的唯一通道。陽明本人體弱多病，晚年才得子，但之後又不幸英年早逝，所以「陽明」這個號也是他的期望與自勉吧！

　　王陽明曾向當政者多次上書，以疾病比喻大明國事，力求為良醫改革。《周易》的〈革卦〉是專門講改革的，〈革〉的卦畫是「火鍋」，下火上澤，澤不是水，也可以是中醫的「胃」。「胃裡」（鍋裡）有水、有草、有魚、有蝦，還有微生物，是大融合之「澤」。胃火與鍋火都不可急，文火慢燉味自美（養胃就是養陽明，就要煲粥煲湯）。〈革卦〉的思想就是把商朝的人肉乾人骨湯祭祀改革成「牛牲」，把其他民族人當「人」而不是

「牲」，就是「仁者愛人」，所謂「守仁」。

　　《周易》上三十卦和下三十卦的分法類似卦畫的上下內外，下經為內，上經為外，內不變，而外變。以下三十卦人性不變為基礎，上三十卦天下大變，是為「易」。上經三十卦圍繞著「乾、坤」兩字展開，講述的全部是「治國平天下」的政治軍事規律，基於的歷史主要是從周建國到伐商到平叛真正完成平天下的歷程。〈咸卦〉、〈恆卦〉是下經後三十卦的內主題，看似修身齊家，實際是圍繞不變的人性，講如何「開萬世太平」。換一個說法，乾坤是天地運行周而復始可變的朝代更替，咸恆恆久為常萬世不變的內在人性。「天、地、人」三螺旋裡，「人性」不會變，光輝與陰暗並存，共同推動人類社會，所以所羅門說「太陽底下無新事」。下篇正是以「人性」為中心，闡述如何「允執厥中」，以求萬世。《周易》以及《陰符經》都強調「心」，因此周代金文的字往往在甲骨文上加上「心」，如「德」等。老子的《道德經》相當忠實地闡述了《周易》之道，更側重講下經的恆常不變，因此整部《道德經》沒有時間地點與人物，也就是說適用於任何時代的人物和事件。《周易》與《道德經》的區別是《周易》必須六十四卦，也就是「30 ＋ 30 ＋ 4」的結構，因此後四卦可以獨立成篇，是定稿人周公自己的人生小結。基於以上理解，只要對照商周革命的歷史就能清晰不玄地解讀周易前三十卦，只要掌握住人性與萬世恆常就能輕鬆讀懂後三十卦。商周革命是人類歷史上第一次產業革命，也是對過去數千年文明累積的一次大總結。因此《周易》記載的歷史與規律對後世推動人類不斷進步的產業革命充滿了啟迪。當然朝代更替的規律也是後世之鑑，但是朝代更替只是家姓小道，產業革命規律是萬世大道，這就是真正的「天下」之道。

　　周以《周易》之道治天下八百年，周之後統一天下的秦始皇也想「朕為始皇帝。後世以計數，二世、三世至於萬世，傳之無窮。」秦始皇反思

周沒能萬世是因為諸侯封建與強調教化，並總結秦國崛起的經驗，改成郡縣並制定苛酷法制，結果二世而亡。劉邦之後的皇朝再沒有萬世的無妄之想，明白朝代更替才是恆常。作為第一個真正統一天下的王朝，特別是周公，他參與了伐商與周王朝建立的全過程。周公當然比秦始皇更有資格規劃設計「開萬世太平」，他在退休三年期間，專門編寫修訂《周易》，為子孫君子們留下咸恆政權這個組織的創業史與「守成」的使用說明書。《黃帝內經》也可以認為是人生命組織的使用維護說明書。

六、中藥與《易經》思想的內在關係

首先，中藥的藥性分析與選材，指標都是「氣」或「星際粒子」，辨別之法就是陰中有陽，陽中有陰。地表之物皆可為藥，因為它們都可以吸取、截留、保存星際粒子。大海中「病毒」最多，因為水是精氣最好的載體，氣遇水而聚，遇風而散。風小的盆地山谷出好藥，古人使用的大多是水分多的鮮藥，都是進山採藥，很少有人在風大的海邊採藥。同樣的十五年的長白山野山參吸收的「氣」與種植參不可能同效，即使它們的化學元素一樣。有些中藥所截留的精氣，很容易轉變成藏系統的氣：黃耆、人蔘之類補氣，黃精、地黃之類補精。另一項常見驗證是雨水與雪水的生物活性：臘月雪水被稱為「廉價藥」，《本草綱目》中說：「臘雪甘冷無毒，解一切毒，治天行時氣瘟疫。」俄羅斯醫學研究顯示，常喝雪水可以恢復萎縮了的機體細胞組織使人年輕。有些醫生提出理論，每天飲一、兩杯雪水，可使血中膽固醇含量顯著降低，能防治動脈硬化症。當然可以解釋說，雪水中所含酶化合物比普通水要多，而雪水中的重水含量比普通水少25%，重水會抑制新陳代謝。那麼，為何同樣是水，變成了雪就變了呢？雨水也一樣，如果誰認為雨後春筍是因為澆的水多，不

妨去用普通水試試。雪水與雨水無非是「上過天」而已，但其功效仍然是「氣」的作用。

現代醫學透過大量的裝置與元素分析給人發達的假象。然而，病毒性疾病、遺傳性疾病、免疫性疾病、內分泌性疾病、神經系統疾病及多臟器疾病等，這些真正的疾病能治好嗎？偏執地嘲諷中醫藥的以靜待時策略很可能已把人類與疾病作抗爭路線引向歧途。「人」是最複雜最精密最個性化的系統，臨床用藥如果把人當通用機器肯定不符合邏輯。因為系統平衡或者人與環境螺旋的複雜性，只是針對病毒或指標攻擊性用藥，就是一城一地的打法，也很難取勝。比如，治療癌症，如果拋開癌症發生原因與發展程序的多樣性，只發明某種殺死癌細胞的技術，那麼某大學工程物理系研究輻射的科學家就是最好的醫學家，是不是發現了邏輯的謬誤？「SARS」爆發以來十七年依然沒有特效藥；新型冠狀病毒肺炎還是沒有特效藥。如果每出現一種新病毒，就找新的特效藥，那麼現代的醫學家永遠是疲於奔命，舊的還未去，新的又來了，因為病毒的變異實在太快。激素抑制免疫力掩蓋病情，最後病人就不是死於病毒，而是死於膿毒血症、多器官衰竭。世界衛生組織（WHO）指出：「全世界有三分之一的病人不是死於自然疾病本身，而是死於不合理用藥。」中藥大多都經過了幾千年的檢驗，而能夠使用超過一百年的西藥有幾種？一次次因為忽略長週期的嚴重後遺症，這樣的失誤還不夠多嗎？「西方者，金玉之域，沙石之處，天地之所收引也，其民陵居而多風，水土剛強，其民不衣而褐薦，其民華食而脂肥，故邪不能傷其形體，其病生於內，其治宜毒藥。故毒藥者，亦從西方來。」《黃帝內經》已經在幾千年前預言了西方人身體壯不易外感，「病生於內，治宜毒藥」、「故毒藥者，亦從西方來。」

「什麼是垃圾？丟在垃圾桶裡的？」、「如何判斷有用無用？透過元

素分析？」、「什麼是毒？菸草與大麻哪個更毒？」每個人的平衡是個性化的，既有普遍性也有特殊性。身體當時不需要，就是無用，吃進身體則有害，肚子與身體就成了「垃圾桶」。狗、鳥類為了消化，吃屎、吃沙子；北京人因為環境原因也會愛吃不洗乾淨的大腸「滷煮」以及餿透發酵的「豆汁」；貴州山區酷愛牛胃、腸、草熬的火鍋，苦酸清火健脾；明朝軍隊就用「童子尿」解決軍訓中的跌打損傷，稱「還魂酒」。因此，機械地分析元素成分，把某種物質定義為補品，另一種定義為毒品，包括為不同個性平衡的所有人開發一種藥，要麼是不合邏輯的「元素迷信」，要麼是有計畫、有體制、有司法協助的商業策略。古代歐洲人迷信「鹽」，羅馬用鹽發軍餉，所以英文的薪水「salary」一詞就來自鹽（salt）。人本身就有鈉鹽平衡能力，偶爾多吃了一點鹽很可怕嗎？小孩天生脾虛需要吃糖，「甜」味也是自然美好的訊號，吃糖與吃基因改造漢堡哪個可怕？同樣是音樂，不同的頻率節奏適合不同的人。「陰平陽祕，精神乃治」是平衡的最佳狀態。「陰平」、「陽平」本身也是聲音概念，不能機械地把歌舞就定義為「歡樂愉快」的。中藥的組方邏輯以及十八反等禁忌，難道只是元素疊加？若真是如此那拓撲學又在研究什麼？

中醫的復興與回歸，是指回歸生命哲學，絕不是排斥現代科技，也不應排斥西藥。恰恰相反，在哲學的指引下，中醫應當勇於引進現代科技。對中藥的藥性，應當智慧化精準檢測，而不是依靠經驗；對於西藥本身，也應當根據「君子用極」的指引，大膽使用，明確使用，但是應當堅持君臣佐使組合，對大寒類藥物配合補精藥物。「君子用極」本來就是《周易》〈革卦〉的思想，否則如何做到「小人革面」成為健康「新民」？縱觀歷史，18 世紀後大機器生產時代的以標準化工具、標準化的產品為核心的醫學，必將被資訊科技大數據、人工智慧模擬預測、機器人打針手術等顛覆。人類正邁入「一人一方」的精準醫療時代，新中醫結合新科技

的前景會更廣闊。

中藥的藥效還特別強調君臣佐使的組合，以及十八反之類的不能組合。組合的作用絕不是元素相加相減，但是如何說清它的原理依據呢？元素分析疊加是合乎邏輯的，但是每種藥的元素太多、多種藥與劑量、炮製方法的組合太多、與內外環境的配對太多，幾乎是無數量級。對它進行計數，人類的科技水準不僅現在達不到，未來恐怕也達不到。比如，張仲景治療肺炎愛用的「細辛」，細辛又名細參，屬馬兜鈴科，含有著名的馬兜鈴酸，因其根細、味辛，故得名。細辛選藥還要求以氣辛、嚼之辛辣麻舌者為佳。實際上這個「辛」是一種有毒的精油，其可直接作用於中樞神經系統，先興奮後抑制。對呼吸系統的抑制，逐漸使隨意運動及呼吸運動減退，反射消失，最後呼吸完全被麻痺，先於心跳而停止。然而，《傷寒雜病論》中將細辛與五味子、乾薑、桂枝等組合，要求開蓋煎熬後，不僅無毒，而且對祛寒溼性肺炎以及哮喘非常有效，離開細辛治寒飲，肺炎就治不好，特別是對老年重症呼吸肌肉長期寒且無力，導致痰停滯在肺裡出不來的情況（真武湯＋細辛、乾薑、五味子。「病痰飲者，當以溫藥和之。」）。因此，《神農本草經》也將之列為上品。還有無數實踐案例可以證明中藥的「神奇」，其實神農、張仲景也未必能完全講清楚為什麼要這個組合、為什麼要這個劑量、為什麼要煎熬還要開著鍋蓋？

對中藥的組方邏輯還是要從《周易》等哲學思路來理解，比較能說明這個邏輯的就是〈巽卦〉。古建築布局以「坎宅巽門」為最佳，正房坐北為坎宅，巽門即東南門。八卦「巽」代表風，風負責運輸「氣」，因此被崇尚。深圳「巽寮灣」的取名就是根據東南方位和藏風聚氣的特點，期望建「寮」於此灣，百姓吃喝不愁。《周易》記載，無論檀父「貞」周原，還是周公「象宅」、「地中」洛陽，都顯示「風水」已經在周易前成熟，而

且更加側重「天地」即環境對「人」的養育，目標天地人合一，這並不是「迷信」。風水中根據物體擺放位置的不同而產生不同「能量」的理論，實際上就是「拓撲學」，簡單來說就是同樣長度的線圈成不同幾何形狀，圍合的面積也不同。

為了便於理解拓撲學和組方的關係，我們以戰法中最簡單的兵陣組合為例。同樣是 1 萬士兵，如何布陣最有戰鬥力，需要針對不同的作戰對象來看。正面攔住示威人群，排成一列就能擋住最多的示威者；陣地戰攻擊敵人陣地特別是羅馬方陣，楔形最銳利；如果圍城或圍獵，圓形能圍合最大面積。除了步兵，還可以再區分出更多兵種，更複雜但原理一樣。所以韓信說讓劉邦超過 10 萬人就指揮不好了，而他拓撲學學得好——多多益善。名將與濫竽充數的對比、軍陣與烏合之眾的對比，就是名醫與庸醫的對比。元素疊加思想以及各種裝置藥物都上就是烏合之眾。對付不同的敵人打不同的仗，這就是張仲景的治病打法。而美國人只是在對比槍炮、GDP 做元素分析和元素疊加。不知道西點軍校有沒有算明白他們是怎麼輸的。

除了風水，中國人用一種更有趣的遊戲來表達傳遞「巽」的排列組合與能量場思想，那就是「麻將」——牌無分好壞，不同的組合才有價值高低。「巽」是拓撲理論在政治組織與人事中的應用而已，人、「鼎」、「床」的排布組合不同，能量場也不一樣。中藥組方的哲學思路與〈巽卦〉一樣，首先不能脫離人體活的生命這個「鼎」、「床」、「野」的結構（就是後文詳述的藏象雙生命結構），兔子小白鼠或者死人或者不同的人，該生命組織的結構不同，組方搭配就不同；其次才展現醫生的組方與搭配能力。管仲、商鞅、吳起、王安石、張居正、李鴻章、康有為等，在他們同時代，有不同的「醫生」，有不同的組合，但結果一生一死。

雙盲試驗是為了避免試驗結果受人為主觀因素影響而採取的一種試

驗方法，在各行各業的試驗都有應用，並非只有醫療行業採用。只要是人，都可能受人為因素影響。雙盲試驗的本質是讓評判者客觀看結果，要看的是整體結果，而不是單項指標。成分分析對藥物的理解可能會有一定的幫助，但大多以偏概全。醫學管理如果片面強調雙盲試驗，其實是因為對人類疾病的系統與長週期本質不了解。比如同一種病，好的中醫肯定會開出多種藥方，針對任何個體基於機率論的雙盲統計結果肯定是機率很小的（只有一種方最有效）。

附文一：〈巽卦〉解析

第五十七卦〈巽卦〉

巽：小亨；利有攸往；利見大人。

初六，進退，利武人之貞。

九二，巽在床下，用史、巫紛若；吉，無咎。

九三，頻巽，吝。

六四，悔亡，田獲三品。

九五，貞吉，悔亡，無不利。無初有終。先庚三日，後庚三日，吉。

上九，巽在床下，喪其資斧，貞凶。

理解〈巽卦〉的關鍵是理解「巽」。無論是東南「風」還是「遜」、「順」的解釋都邏輯不順的。

巽字從二巳，從共。巳，子也（新生兒）。共的甲骨文=（雙手）＋（口），表示兩人捧著「口」。古文寫法的「共」從四手，表示更多人一同使勁。洪、供、栱等字顯然都是把水、人、木集中合力的意思。因

143

此「巽」的本義是眾子合在一起，那就是托兒所？托兒所幼兒園的老師既要替他們準備食物擺好位置，還要叫他們遵守秩序，於是延伸出「具」的含義，就是有秩序地向很多人餵飯，再明確就是「饌」，如饌賓（款待賓客）。《周禮·天官》：「掌其厚薄之齊，以共王之四飲三酒之饌。」《說文解字》記述：「巽，具也。」認為巽字的本義為官員依次而跪，等候君王上朝的排位擺放已經具備。理解「巽」離不開「鼎」，鼎是指飯鍋和肉鍋，部落圍著吃飯，如果「鼎」代表朝廷的功能，那麼「巽」就代表朝廷的擺放秩序，類似聚餐時的狀態。古人開會時都坐在「床」上，前面是專人有序擺放餐具與酒菜。床可以是矮的木榻，也可以是「榻榻米」，所以「床」就代表了朝廷。〈剝卦〉的「剝床」也是指撤掉在朝廷中能坐下吃飯開會的席位。

歸納一下，固定的「鼎」、「床」與可移動更換的「人」即朝廷大員們共同組成了「巽」的畫面。這個畫面是一個系統，不僅是單方面的群臣順從地跪成一排或兩排，古人的「坐床」就是「跪床」。因此《尚書·堯典》中記載，堯帝傳位舜，說：「咨！四岳。朕在位七十載，汝能庸命，巽朕位？岳曰：否德忝帝位。」

巽指的是調整這個「鼎、床、人」的系統，遷鼎就是遷都，很少發生；遷大床就是堯巽位給舜的換皇帝之事，也少發生。本卦主要指調整大臣諸侯們的「床」與相應位置的人，就是組織機構與人事的改革。因為總是改來改去「頻巽，吝」，但體制僵化，失去功能了又必須改一改。改革調整的最佳時機並不是動亂已經發生後，而是在看似平穩的時候「利有攸往」，而且要和核心團隊協商醞釀充分「利見大人」。

《墨子》摘引〈武觀〉：「啟乃淫溢康樂，野於飲食。將將銘，筦磬以力。湛濁於酒，渝食於野，萬舞翼翼。章聞於天，天用弗式。」「野於飲食」、「渝食於野」、「天用弗式」，就是說啟作為第一個君主制國家創始

人，他的政治體制混亂，是不完善的。

《說文解字》：「史，記事者也。從又持中。中，正也。」「史」指王者身邊擔任星曆、記事的文官，也自然地成為君王的助手。他們也以歷史和星象等事件為依據向君王提建議。因為他們在記錄歷史時要力求客觀公正，所以「史」字「從又持中」。《說文解字》：「巫，祝也。女能事無形，以舞降神者也。象人兩袖舞形，與工同意。古者巫咸初作巫。」巫就是聯通人與鬼神的人。例如「秦晉之好」中晉獻公的太卜就是智慧化身，也是決策智囊。每當有事，巫要占卜祈禱（周公曾兼職「金縢」）。

改革完成後的效果是「悔亡，田獲三品。」〈舜典〉中記載了一次類似的改革：帝曰：「契，百姓不親，五品不遜（通巽）。汝作司徒，敬敷五教，在寬。」「契」作司徒改革「五品不遜」。「三品」與「五品」，還是指眾多得力的朝廷大員「利見大人」。「田」是「畋」的通假，指「畋獵」。文王「田」見到大人姜子牙，周公以爺爺的故事教導成王要廣泛的從體制外發現人才。「巽在床下」改回到「巽在床」，動亂結束「悔亡」。

改革的過程，周公描述為「無初有終，先庚三日，後庚三日。」才能實現「貞吉，悔亡，無不利。吉。」庚是十個計時天干的第七位，十日一輪為一旬，「先庚三日」就是庚日的前三天「丁、戊、巳」，沒有「甲、乙、丙」，所以「無初」，就是開局很亂很「不巽」。「後庚三日」就是指庚日之後的三天「辛、壬、癸」，正好是一旬的終結，所以「有終」而「巽」。〈蠱卦〉「先甲三日，後甲三日」的含義是有終有始。

中醫本身很難產業化，另外因為要治本，中藥也很難標準化。標本思想始於《黃帝內經》，「標本」非常抽象，表達相對、主次，表述經絡起始與末端的分布、疾病與醫工、先病與後病、正氣與邪氣、表病與裡病以及症狀與病因等相互之間的關係。諸如《靈樞·衛氣》：「能知六經標本者，可以無惑於天下。」該文六經標本是指手足六經的標部和本部，標

部為經氣所止的位置，本部是經氣所起的位置。《素問‧標本病傳論》：「知標本者，萬舉萬當；不知標本，是謂妄行。」該文標本指疾病的先後之分，即本病為先發疾病，而標病為後發疾病。《素問‧標本病傳論》：「夫陰陽逆從，標本之為道也，小而大，言一而知百病之害；少而多，淺而博，可以言一而知百也。以淺而知深，察近而知遠。言標與本，易而勿及。」、「知標本者，萬舉萬當；不知標本，是謂妄行。」（《素問‧標本病傳論》）、「知標與本，用之不殆，明知逆順，正行無問。此之謂也。不知是者，不足以言診，足以亂經。」（《素問‧至真要大論》）。《素問‧湯液醪醴論》中正確而明確地了解到了兩者的關係，說：「病為本，工為標。標本不得。」歷代醫家都遵循的「標本先後」重點在「有餘」或「不足」。「有餘」就是「邪氣有餘」為「本」，成病為「標」，此時要「先本後標」：先袪邪，然後調理氣血、恢復生理功能治其標，一般以外感諸證居多。所謂「不足」，就是「正氣不足」為「本」，成病為「標」，這時採用「先標後本」的原則。先固護正氣、防止虛脫，然後再袪除邪氣以治其本，一般以內傷諸證居多。《素問‧陰陽應象大論》：「治病必求其本。」西醫治標，指機械地孤立地去除肌體相應部位的症狀，卻不能從整體角度徹底除掉導致該症狀的根本原因，以至於疾病反覆發作。比如，癌症細胞本是人體正常細胞病變，是人體異常的結果，而不是癌症的原因。採用放、化療或手術切除方法治療，導致癌症的根本原因並沒有消除，所以治療之後會復發，這不是正確的策略。《素問‧移精變氣論篇》批評這是「暮世之治病」：「暮世之治病也則不然，治不本四時，不知日月，不審逆從。病形已成，乃欲微針治其外，湯液治其內，粗工凶凶，以為可攻，故病未已，新病復起。」對治病明確的準則是：

　　帝曰：願聞要道。岐伯曰：治之要極，無失色脈，用之不惑，治之大則。逆從倒行，標本不得，亡神失國。去故就新，乃得真人。

帝曰：余聞其要於夫子矣！夫子言不離色脈，此余之所知也。岐伯曰：治之極於一。帝曰：何謂一？岐伯曰：一者因問而得之。帝曰：奈何？岐伯曰：閉戶塞牖，繫之病者，數問其情，以從其意。得神者昌，失神者亡。

「治之極於一」，「一者因問而得之」，即指最高境界在於神治。「子一」就是合一。天人合一、神形合一、標本合一、心身不二。「一者因問而得之」，就是一定要尋找出致病的原因。「中醫之方」自然辨證生成，按程序臨床加減。《素問‧玉版論要》：「治在權衡相奪，奇恆事也，揆度事也。」《黃帝內經》要求不背方，不套方（前文已述，靠背方套方去打仗是贏不了的）。揆度奇恆是《黃帝內經》用語；揆度，指揣測或估量；奇，指特殊的；恆，指通常的。《素問‧平人氣象論》：「黃帝問曰：平人何如？岐伯對曰：人一呼脈再動，一吸脈亦再動，呼吸定息脈五動，閏以太息，命曰平人。平人者不病也。」以正常人的指標對比衡量病人，是確定病之所在及病之輕重的邏輯方法。揆度，即先確定正常人指標，然後以此尺度去衡量；奇恆，是拿正常情況（恆）與特異情況（奇）作比較，找出不同，確認病變（奇）之所在及嚴重程度。如脈搏遲速的診斷，就是揆度奇恆（一說「揆度」與「奇恆」是《黃帝內經》引用的兩部古醫書）。

《素問‧湯液醪醴論》：

岐伯曰：當今之世，必齊毒藥攻其中，鑱石、針艾治其外也。

帝曰：形弊血盡，而功不立者何？

岐伯曰：神不使也。

帝曰：何謂神不使？

岐伯曰：針石道也。精神不進，志意不治，故病不可愈。今精壞神去，榮衛不可復收，何者？嗜慾無窮，而憂患不止，精神弛壞，榮泣衛除，故神去之而病不愈也。

岐伯曰：病為本，工為標，標本不得，邪氣不服，此之謂也。

岐何曰：平治於權衡，去宛陳莝，微動四極，溫衣繆刺其處，以復其形。開鬼門，潔淨腑，精以時服，五陽已布，疏滌五臟。故精自生，形自盛，骨肉相保，巨氣乃平。

中藥的提純和標準化製造是一條歪路。正宗的中藥給藥途徑只有兩條：一是脾胃吸收，二是經絡穴位吸收。中藥提純後透過肌肉注射給藥，正是因為違反了藥理與給藥途徑，容易產生不良反應；其實本質上是西藥的元素標準導致。中醫哲學是為「藏生命」服務的，直接用於解剖形體的不多，與西醫類似靠「毒」不靠「氣」的都可以被西藥替代或者直接提取元素成為西藥。藏系統主要是透過脾胃吸取飲食中藥所含之精，因此中藥的典型形式還是湯藥。伊尹應該是最早熬湯的人，也是最早做藥食同源的人，他服務的對象就叫「湯」。中醫對藥「毒」的認識也是辨證的：《本草綱目》中 70% 左右標有毒性的藥都對解剖肉體有不良作用，但是對藏象系統有利與否是根本。另外，對於毒藥的用量《素問·五常致大論》中有明確的、漸進的「度」的標準：「病有久新，方有大小，有毒無毒，固宜常制矣。大毒治病，十去其六，常毒治病，十去其七，小毒治病，十去其八，無毒治病，十去其九。穀肉果菜，食養盡之，無使過之，傷其正也。」即使無毒的「穀肉果菜」也要「無使過之，傷其正」。

經絡穴位針灸本身不能產業化，但是針灸機器人可能是個很好的研究方向。人為經絡穴位吸收，可以練習的途徑只有煉內丹。葛洪的前輩是系統煉丹理論的開創者魏伯陽，他所著《周易參同契》被後世奉為「萬古丹經王」，奠定了道教丹鼎學說的理論基礎（包括內、外丹），思想來源於《黃帝內經》和《周易》。「參」是「三」，「同」是相通，「契」是「書」，「參同契」即易、黃與煉丹三合一。魏伯陽採用鉛汞作為煉丹的主要原料，以及把黃金的恆定性作為永生類比，開啟了丹鼎鍊金術等，葛洪、

陶弘景都可視為他的傳人。他將陰陽五行學說用於解釋煉丹術現象，認為萬物的產生和變化都是「五行錯王，相據以生」，是陰陽相須，彼此交媾，使精氣得以舒布的結果。他還提出了相類學說，「同類」的物質才能「相變」，「異類」物質之間則不能發生反應。從風行歐洲的煉金術層面來看，培根、牛頓等人也可視為魏伯陽的弟子。牛頓因為研究煉金術而成為皇家鑄幣局局長，開創了英鎊的金本位制度，不清楚這個本位黃金是否來自煉金術？煉金術組織如「玫瑰十字」、「金薔薇」等演變為「共濟會」，共濟會主力推動了歐洲啟蒙運動與科學革命。從本源上講，現代科學的祖宗是煉金術，煉金術（或煉丹術）的哲學來自《黃帝內經》和《周易》。

　　龍戰於野，其血玄黃。啟明之星，元吉黃棠。《周易》時代語文既格局宏大，又傳神優美。「其亡其亡，繫于苞桑。」苞就是瓟瓜，是不是一比「黃瓜」就沒法讀了？一本 3,000 年前的經，我仔細學習了能找到的所有解釋版本，沒有一種合乎「邏輯」，卻被日積月累地新增扭曲。真相和真理被無知與不懂裝懂掩蓋，甚至有些理論大言不慚欺世盜名。假邏輯就是文字與概念遊戲，主要靠嚇人。於是故弄玄虛的假「數學」就登場了。假數學就是缺乏基本邏輯的數學遊戲，主要靠唬人。不到五千字的書，只可能有一種解釋是對的；其他全是謬誤。只要對了，合乎邏輯，就不可能晦澀難懂，就不需要很多「專家」各種研究。

附文二：〈無妄卦〉、〈蹇卦〉兩卦兩病

　　《周易》中直接以「病」為題探討的有兩卦：〈無妄〉和〈蹇〉。無妄指老子強調的病，紂王因無知有自以為知地折騰；蹇是指周室內部五藏失衡導致四肢逐漸癱瘓，講的是周公與成王、三叔、召公、姜太公的矛

盾。以下分別獨立解析，供讀者參閱理解。

第二十五卦〈無妄〉

無妄：元亨，利貞。其匪正，有眚。不利有攸往。

初九：無妄往，吉。

六二：不耕，穫；不菑，畬。則利有攸往。

六三：無妄之災。或繫之牛，行人之得，邑人之災。

九四：可貞，無咎。

九五：無妄之疾，勿藥有喜。

上九：無妄行。有眚，無攸利。

〈無妄〉總結伐商順利的原因，即對方係「無妄之災」；同時也回顧了武王為伐商所面臨的龐大壓力，無數個周公陪伴勸慰的無妄之夢。

妄，金文𡚴=匕(亡)＋𢇛(女)。不是指女人死了，也不是強調女人本身無妄，而是指「女亡」（女性逃跑）這件事是「妄」。至少在《周易》之前甲骨文時代，古人已經發現了這一現象。

《陰符經》對〈無妄〉的描述還是用「樹木」做比喻，「火生於木，禍發必克；奸生於國，時動必潰。」木本生火，火禍及木，則木克；邪生於心，邪發而禍及心，則性亂；國中有奸，奸動而潰其國，則國亡。《紅樓夢》描寫秦可卿之死，天下不寧而大亂，講的病症就是「水虧木旺的虛症候」這個意思。沒了水木還能旺？實際就是《黃帝內經》講的「邪之所湊，其氣必虛。」《陰符經》解釋：「火生於木，火發而木焚。奸生於國，奸成而國滅。木中藏火，火始於無形。國中藏奸，奸始於無象，非至聖不能修身煉行，使奸火之不發。夫國有無軍之兵，無災之禍矣，是以箕子逃而縛裘牧，商容囚而蹇叔哭。」

「無妄往，吉」指的是在姜太公陰謀修德以及「蠱」一系列措施下，商朝已經內部分裂，成員之間離心離德，「無妄之疾」、「多將熇熇，不可

救藥！」（《詩經·大雅·板》）。商人內部分離腐敗嚴重到一定程度，對周人而言，類似「和平演變」，權衡一番，可以下手摘果子了——「則利有攸往」。在商陷入「無妄之災」時，「無妄往，吉」。《史記》說紂王「知足以距諫，言足以飾非；矜人臣以能，高天下以聲，以為皆出己之下；好酒淫樂，嬖於婦人，愛妲己，妲己之言是從。於是使師涓作新淫聲，北里之舞，靡靡之樂；……百姓怨望而諸侯有畔者，於是紂乃重刑辟，有炮烙之法；而用費中為政，費中善諛，好利，殷人弗親，紂又用惡來。惡來善毀讒，諸侯以此益疏。」、「微子去之，箕子為之奴，比干諫而死。」（《論語·微子》）。這個時候，武王認為伐商的時機到了。

〈武王入殷〉記載：武王使人候殷，反報岐周曰：「殷其亂矣！」武王曰：「其亂焉至？」對曰：「讒慝勝良。」武王曰：「尚未也。」又復往，反報曰：「其亂加矣！」武王曰：「焉至？」對曰：「賢者出走矣。」武王曰：「尚未也。」又往，反報曰：「其亂甚矣！」武王曰：「焉至？」對曰：「百姓不敢誹怨矣。」武王曰：「嘻！」遽告太公，太公對曰：「讒慝勝良，命曰戮；賢者出走，命曰崩；百姓不敢誹怨，命曰刑勝。其亂至矣，不可以駕矣。」故選車三百，虎賁三千，朝要甲子之期，而紂為禽。則武王固知其無與為敵也。因其所用，何敵之有矣！……武王之義也。人為人之所欲，己為人之所惡，先陳何益？適令武王不耕而獲。

本卦以「不耕，獲；不菑，畬」的農業來比喻，本來一分耕耘一分收穫，這是農業的鐵律，然而如果一個人想「不耕，獲」就是指不勞而獲了。《呂氏春秋》解釋說：「武王之義也。人為人之所欲，己為人之所惡，先陳何益？適令武王不耕而獲。」本卦顯然不認同，周公認為是無妄所致。而且「不菑，畬」，竟然指連沒有翻耕施肥的生地「田地」，都自己直接變成肥沃的熟地這難道不是痴心妄想嗎？《爾雅》：「田一歲曰菑，二歲曰新田，三歲曰畬」。〈坤卦〉說的「不習」之地，「直方大」，指不用開發養護就有收成，比喻周人獲得商徵稅的勢力範圍。

「無妄之災。或繫之牛，行人之得，邑人之災。」是一個比喻，類比周人偷驢而商紂王拔橛。本卦以不耕而獲摘果子為主題，講的是農業民族的潛意識。《孫子》論述：「金城湯池而無粟者，太公、墨翟弗能守之。」老子說：「治人事天莫若嗇」、「有國之母，可以長久。是謂深根固柢，長生久視之道。」農業最重要的生產工具是「牛」，所以「或繫之牛」，是《周禮‧載師》中「牛田牧田」的牛。「或繫之牛」就是國運繫之於「牛」，比喻管制保衛國家的人才。「行人之得，邑人之災」反映了周人一系列的挖牆腳、策反和蠱惑工作的成果。

《陰符經》將商人「無妄」說成是「潘水入火，自取滅亡」。邏輯就是商人迷信上天之意，迷信占卜訊息，「愚人以天地文理聖」，迷信化為祭祀「殺人過萬」，導致「大風暴起」。而姜子牙代表的周人「我以時物文理哲」，因此不懼〈師卦〉之「惑」，堅定出師，「觀鳥獸之時，察萬物之變。」「哲」是善於感悟並能預言的先知先覺者。

商人之「無妄」，都是周人有預謀的，因此叫「人以奇期聖，我以不奇期聖」，沒什麼可奇怪的。《詩‧大雅‧抑》說：「抑抑威儀，維德之隅。人亦有言：靡哲不愚，庶人之愚，亦職維疾。哲人之愚，亦維斯戾。」意思大致是：君主應有浩大的威儀，端正的品德。有人說：偉大的智者不會受欺騙，而普通的人之所以受欺騙的原因主要是由於普通人被生活所困，不能超脫罷了。

「或」是「域」、「國」的本字。甲骨文 ┓=┓（戈，武器）+ ┗（口，城郭），表示武力守城，以軍隊守衛國土。後來加「土」另造「域」來代替。當「域」的本義消失後，又加「囗」另造「國」代替。

「無妄之疾，勿藥有喜」就是「悲夫亂君之治，不可藥而息也」，「勿藥」與無為保民修養剛好相反，強調「作」。對周人而言「有喜」，相當於有人擂鼓相助。《說苑‧辨物》中說：「夫死者猶不可藥而生也，悲夫亂君

之治，不可藥而息也。詩曰：『多將熇熇，不可救藥！』甚之之辭也。」

《詩經‧大雅‧板》載述：「多將熇熇，不可救藥！」就是對商紂無妄的宣傳歌。《毛詩序》說是凡伯「刺厲王」之作。周厲王很出名，他被國人起義推翻導致召公和周公的「共和行政」。他與商紂王確實很像，也是一個面對「積重難返局面」的改革家。

《黃帝內經》同樣把「常」與「妄」作為健康長壽的正反對照，「邪氣傷人，此壽命之本。」這個原理同樣適用於國家等組織。「上古之人，其知道者，法於陰陽，和於術數，食飲有節，起居有常，不妄作勞，故能形與神俱，而盡終其天年，度百歲乃去。今時之人不然也，以酒為漿，以妄為常，醉以入房，以欲竭其精，以耗散其真，不知持滿，不時御神，務快其心，逆於生樂，起居無節，故半百而衰也。」

「可貞，無咎。」是指繼續審視觀察，不急於行動。紂王的「無妄行」包括內部改革、外部削藩以及征東夷等，但這反而為周人進行策反以及抓住戰機提供了基礎。紂王本是努力作為，卻加速了商的滅亡，這還真是一個「痴心妄想」的事業。《逸周書》記載姜子牙說過：「土廣無守，可襲伐；土狹無食，可圍竭。二禍之來，不稱之災。天有四殃，水、旱、飢、荒，其至無時，非務積聚，何以備之。」

「無妄行。有眚，無攸利。」引用了武丁中興的話「若藥不瞑眩，厥疾不瘳；若跣不視地，厥足用傷。必交修餘，無餘棄也！」「有眚」本意應當在小有眼疾時防微杜漸，商紂卻「無妄行」，病雖初生但經不起折騰，因此「無攸利」。《史記‧宋微子世家》記載：「紂王始為象箸時，箕子嘆曰：彼為象箸，必為玉杯；為杯，則必思遠方珍怪之物而御之矣。輿馬宮室之漸自此始，不可振也。」紂王不聽箕子勸諫，箕子最終選擇了無視暴君胡作非為，自己裝瘋作奴。

「故恆（常）無慾以觀其眇，恆（常）有欲以觀其噭」，「徼」通「僥」，

153

是求的意思，指貪求不止。成語「離本徼末」，表示不注重根本環節，只在枝節下工夫。老子告訴我們如何才能認知「道」。「常」的必然性如果導致衰敗會讓人無法接受，但也得承認，之後就會少了很多痴心妄想，因為痴心妄想不能改變「常」的結果，只能讓自己變得愚蠢，「妄作」只會死得更快。

老子解釋「無妄」行的反面，就是「守靜篤」，「覆命曰常，知常曰明，不知常，妄作，凶。知常容，容乃公，公乃王，王乃天，天乃道，道乃久，沒身不殆。」

老子主張「靜」和「無為」的本義，是在沒有「知常曰明」的情況下，不能「不知常，妄作」，亂作為必「凶」，這類似武丁用藥與疾作比喻。

老子另一句名言是：「知不知，上；不知知，病。」、「聖人不病，以其病病。」「知不知，上」就是要承認對世界認知是有限的，有「自知之明」；「不知知」就是不懂而自以為是，不懂裝懂就會「病」。「三代出名醫」，說明醫療經驗的累積是很困難的。所有的疾病，除外傷外都是內科病。病千變萬化，越是老醫生，越是見得多，就越覺得自己的知識太有限。以中西醫療之爭為例，外傷以及病菌感染類為「疾」，現代醫學已經基本掌握，抗生素與手術技術是西醫的重大貢獻，但是對於系統性、內生性、長期性「病」的認識，無論中西醫都還在「不知常」的階段，區別就是是否知道「不知知，病」並「妄作，凶」的道理。過度醫療、指標化醫療、孤立醫療等都是「妄作」，自命科學、自以為是更是有病。方以智進一步闡述：「人先不能自見其心，而語及、不及者，妄也。」、「毒均設爐，聽人投迷。有開目放光者，則出而逍遙；不能出，則迷死之已耳。無明即明，爭明逾迷。躍冶造命，本無迷悟，而有似乎生迷死悟。不迷則死，不如迷學，學固輪尊毒毒藥之毒也。吾告稗販毒藥者曰：至賤如鹽水，至穢如矢溺，皆可吐下，比於靈丹；何必外國之阿魏、黃硇乎？

燈籠露柱，石牛木馬，乃遼之白蹢也。土苴矣，疑者嚼即棄之。故為畫長安圖，使人出門西向而笑哉？世無非病，病亦是藥。以藥治藥，豈能無病？犯病合治藥之藥，誠非得已。」

21 世紀資本主義的最大考驗來自醫療服務領域。西藥體系本身就有缺陷，其核可（藥理的毒副性是以損傷其他器官的代價來達到抑制病症的結果）、檢驗（只以化學反映的結果論證藥物對某一病症的抑制能力，卻沒考究對正常細胞已造成的新侵害源）、測試（以低等的生物如鼠類作藥物初期的試驗體，並忽略低等生物體本身抗病毒能力比人類要強大的事實）等並不能完全符合邏輯。類比慢性病，長期用藥來維繫病情不惡化的患者，其藥物進入人體後，少部分到達病源處產生抑制作用，但很大部分卻遊走於人體各個器官，侵害日積月累，導致舊病未癒新病又至。美國採用的是商業保險醫療體系，它的醫療花費占政府開銷比例卻比多數先進國家要大（美國 18.5%，加拿大 16.7%，法國 14.2%），國民平均壽命也比其他先進國家要短（美國 77 歲，英國 79 歲，加拿大 80 歲）。美國花了更多的錢，卻辦成了更少的事。據估算，現在醫療費用占美國 GDP 的 16%，預計到 2030 年時，這個比例將達到 30%，到 21 世紀後期，甚至可能達到一半。《美國醫學會雜誌》（*JAMA*）研究發現，從 2014 年起，美國人預期壽命出現下降趨勢，是半個世紀以來首次。「美國醫療體系正在殺人。」

商紂越「無妄」，周人越「元亨」。「其匪正，有眚」，指的是商周的「無妄行」，不「正」。「正」是「征」的本字。甲骨文🜚（口，城邑方國）+✔（止，行軍），表示征伐不義之邑，征伐正是為了讓他修正。

這裡引用了商湯「正」夏的典故，以其人之道反「正」其人之身。《書·湯誓》記載商湯正夏：王曰：「格爾眾庶，悉聽朕言。非台小子，敢行稱亂！有夏多罪，天命殛之。今爾有眾，汝曰：『我後不恤我眾，舍我

稽事，而割正夏？』予唯聞汝眾言，夏氏有罪，予畏上帝，不敢不正。今汝其曰：『夏罪其如臺？』夏王率遏眾力，率割夏邑。有眾率怠弗協，曰：「時日曷喪？予及汝皆亡。」夏德若茲，今朕必往。「爾尚輔予一人，致天之罰，予其大賚汝！爾無不信，朕不食言。爾不從誓言，予則孥戮汝，罔有攸赦。」

《尚書・多士》：「弗吊旻天，大降喪於殷。……唯時上帝不保，降若茲大喪。」

第三十九卦〈蹇卦〉

蹇：利西南，不利東北。利見大人，貞吉。

初六：往蹇，來譽。

六二：王臣蹇蹇，匪躬之故。

九三：往蹇，來反。

六四：往蹇，來連。

九五：大蹇，朋來。

上六：往蹇，來碩，吉。利見大人。

耿耿於懷的周公在〈蹇卦〉、〈解卦〉兩卦繼續詳細回憶攝政之蹇與解。《說文》：「蹇，跛也。」引申動作遲緩，鈍，困苦，不順利。古文通「謇」指口吃、結巴，都是病。《素問》概述：「蹇膝伸不屈、易蹇」、「蹇膝伸不屈，治其楗。」顯然，本卦以「病」喻政事，不是周公本人瘸了，而指的是國家機器的「蹇」。

「蹇」出自《素問》，病的關鍵是「膝」，逐步導致「全身不遂」。病因是「風寒」，治法是「針灸」。周公為「膝」「楗」，此病不除，周政權先瘸後癱。以上病情在詩經〈狼跋〉中描寫得很生動，那個「跋其胡，載疐其尾。疐其尾，載跋其胡」的跛腳狼可不是自詡為鴻雁和美狐的周公，而是小狼崽子成王和狼心狗肺的〈睽卦〉「惡人」們。

　　類似本卦以病情變化過程比喻政事的另一篇經典就是〈扁鵲見蔡桓公〉：

　　扁鵲見蔡桓公，立有間，扁鵲曰：「君有疾在腠理，不治將恐深。」桓侯曰：「寡人無疾。」扁鵲出，桓侯曰：「醫之好治不病以為功！」

　　居十日，扁鵲復見，曰：「君之病在肌膚，不治將益深。」桓侯不應。扁鵲出，桓侯又不悅。

　　居十日，扁鵲復見，曰：「君之病在腸胃，不治將益深。」桓侯又不應。扁鵲出，桓侯又不悅。

　　居十日，扁鵲望桓侯而還走。桓侯故使人問之，扁鵲曰：「疾在腠理，湯熨之所及也；在肌膚，針石之所及也；在腸胃，火齊之所及也；在骨髓，司命之所屬，無奈何也。今在骨髓，臣是以無請也。」

　　居五日，桓侯體痛，使人索扁鵲，已逃秦矣。桓侯遂死。

　　〈蹇卦〉卦辭「利見大人，貞吉」指的是周政權的領導者應當多與大人們商議如何治病。歷史上，是周公主動寫信聯絡召公、姜太公等大臣，解釋溝通。召公與太公再去「說」成王。被動與主動是有區別的：因為地位處境不平等，周公主動拉下面子去貼那些大人、老同事、老部下，展現政治家特點。「往蹇」也包含了自身處境不佳行動不便的困苦，忍辱負重吧。

　　詩經小雅中〈十月之交〉、〈小旻〉、〈小宛〉等都以此表達了憂國憂民的想法，「四方有羨，我獨居憂。民莫不逸，我獨不敢休。天命不徹，我不敢效我友自逸」、「發言盈庭，誰敢執其咎？如匪行邁謀，是用不得於道」、「宛彼鳴鳩，翰飛戾天。我心憂傷，念昔先人。明發不寐，有懷二人。」、「螟蛉有子，蜾蠃負之。教誨爾子，式穀似之」、「國雖靡止，或聖或否。民雖靡膴，或哲或謀，或肅或艾。如彼泉流，無淪胥以敗。不敢暴虎，不敢馮河。人知其一，莫知其他。戰戰兢兢，如臨深淵，如履薄冰」。

因為流言蜚語的「風」，周的初始病症是「往蹇」。往蹇是指因為膝關節損傷，往前走很困難，再次強調周公是周政權的膝關節。「來譽」顯然又具諷刺意味，把周公趕跑，明明政權跛足了，還被歌功頌德。

「王臣蹇蹇，匪躬之故」，是對病因的解釋。「王臣」可以是王和臣，也可以是「率土之濱，莫非王臣」，總之都「蹇蹇」了。整個國家行政體系都跛足不能往前，病因不是「躬」。各位大臣對成王歌功頌德，不就是因為除掉了攝政王這個「不躬」的權臣嗎？現在都是低眉順眼「來譽」的了。可見王與臣還在病症初期階段的糊塗狀態中。

「往蹇，來反」的「反」，不是指造反，是指病症由跛足發展到要用手扶著走路。「反」是「扳」的本字。甲骨文 Γ = Γ（石崖）＋ x（又，抓），表示攀岩、攀崖行進。

「蹇」而「來連」，引用了《黃帝內經》的病症「膝痛不可屈伸，治其背內。連（胻）若折，治陽明中俞髎。」「來連」指的是病情發展到如同骨折腿短，不是跛足能往，也不是翻山越嶺能往，而是得靠枴杖了。換句話說，此時國家政權之「蹇」，必須找到或者找回枴杖。

「大蹇，朋來」指的是「蹇」到了很嚴重的程度，反而有了盟友。但不是患難之交的意思，這些人全是「老謀深算」的頂級政治家。因為大蹇，導致政局動盪國家即將生亂，可以理解為「癱瘓」，即國難。來的朋就是召公與姜太公，這兩個是「高手」，特別是姜太公。然而他們再能幹也明白了，自己不過是肱股，也可以是心腹，但不是「關節」，更不是「良醫」，所以只能請周公回來了。

「來碩」很特別，碩就是大，大腦袋，如《詩經》「碩鼠碩鼠，無食我黍」。《詩·唐風·椒聊》「彼其之子，碩大無朋」指果子大到沒得比。〈剝卦〉「碩果不食」也是指東征無比之功。因此「碩」是周公的政治定位：品德、才幹、功績、綜合評分都是第一，這是和解重新攝政的理由。「王

臣蹇蹇，匪躬之故。」是說自己不是為了自己而攝政導致「蹇」。

對於「公孫碩膚，赤舄幾幾」的周公，老子的內心也滿滿的讚美，在嚴肅的《道德經》中，特別創作了類似《離騷》的一段詩歌體：

絕學無憂。唯之與阿，相去幾何？善之與惡，相去若何？人之所畏，不可不畏。荒兮，其未央哉！眾人熙熙，如享太牢，如春登臺。我獨泊兮，其未兆，如嬰兒之未孩。乘乘兮若無所歸。眾人皆有餘，而我獨若遺。我愚人之心也哉！沌沌兮！俗人昭昭，我獨昏昏；俗人察察，我獨悶悶。澹兮其若海，飂兮若無止。眾人皆有以，而我獨頑似鄙。我獨異於人，而貴食母。

結尾的「利見大人」，指的是周公重新攝政「籍用白茅」，重新動員行政和軍事體系，包括他著名的動員令《尚書·大誥》。

武王在臨終前要把王位傳給有德有才的周公，並說這事不須占卜。周公涕泣不受，「孺子」誦繼位。當時的局面就是「大蹇」，《尚書·大誥》說：「有大艱於西土，西土人亦不靜。」《史記·周本記》也說：「群公懼，穆卜。」武王之死使「車輪」失去了重心而「蹇」，需要「碩」來「鼎玉鉉」。周公執政稱王，古書中有不少記載，只是到了漢代大一統和君權至上的時代，才有周公「攝政」、「假王」等說法。三叔流言：「周公將不利於孺子（成王）」，也並非無中生有。形勢與人性都對周公本人以及召公姜太公包括成王提出了「解」的要求。周公主動說服太公望和召公奭，他說：「我之所以不迴避困難形勢而稱王，是擔心天下背叛周朝。否則我無顏回報太王、王季、文王。三王憂勞天下已經很久了，而今才有所成就。武王過早地離開了我們，成王又如此年幼，我是為了成就周王朝，才這麼做。」經過〈蹇〉、〈解〉過程之後，周公才「安內」，再「攘外」東征，救己、救成王、救國家於「蹇」、「艱」、「凶」而「吉」，周公自認攝政或稱王「無咎」。

老子說：「知不知，上；不知知，病。夫唯病病，是以不病。聖人不病，以其病病，是以不病。」古人稱外傷為「疾」，稱內患為「病」。老子這段話實際上為很多「內傷」病提出了治療思路，即反向改變致「病」狀態，而且一定要「知」，先清楚病因病理，才能改變病態，比如脊椎病患者要反向練瑜伽。「聖人不病，以其病病，是以不病。」因此「不為良相，便為良醫。」

在三國亂世，出了三位良醫：華佗、張仲景和葛玄。華佗被殺是因為他參與反曹政變，顯然有志於良相。張仲景就生活在諸葛亮與劉備活動的南陽地區，但是《三國演義》居然把他漏了。葛玄一派與孫策纏鬥，他是中國道家藥宗「葛皂山」的創始人，他的姪子葛洪更出名。三國時代在中華文明千年升級週期中，處在中央集權農業帝國第二個亂世，第一個王莽時代有劉向；第二個亂世——三國時代也出了三位重要的思想家鄭玄、王肅和王弼，也都被《三國演義》忽略了。《三國演義》第一回說劉備「嘗師事鄭玄」，鄭玄活了 73 歲，與孔子相同。漢靈帝時期，鄭玄因「黨錮之禍」入獄十三年。鄭玄坐牢時創立了「鄭學」，使經學進入「小統一時代」，他是第一個把各經串起來通透研究的思想家，顧炎武是他的繼承人。顧炎武在〈述古〉詩中說：「大哉鄭康成，探賾靡不舉。六藝既該通，百家亦兼取。至今三禮存，其學非小補。」特別重要的是鄭玄用《詩經》和《周禮》對比《周易》，成為經學祖師。王肅是被諸葛亮罵死的王朗的兒子，司馬昭的岳父，司馬炎的外公，他偽造《孔叢子》、《聖證論》等假材料打壓鄭玄的手法，也啟發了康有為一類人物仿效。王弼則是魏晉玄學的開創人，他只活了二十四歲，貢獻是用《道德經》解釋了《周易》。王弼的貴「無」論對後世宋明理學影響很大，他的玄學對唐朝完成的佛教中國化、本土化也發揮了重要作用。在政治派別上，鄭玄是漢朝正統；王肅是司馬家代表，被捧為官學；而王弼屬於曹黨——玄學家

大多站在司馬家朝廷的對立面。

明末清初，復社才子方以智和傅青主也都成了名醫。方以智三代深研《周易》，被通緝時，行醫為生，出家後取名「藥地」和尚，立志醫治中華文明之「病」。傅山更有意思，當年帶領山西學子進京遊行，後來成了婦科之主。他本人確實劍術高超，成了《七劍下天山》中的大俠。

〈蹇卦〉以病喻政，也成為後人學習的榜樣。中國最強的兩個朝代漢與唐都崇尚「黃老之術」，「黃」就是《黃帝內經》。《黃帝內經》中說：「痿躄為攣」，王安石《洪範傳》中解釋「筋散則不攣，故辛可以養筋。」寓意用「辛辣」之法改制去病，王陽明與張居正也都以大明之病為喻來闡述思想與政策。《紅樓夢》把這個傳統發揮到了極致，寫了多位醫生與眾多奇奇怪怪的「假藥」、「假方」，只要有中醫基礎，很容易發現作者在故意提示藥名與歷史事件以及歷史人物的諧音與寓意。正是因為近代以來，學界對中醫學的過分貶低，導致研究《周易》與《紅樓夢》者往往不懂中醫，因此無法理解病與藥之喻，其實也從內心不接受陰陽，自然理解起來也差之千里。

王陽明以及他的半個學生張居正，都是特立獨行勇於擔當不畏人言的「狂狷」志士，是「痴人」（理想主義者）。他倆在奏疏中，都提出了大明中期的「病症」。張居正在〈論時政疏〉中初次陳述自己的政見，指出「宗室驕恣」、「庶官瘝曠」、「吏治因循」、「邊治因循」、「邊備未修」、「財用大匱」五種積弊的根源在於「血氣壅閼」。王陽明以哲人的睿智洞悉到封建末世「天下波頹風靡」、「何異於病革臨絕」的危機，但他倆都沒把到「封建專制制度本身」這一脈，治病的思想方法至少是不系統的。張居正開出「人蔘養榮丸」，發展商品經濟但同時關閉書院清議制衡，結果因為「水虧木旺」成了灰。王陽明開出「天王補心丹」和「冷香丸」，提倡修煉個體，虛化實體。因此，儘管王陽明本人武功赫赫，「內聖」、「外王」，

但並不是醫治「病革臨絕」的明王朝的靈丹妙藥，這也是《紅樓夢》的作者們不厭其煩討論病和藥的原因。「風月寶鑑」、「通靈寶玉」在陽明學基礎上，結合曹學、姬學、洋學，「一除邪祟，二療冤疾，三知禍福」就是此意。「姬子」學就是書中以《周易》為中心闡述的內容。《紅樓夢》的作者是要採藥煉丹、破石出玉，系統醫治沉痾已久的「中華文明」。

薛寶釵的「冷香丸」就是她修煉的哲學思想——心學。這個「海上仙方兒」冷香丸，需要一系列「十二」熬煉，如四季花蕊各十二兩；炎涼甘苦十二味等「窮且益堅，不墜青雲之志」。煩瑣的取材與煎熬過程明顯是道家修仙派的「煉丹術」；歷經炎涼甘苦是王陽明說的「事上磨練」；寶釵對人溫厚，並且有不墜青雲之志的品格是儒家「仁厚」與「誠志」之道。道之「玄」，佛之「空」，儒之「仁」三合一，就是陽明心學「冷香丸」。寶釵在大觀園遊刃有餘，家道變遷從容不迫，完全不同於王熙鳳式的精明算計，也不同於賈探春式的精明幹練，她是心學之道的「從容淡定」、「不動心」。整部哭哭啼啼的《紅樓夢》，寶釵只哭了一次，還是因為被哥哥薛蟠點破「釵」與「玉」。如此傑出人物，那個時代只有康熙。寶釵見解超群，和康熙一樣，因此賈母對薛姨媽說，從自家四個女孩算起，全不如寶丫頭。指「三春」政權和太子都不如康熙。「康熙」在滿蒙語的意思是「平和寧靜」，寶釵在《紅樓夢》中被譽為「群芳之冠」牡丹，「冷」不是真的冷，是「任是無情也動人」、「淡極始知花更豔」的「淡」。就是老子說的理想境界：「寵辱若驚，貴大患若身。何謂寵辱若驚？寵為下，得之若驚，失之若驚，是謂寵辱若驚。何謂貴大患若身？吾所以有大患者，為吾有身，及吾無身，吾有何患？故貴以身為天下，若可寄天下；愛以身為天下，若可託天下。」

康熙飲食習慣粗糧淡飯，《聖祖御製詩文集》記載：「山翁多耄耋，粗食並園蔬。」他也不喝酒，晚年為養生喜歡喝葡萄酒。另外，康熙也從

不吃補藥，只食補，他認為「唯飲食有節，起居有常，如是而已」。康熙從小離開父母與孝莊在郊外寺廟居住（與妙玉幾乎完全一樣）。據說因天花流行而隔離，但他還是兩歲時出了痘，靠著蘇麻喇姑及曹寅奶奶的精心照料才痊癒。天花是寶釵的「熱毒症」，天花的「花」對應上「冷香丸」的各種強調的「花」。康熙建造承德「避暑山莊」，直接的原因就是在冷環境中避「熱」痘。康熙自小多病，必須以道學養生，而且專研《易經》。他從《易經》中發現數學之美，康熙說：「算法之理，皆出於《易經》。即西洋算法亦善，原係中國算法，被稱為阿爾朱巴爾。阿爾朱巴爾者，傳自東方之謂也（代數）。」

　　康熙還是世界歷史上第一個可能也是唯一一個組織東西方專家對《易經》和《聖經》進行混合研究的皇帝，白晉（Joachim Bouvet）等人的研究成果直接啟發了萊布尼茲等人。二進位制、拓撲學（風水數學化）、辯證法都受此研究影響。另外還啟發西方產生了《聖經》索引學派，間接促進了西方神祕主義，如喀巴拉思想的產生。猶太神祕學者認為，摩西三上西奈山，每次 40 天。在最初的 40 天裡，摩西得到了石版律法「十誡」，第二次的 40 天，摩西接受了「律法之魂」；最後的 40 天裡，神向摩西傳授了「喀巴拉」。但是第三部分「律法的魂之魂」被巧妙隱藏，只有那些最高等級的密儀執行者可以接觸這部分知識，所以「律法的魂之魂」被稱為「喀巴拉」（Cabala 或 Kabbalah，希伯來語「口授」、「傳授」的意思），猶太人認為神將有關「人外的宇宙」和「人內的宇宙」的奧祕隱藏在喀巴拉裡，傳授給能夠理解這些知識的人（易經是律法之魂，口授即魂之魂，老子口授 5,000 字）。喀巴拉的代表著作為《光明之書》（Bahir）、《創造之書》（Sepher Yetzirah）和《光輝之書》（Zohar），但更多內容只以口頭方式傳承，禁止書寫。西方神祕學都受到喀巴拉影響，包括靈數學、手相學、塔羅牌、符咒學、鍊金術等，都可以在早期喀巴拉中找到源頭。

第三章 中西合一的生命解剖結構

人體是世界上最為複雜的體系，理解《黃帝內經》的生命結構首先要基於先天之精為根，再理解陰陽、五藏與六腑。《黃帝內經》中唯一能將五臟六腑、奇恆之腑、經絡、氣血、陰陽、五行等統一的就是「藏象」，而且它是一個完整的系統。

「藏」是生命本質，「象」是生命的展現，包括生理系統與各種生命活動的特徵。同時，《黃帝內經》基於本源「氣」，發展出「氣血」，再衍生出「精、氣、津、液、血、脈」，體系完備。《素問》則了解了比現代解剖學更先進的、更有系統、更全面的生命結構。

一、《素問》的「解剖」理念很超前

我們知道《靈樞》的穴位與針灸是被驗證了的，而且《靈樞》裡的岐伯既精通脈理，還很熟悉生理解剖，他向黃帝系統講述了人體各部骨骼的標準分寸，還講解了消化器官的大小、長短及部位，都與現代醫學吻合。那有兩個邏輯：(1)《靈樞》是科學的，《素問》是不科學的。(2)《素問》、《靈樞》是科學的，但《素問》更超前於現代解剖學。實踐檢驗真理，醫學的檢驗是療效，而不是「科學迷信」。《素問》在幾千年的時間中已被驗證，而《靈樞》也靠針灸被驗證。那麼，結論就是：《素問》的解剖是正確的，一定也是基於正確的生命解剖結構的，「不科學」是因為比當下科學更超前。

甲骨文記載了成千上萬各種花樣的殺俘祭祀行為。「卯」字就是指開

膛破肚。祖先有豐富的解剖經驗，很直覺就可以「其死可解剖而視之」（活解而視之也不少，類似凌遲），所以說《黃帝內經》不清楚生理解剖結構，這很反常，很不合邏輯，只能是「故意」沒有提及。我們對比《黃帝內經》與現代解剖會發現，只要是有形的「器」與「臟」，無論形狀、位置、功能都基本一致。比如甲骨文的「心」字既描述了確切形狀，還知道有幾條血管；甲骨文的胃字🦴就是象徵解剖胃的形狀裝著米粒，下面還掛著腸子。

《黃帝內經》也明確膀胱是一個儲尿器官，控制尿液的排出。膀的異體字是「胮」，就是指尿液往下降。而「胱」的甲骨文🦴基本就是兩腎臟＋兩腿＋中間部分的象形圖。

「膽」字的金文「🦴」是擔（擔）的古字，指二人用肩扛，就是兩位戰友肝膽相照的來歷。

實驗科學的邏輯是眼見為實，然而像魔術、幻覺圖等眼睛欺騙我們的事情還少嗎？科技進步只是用望遠鏡、顯微鏡、雷達等各種波各種成像延伸了眼睛而已，並沒有改變「眼見未必為實」、「不眼見未必不實」的邏輯。隱形飛機隱形嗎？取決於你的雷達的水準。敘利亞探測不到，俄羅斯探測到了告訴你，你信嗎？五藏不是五臟，「藏」就是隱藏看不見，「臟」顯性看得見；經脈不只是各種血管淋巴管和各種神經，生命存在、人活著時能用其他感官感知經絡與氣的存在，人死了，解剖是看不到的。

《靈樞·經脈》中說：「夫八尺之士，其死可解剖而視之。臟之堅脆，腑之大小，穀之多少，脈之長短，氣之多少，十二經絡多血少氣，皆有大數。」既證明了古人對生理解剖特別是屍體解剖的實驗邏輯很清楚，也再次驗證戰國時期的《靈樞》自己在解剖出「脈，氣之多少，十二經絡」時吹了牛。不僅五藏，就連六腑中應該顯性的三焦腑現在也沒有完全找到。解剖學能分離出維生素、核酸、無機分子等，「氣之多少」、「皆有大

數」在屍體解剖中是不存在、找不到、測不出的。因此我們能得出以下結論：

（1）《素問》了解了比現代解剖學更先進的、更有系統、更全面的生命結構，就是陰與陽、表與裡的藏＋象雙層結構，而且是透過經脈聯通一體的系統性平臺組織（病毒、細菌也是共生共進化的一部分）。藏與象可分可合，生合死分；氣血透過經脈循環不息，多個循環構成網狀「圓」；五藏即「玄牝」即河圖洛書的「5」，是人體平臺的中心，有主有輔、可分可合；心神之主就是老子說的「太上」，如區塊鏈的「中心」既無處不在（邊緣末梢也能計算），也可以無須定所。《黃帝內經》解剖難題的焦點「三焦」，是腑是象，但是大象無形，是一個接近內分泌的系統。《素問》理論的中醫是在努力維持這個平臺的平衡與活力，「症狀」是平臺失衡、活力不足的訊號，不是病。治病不是簡單地把平臺當機器去修理，而是當成系統去除錯。站在人體角度根據五運六氣調外環境，站在系統內失控病毒為核的細胞角度調內環境。

（2）現代科學對世界和人體的認識還很不足，所知還很膚淺，「科學迷信」就是一種典型的「不知知，病」（不知道，卻認為自己知道，病就來了）。基因科技、星際粒子（以及暗物質、暗能量）、量子物理（量子糾纏、不確定性、測不準），是「天」學的進步，提示我們從「地」的視角（目前主要的科學累積）去補充「天」的視角，回歸「天、地、人」三個視角認識人與生命。鑒於星際粒子（包括病毒）永恆不息來到地球與人體；鑒於病毒等粒子在人體平臺內無窮無盡，這是「常」，是「恆」。《素問》從策略上建議人類選擇和平共處，陰平陽祕求得新平衡而盡天年，這是「道」。「道」的具體做法是修心養神，就是「靜」與「不妄」。

（3）《靈樞》運用了《素問》理論，在技術上細化，在認知上自欺欺人（後文詳述《靈樞》不是原文，與《素問》本身有重大分歧，也製造了

混亂）。《黃帝八十一難經》試圖解決疑難，也局限於科技水準，沒能完全成功。所以只能回歸到古代文獻《山海經》、《易經》、《陰符經》等理論中，並引用古印度等文獻互相驗證，再結合當代尖端科技追本溯源，認真地認識生命，重新搭建中醫的人體結構。

正是基於系統性平臺的定位，科學家認為 21 世紀醫學的發展方向是系統論的中醫，而這是西醫的嚴重缺點。所以醫學發展的方向是中醫，而不是西醫，現代醫學必將隨著尖端科技的系統進步走到中醫的道路上來。前文已述，《素問》面對五運六氣、無數的病毒粒子持續永久地來到地球、病毒作為最原始生命前存在、先天之精的定量天年設定等先決條件，明智地選擇了「靜」＋「養」＋待時干涉的策略。正是對《素問》裡這一最明智策略的嘲諷，近現代醫學也做了很多傻事，放血治炎症、電擊治精神尚不久遠。不謀全身不足以謀一域，不謀全生命週期者不足以謀一時。不把菌群計入人體生命系統，就會自然認為闌尾無用而割掉，直到人們意識到闌尾是必不可少的菌群備份。不考慮全系統，只是頭痛醫頭腳痛醫腳，這樣的案例太多了。不考慮全週期生命，就會認為激素治百病，年輕患者大量用激素治「好」之後，長長餘生的脫髮與壞骨是不是醫療事故？長期服用「毒藥」可以控制住血壓、血糖、嘌呤指標，終生服藥、累積傷害是「治病」還是「致病」？

基因、環境、人體的三螺旋是生命狀態的基本規律，人體平臺是一個不斷與環境進行物質、能量和資訊交流的系統。七情六傷、情志致病關注的是人與人交流對各自系統平衡的影響，離婚、退休等都是危險的致病節點；甚至大喜之事如中樂透大獎最後幾乎全部以悲劇收場。人體與外環境最基礎的交換是熱能平衡，因此寒熱平衡的控制最重要。《素問》、《傷寒雜病論》始終把「寒」視為第一重點。動物也一樣，野兔、蛇在受傷感染後都會尋找溫暖陽光；以提高約 2℃ 體溫，否則就會死亡。

寒熱最重要的指標是溫度，然而人體的「基礎體溫」隨著近 200 年的「科學」、「醫學」進步，已經從 37℃降到了 36.4℃，這帶來的惡果就是人體自我平衡能力的喪失，病「越治越多」。

　　人體系統具有強大的根據內外環境自動控制和自我平衡的恢復能力。「正氣存內，邪不可干」的理解是，當造成失衡的外邪遠大於人體自動調節控制能力時，人才會得病。某大學自動化系的每個人每天都在研究「資訊、回饋與控制」。然而與自動化生產線的調控不同，人體系統是世界上最為複雜精準的控制系統，如果一定要比喻，那人體更像是既開放又封閉的區塊鏈系統。人體自動調控恢復系統平衡的能力，免疫細胞、幹細胞等生理再生恢復系統只是次要基礎（類似人工智慧機器或工業網際網路聯合體）。藏生命包括的五藏與經絡才是一切生物的主控系統，有中心有網路，同時控制著各部機器系統（與工業網際網路的區別是中心。區塊鏈技術的中心更強大，邊緣也能計算，但找不到中心），區塊鏈技術讓我們能夠更容易理解這個系統形態與運行模式。藏系統對肉體本身既有著十分強大的修復功能，同時也支配指導生理解剖系統的修復。解剖系統中的疾病，都可以透過調節藏系統來治癒，比如針灸以及五藏調「氣」。即使在植物的破損處，科學家也發現了恢復形狀的光暈。

二、藏和象的生命結構

　　人體是世界上最為複雜的體系，理解《黃帝內經》的生命結構首先要基於先天之精為根，再理解陰陽、五藏與六腑。包括找出六腑中的三焦，並按陰陽對稱找到三焦對用的另一個「似藏非藏」的藏；再結合經脈系統，藏象生命結構圖就真正成型了。

　　人分男女是一個陰陽；表裡是一個陰陽；人體按顯性、隱形劃分是

另一個陰陽。顯性的就是六腑、血脈和現代生理解剖，隱形的是五藏、經絡和精氣神，「五臟者，合神氣魂魄而藏之，六腑者，受穀而行之，受氣而揚之。」五藏與六腑不在一個界中。

　　陰陽對立統一的三螺旋成為一個整體，叫「藏象」。藏為隱形、象為顯性，藏象等同於人體的陰陽。《黃帝內經》中唯一能將五臟六腑、奇恆之腑、經絡、氣血、陰陽、五行等統一的就是「藏象」一詞，而且它是一個完整的系統。「藏象」生命結構是中醫的核心基礎。「象」是什麼？左丘明明確地說，他和孔子共同出使周王室，獲准在圖書館查資料，正是看到了《易象》才明白了《易經》。《易經》中的象，並不是《繫辭》解釋的「易者，象也。」實際的意思是：易理的展現或解釋，相當於玄妙易理的解讀書。從生命結構角度，「藏象」＝藏＋象。象可以理解為成像、成形，是藏的可以看見並因此被理解的展現，不只是象形的生理解剖系統，還包括各種生命特徵。或者說，「藏」是生命本質，「象」是生命的展現，包括生理系統與各種生命活動的特徵。

　　「君子不器」，就是指君子上善如水，流動不息，本身沒有形狀，只有保存在「器」裡才成像一種形狀。比如水在天為雲，在地為泉河湖海，溫度低為冰為雪。在茶杯這個器中就是茶杯的形狀，在南極這個態中就是冰山的形狀。又如肺藏形象於毛和皮（肺藏在表裡陰陽角度對應的是腸）；解剖的肺臟不同於肺藏，肺臟和六腑一樣都是「器」，即有形的器官，是肺藏這個無形「君子」裝在肺臟這個水杯裡的形象，被藏控制也協同；而毛和皮顯示的是肺藏的生命活動特徵。

　　「藏象」系統不是很多人解釋的抽象思維模型，它是指活人，即生命真實的原型。相對解剖生理系統，可以把「藏」看成是潛藏在我們身體內部的另一種生命系統，以五藏為其核心，最大特點是無形無證，故稱「藏」。解剖五臟是藏象五藏的影子，是一種「器」，也是「象」；同時

藏與生理解剖系統包括五臟共同發揮功能的生命存活的各種表現，也是「象」。藏象五藏與解剖五臟沒有對應的空間關係，藏象五藏中的肝不需要在解剖五臟肝的位置上。五藏可以簡單表述為神、魂、魄、意、志。實際是同一種靈魂分布在各個器官的不同表現形狀，類似前文舉例的水的各種形態與位置以及容器的關係。水在天上、在南極冰上、在黃河九套與十八彎、在茶杯裡、在化糞池裡等，都是同一種水，但區別很大。

「藏」與「臟」是陰陽關係。心、肝、肺、腎，各有四形臟、四神藏；脾只有神藏，無形臟。「九臟」共「形藏四，神藏五」——出自《素問·六節藏象論》以及《素問·三部九候論》。所以說，所有指責《黃帝內經》或中醫搞不清楚肝脾腎的都是沒有看過這兩篇的。

〈三部九候論〉：「三而成天，三而成地，三而成人，三而三之，合則為九，九分為九野，九野為九藏。故神藏五，形臟四，合為九藏。五藏已敗，其色必夭，夭必死矣。」〈六節藏象論〉：「夫自古通天者，生之本，本於陰陽。其氣九州、九竅，皆通乎天氣，故其生五，其氣三，三而成天，三而成地，三而成人，三而三之，合則為九，九分為九野，九野為九藏，故形臟四，神藏五，合為九臟以應之也。」

以上「9」，也是源於河圖洛書的一個神祕數字。河圖洛書各行各列不僅相加等於15，而且兩兩相乘得出的數字再相加都等於9。至於為何，筆者也不能解釋，《黃帝內經》解釋是 3×3。

脾藏是人的後天之本，氣血生化之源，主生化，主升清，主統血。這些功能都無法歸結到某個有形的臟腑裡，故脾只有神藏，無形臟（但對應消化系統六腑）。心、肝、肺、腎有神藏和形臟，中醫形臟的功用都能與西醫理論吻合，如心臟泵血，腎臟濾尿等。而神藏的功用被西醫認為搞錯了或故意為之。區別就是其神藏功能：心主神明即謂心藏神；肺主宣發肅降，主治節，即謂肺藏魄；脾主運化升清，主統血即為脾藏意；

肝主疏洩即為肝藏魂；腎藏精，主納氣即為腎藏志。

《素問・六節藏象論》主要在論述五藏以及「藏和象」的生命結構。

書中記述：

帝曰：藏象如何？岐伯曰：心者生之本，神之變也，其華在面，其充在血脈，為陽中之太陽，通於夏氣。肺者氣之本，魄之所處，其華在毛，其充在皮，為陽中之太陰，通於秋氣，腎者，主蟄封藏之本，精之處也，其華在髮，其充在骨，為陰中之少陰，通於冬氣。肝者，罷極之本，魄之居也，其華在爪，其充在筋，以生血氣，其味酸，其色蒼，此為陽中之少陰，通於春氣。脾、胃、大腸、小腸、三焦、膀胱者，倉廩之本，營之居也，名曰器，能化糟粕，轉味而入出者也，其華在唇四白，其充在肌，其味甘，其色黃，此至陰之類，通於土氣。

上述文中最後一句「脾、胃、大腸、小腸、三焦、膀胱者，倉廩之本，營之居也，名曰器，能化糟粕，轉味而入出者也，其華在唇四白，其充在肌，其味甘，其色黃，此至陰之類，通於土氣。」邏輯上比較有出入，留下了三個難題：脾藏、膽與三焦腑。

（1）找不到的「脾藏」，又被「脾臟」錯誤翻譯誤導。

（2）奇恆之腑的意思。膽臟的歸屬，以及男女胞中。

（3）三焦是《黃帝內經》解剖第一難題，如講不清，中醫的生命結構圖就無法建立，退無可避，後文專篇嘗試解密。

〈六節藏象論〉開篇講得很清楚，「天以六六之節，以成一歲，人以九九制會，計人亦有三百六十五節以為天地」。因為有「六六之節」，所以五藏和膽這個「奇恆之腑」構成「6」；而脾藏是沒有形臟對應的藏，對應了六腑中的五個腑「胃、大腸、小腸、三焦、膀胱者」，沒有膽。這個劃分完全是從5、6兩個數字來的（日曆、月曆與生理一年的差數）。「膽」這個六腑之一成為調節對稱用的「奇恆之腑」，因為它「奇」，整體才能「恆」。

本段從主旨行文看講的實際上是脾和六腑，因為脾和六腑完成這些功能，「其華在唇四白，其充在肌，其味甘，其色黃」都是脾藏的基本特徵。複雜的是脾藏與六腑，六腑是「營氣」的「營之居也，名曰器，能化糟粕。」「腑」的「府」就是居住的空間。六腑本身就是脾藏之氣的鍋、碗、瓢、盆、水杯等的各種形象。六腑「其華在唇四白，其充在肌」，是另一種生命活動特徵成像，是「營氣」透過六腑發揮功能，透過唇和肌肉成像。營氣充足，則六腑順暢，消化、吸收、運輸以及內分泌激素調控都好，表現為唇周圍顏色白潤和肌肉有力。運動員是典型的「營氣」充足，這也就是生理醫學認為的「健康有活力」，然而運動員必能長壽嗎？少數跑馬拉松的運動員為何會猝死？後文會解釋是「營氣」過盛，耗用了過多的「陽氣」與腎精；而且與三焦的「腎間動氣」高度相關，正是「決瀆」這個閘門開了大口子的結果。在生理上，醫學家看到的是表面消化系統各器官「氣盛」；而中醫反而看到實質上是「脾藏」氣虛，過多吸收了五穀中的營養，少吸收了「氣」，同時耗用過多的「陽氣」才能將五穀營養轉換為「陰氣」即形體。

「脾虛」的概念耳熟能詳，但又不是指解剖層面上的「脾臟」虛。憂思傷脾，人確實就吃不下飯，而且消化吸收以及排泄不好；唱唱歌，吼一吼確實有效。這些既不能用六腑解釋，更與現在命名的脾臟無關。脾臟只是淋巴器官，而且是機體最大的免疫器官，位於左上腹部，占全身淋巴組織總量的 25％，含有大量的淋巴細胞和巨噬細胞，是機體細胞免疫和體液免疫的中心。脾臟的功能不是脾藏，現代指定的這個「脾臟」應該是翻譯錯誤。生理解剖被指定的脾臟應當與肝臟為對稱關係，都屬於「肝藏」的「形」臟，共同擔負解毒、免疫、調動血等「干」的將軍功能。很多人基於錯位翻譯指責《素問》就是這個原因。他們歸謬說「脾藏」是後天之本，但是脾臟切除還能活，但那是因為還有肝藏和肝臟在行使功能。

生理解剖上的肝臟與脾臟都位於腹部，左右對稱（類似兩肺、兩腎）。肝臟是人體最大的解毒器官、脾臟是人體最大的免疫器官，都吻合「肝藏」的「干」功能，即作為將軍之官消滅入侵之敵，同時負責調動「血」（肝主血）。在現代醫學疾病中「肝脾腫大」、「肝脾破裂」都是常見併發症。因此，可以認為肝藏也有兩個形臟：右肝臟＋左肝臟（脾臟）。

肝藏的戰友是「膽」腑。《素問・靈蘭祕典論》說：「膽者，中正之官，決斷出焉。」《素問・奇病論》又說：「夫肝者，中之將也，取決於膽，咽為之使。此人者，數謀慮不決，故膽虛氣上溢而口為之苦。」這一段也是很多人攻擊中醫的一個點。「決斷」就是判斷利弊疑惑。《禮記》說：「夫禮者，所以定親疏，決嫌疑。又分爭辯訟，非禮不決。」也就是說「膽」掌握一個類似於「禮法」的標準，要判斷利弊的是主將肝藏管的事，就是「肝主血」以及解毒、殺敵、守衛國門之類的工作。病從口入，身體的主要國門就是「咽喉要道」，咽要在此處作為山海關總兵決定是否放入，並決定食物與空氣如何分道管理。食物入關進入胃，所謂五穀精微；新兵與器材何時被徵用訓練，確實不是由肝決策，而是膽汁決定的。肝藏時時刻刻產生膽汁，但只能全部集中到膽處，由膽決定何時投入腸道的消化戰場。膽汁中主要成分是膽汁酸和膽紅素，膽汁酸的作用是消化脂肪類食物必備的，現代人必須回到祖先時代，他們的主食就是狩獵動物肉。因此膽汁酸決定生存（發酵茶是後來的發明，成為草原人的必需品）。膽紅素是肝藏初選準備淘汰的血紅素（紅細胞），大部分由膽排洩（也可理解為殺掉或流放），少部分回收，仍然由膽決策去向。膽汁酸的體內含量為 3～5 克，餐後即使全部傾入小腸也難達到消化脂類所需的臨界濃度，仍然由膽決策每餐後進行幾次「肝腸循環」（2～4 次），以達到脂類食物消化的目的。可以說膽汁控制人能否進食（咽是否開關放行），是狼吞虎嚥還是細嚼慢嚥的進食方式。

膽汁中各種成分保持著相對的穩定狀態，成分發生較大的變化時，就會引起膽道疾病。《靈樞·邪氣臟腑病形》說：「膽病者，善太息，口苦，嘔宿汁，心下澹澹，恐人將捕之。」膽氣由此而產生。

近代醫學的一個重要失誤就是認為「咽為之使」的「山海關」的一扇前門「扁桃體」無用，易發炎就割掉。實際上急性扁桃體炎要麼是因為細菌感染（食物不潔），要麼是因為長期飲食不潔或酒肉過度之類導致上火。這正是邊關守將的狼煙，提醒將軍不能再繼續放敵人入關（控制飲食）。後來再深入研究還發現，扁桃體內具有產生抗體功能的 B 細胞和 T 細胞，並含有數種免疫球蛋白（IgG、IgA、IgM、IgD、IgE 等），具有體液免疫和細胞免疫的雙重抗感染的免疫功能，也是負責免疫的左肝臟（脾臟）的邊關守將。

脾臟切除與扁桃體切除，不僅驗證了《素問》的正確，而且證明了近現代生理解剖學的「不知」而自以為「知」，妄動手術又製造了更多的「病」。如果把「不知」的教材當科學經典，那就是莊子說的：「曲士」不足以聞道，「束於教也。」

《素問·六節藏象論》講六腑「脾、胃、大腸、小腸、三焦、膀胱者，倉廩之本，營之居。」在這一段還缺了一個膽。膽的歸屬，《黃帝內經》有「六腑」、「奇恆之腑」兩個說法。奇恆之腑的論述僅見於《素問·五藏別論》，「余聞方士，或以腦髓為藏，或以腸胃為藏，或以為腑，敢問更相反，皆自謂是。不知其道，願聞其說。岐伯對曰：腦、髓、骨、脈、膽、女子胞，此六者，地氣之所生，皆藏於陰而象於地，故藏而不瀉，名曰奇恆之腑。」

古人在使用「別論」一般是有爭議內容的。《黃帝內經》還有兩個別論：「陰陽別論」、「經脈別論」，都與其他篇章不同，是自成一家之言的意思。這三個「別論」都與《六節藏象論》有關，應該都是衝著最後一句

的疑難。「五藏別論」著重討論了「奇恆之腑」、「傳化之腑」以及五臟六腑的整體功能和特點。同時討論了切寸口脈診病，並指出了信巫不信醫的危害性。《經脈別論》說明環境、情志的變化和體力與脈中營氣的關係，闡述了飲食的消化、吸收、輸布等主要是依靠脾的運化和肺的輸布全身的能力。

《素問・五藏別論》中岐伯對此解釋區分得很清楚：藏來自天（天之氣），而奇恆之腑「地氣之所生」，但也有藏的功能。因此都沒有和五藏的表裡配屬關係（除了膽）。地所生，就是生理解剖的臟腑一類，具有天生功能（藏精之類），似腑非腑、似藏非藏才叫「奇」。「恆」是穩定不變的意思，腦、髓、骨、脈比較吻合，所以叫「奇恆之腑」。「腦、髓、骨、脈、膽、女子胞（子宮），此六者」，按照古代的生理解剖觀察水準，共同點都是一個較為堅固穩定的腔體，裡面都是比水看似稠密很多的血、髓、膽汁（實際上仍然以水為主）。膽是裝滿膽汁的囊，子宮也是裝著胎兒的囊。比較特別的是「脈」，對應心血管系統，古人對毛細血管認識還沒有應用到顯微鏡，只能留意到心血管系統是一個「密閉」的管道系統，以及將血管包裹成束狀的結締組織與纖維組織（既像囊又像骨腔）。人的血管總長約 10 萬公里，可繞地球 3 圈，夠「奇」了吧？

「奇」也有奇數不對稱的意思，除了前文說的「膽」用於「五五」、「六六」的對稱變數之「奇」，還有一個男女之「奇」就是「女子胞」。男子奇恆之腑比女子少一個「胞」。這個男女有別的「奇」本來很正常，但是《靈樞・五音五味篇》又攪了渾水：「衝脈任脈，皆起於胞中，上循背裡，為經絡之海。」後世據此認為此胞男子亦應有之，若男子無「胞」，為何《靈樞》說衝任二脈皆起於胞中？《黃帝八十一難經》為解決這個難題湊了個精室叫男子胞，「命門者，諸精神之所舍，原氣之所繫也；男子以藏精，女子以繫胞。」精室是男性生殖器官，要對應也是卵巢而不是子宮。

實際上「奇恆之腑」的「奇」已經明確，不要畫蛇添足，強求對稱，越瞎解湊越亂。人類的「線粒體」全由女方負責代代傳遞等，這種「奇」就是「恆常」。結論：

（1）膽就屬於六腑；脾藏不屬於六腑，六腑、唇以及肌肉就是脾藏的「象」。但是古文沒有標點符號，實際是《素問‧六節藏象論》中「脾、胃、大腸、小腸、三焦、膀胱者」，「脾」後如果是分號即可。

（2）既然「奇恆之腑」叫「奇」，就不要苛求男 6 女 6。女子需要孕育胎兒，必須有子宮。《素問》的「女子胞」本來已經明確不同於《靈樞》的「衝脈任脈，皆起於胞中」。《素問》的「女子胞」如分男女，就會直接寫胞；《靈樞》的「胞中」只是命門一個對應的生理結構位置的描述。

（3）「奇恆之腑」的「女子胞」，就是子宮。不包括卵巢等性腺體，這些激素體屬於三焦腑（後文詳述）。

（4）《黃帝內經》時代書寫困難，無法用文字完全描述清楚複雜的生命結構。因此，應當有配套的類似《易象》的「黃之象」，是一張或幾張圖（類似伏羲螺旋圖）。在流散過程中，應當基本保留下來《經絡圖》，遺失了《臟腑圖》。

（5）後世的糾結集中於三焦，因為三焦與其他單獨清晰的臟腑不一樣，本身是一個獨立的系統，分布於四肢之外的全身。與氣功修煉的命門、關穴、任督衝三脈對應構成藏＋象。這個藏象是地上所生，因此地上可練習，不受天生天年先天之精的定量限定。這個系統是中華內丹功與古印度瑜伽的基礎。另外，這張圖也最複雜、最玄妙可用，後世遺失或者故意撤除都有可能。也就是五藏為天生之藏，有一個地生之藏被有意忽略隱藏，就是命門。5 天藏＋1 地藏＝6 藏（第一章所述「絕地通天」、人神分界的需求）。

五藏「藏」的是「神」，神吃的是「氣」，「神」也透過「氣」對身體發

揮作用。「氣」來自「先天之精」轉化和後天吸收。後天之氣來自脾藏從食物中提取以及肺藏從天氣吸收。內丹瑜伽以及辟穀等的邏輯，就是指不再耗費先天之精變成「元氣」或「陽氣」，用於運化五穀和催動津液形成和維護「形」。因此脾胃系統只喝水，特別是「氣」多的山泉水；而肺藏加大馬力多吸收「天之氣」，除了一部分轉化為陽氣與津液維護形體，大部分逆向轉化為「後天之精」，供應自我之「神」，最終脫胎換骨成為人間的「神」，就是「仙」。

第一個記載成仙的人，據莊子說就是黃帝本人。《莊子・在宥》記載了「黃帝問道廣成子」的求仙之道，但〈在宥〉記載的廣成子所教「至道之要」，無非「至道之精，杳杳冥冥。至道之極，昏昏默默；無視無聽，抱神心以靜。形將自正，心淨心清。無勞爾形，無搖爾精，乃可長生。慎內閉外，多知為敗。我守其一，以處其和，故千二百年，而形未嘗衰。得吾道者上為皇而下為王，失吾道者上見光而下為土。今夫百昌，皆生於土而反於土。予將去汝，入無窮之門，以遊無極之野，吾與日月參光，吾與天地為常，人其盡死，而我獨存焉。」以上《素問》中都有，只能達到盡天年。

還有兩個細節：廣成子傳授給黃帝《自然經》一卷；與《素女經》有關的「軒轅黃帝，御女三千，白日飛昇」。莊子的作品顯然學自黃老，胸有成仙的志向。他的作品提示我們，在他的時代，《黃帝內經》應當有《自然經》與《素女經》有關的內容或篇章（否則也解釋不了《黃帝內經》對性生活過於忽略）。《莊子・刻意》、〈逍遙遊〉也提到服氣吐納這些修煉方法，內容應當與三焦相關的內修方法類似，被當作祕術同時刪掉也是一種可能，因此三焦語焉不詳。「藐姑射之山，有神人居焉。肌膚若冰雪，淖約若處子，不食五穀，吸風飲露，乘雲氣，御飛龍，而遊乎四海之外」（〈逍遙遊〉），這不就是孫思邈說黃帝「御飛龍」成仙的出處嗎？

莊子看到黃帝當了皇帝想成仙，心裡想，「我不如直接修仙吧？」

人不同於動物，因為人有「神」，神是生命的本質。因為「神」與胚胎的結合，藏生命才成型並成為生命的本質。所謂的藏生命系統就是指五藏＋經絡。「得神則生，失神則死」，即使人死後部分生理區域仍然有生理活動，但是「神」沒了，人也就死了，或者叫行屍走肉。《素問·陰陽應象大論》：「陽生陰長，陽殺陰藏。」「生」與「死」都是生命最本質的兩種變化，都是「陽」決定的（天）。「長」指生長，取材於地，並非生命的本質。《素問·陰陽離合論》也說：「天覆地載，萬物方生；陽予之正，陰為之主。」陽（天）給了「神」是人的本質，故曰正；陰（地）給了生長所需，如主人供養。古印度《六問奧義書》說得更加清楚：「唯太陽為生命，唯太陰為原質，凡此一切有形體者，皆原質也。故原質即形體。」太陽是生命的本質，而形體（太陰）則是生命的原質。

《素問·調經論》曰：「心藏神、肺藏氣、肝藏血、脾藏肉、腎藏志、而此成形。志意通，內連骨髓，而成身形五臟。五藏之道，皆出經隧，以行血氣。」《黃帝內經》說神來到人體後藏於五藏之中，而神就是命，所以五藏是生命的中心。此處「心藏神」是主神，其他是分神。「心者，君主之官」、「藏真通於心」、「心者，五臟六腑之大主也」。肺是僅次於心的「藏（臟）」，它像宰相，古代時右為上，故左肝右肺。肝的地位居肺之下，脾又再次之，腎主外。五藏是生命中心，也有分工，「肺藏魄，肝藏魂，脾藏意，腎藏志，膽主決斷。」

心藏之主宰神外，腎藏精，當胚胎還沒發育成人時，就已經有了推動神；脾藏意，是人的能量神；膽為決斷神肝藏魂，肺藏魄，是主宰神心的兩大輔神。「魂魄」的「魂」經常稱為「靈魂」，古人表示人為區別於動物的一面，比如理性、道德、高尚等；而「魄」，常用如「體魄」，是「形體」的一面，更接近動物性。有靈魂才會有捨生取義的行為；只有體

魄則只能根據動物的本能做出貪生怕死的舉動。

甲骨文「鬼」的象形，下面是「人」，上面的「田」既不是指田地也不是像有人解釋的指腦袋，應該是表示「面具」，戴面具的人就是與神靈溝通的巫師。所以《周易》〈睽卦〉裡的「載鬼一車」，表示三叔與武庚叛亂的領袖戴著面具。同樣〈既濟〉中「高宗伐鬼方」征伐的也不是死人，而是戴面具的部落。夫差被勾踐打敗，自稱無顏見先祖，才開始了以面具覆蓋死人的風俗，「鬼」才成了「死人」的同義詞。「魂」的造字類似山人為「仙」，雲端的鬼才是靈魂；而「魄」的「白」象形日光照下而生形體。

「五藏之道，皆出經隧。」五藏透過經絡而通連全身。沒有了經絡，五藏僅僅是五個點，而不能形成一個系統。每藏中又有兩條經絡通向全身，肺（肺經與大腸經）、肝（肝經、膽經）、脾（脾經、胃經）、腎（腎經、膀胱經），心除了心經、小腸經外，還包括心包絡，正好構成十二條經絡，各經之間又有絡相聯，構成一個「如環無端」封閉的網路系統。《靈樞》就是要描述這個神靈生命的隱形結構。「靈」就是住在身體裡的靈魂或「神」（在《素問・天元紀大論》中叫「布氣真靈」），以五藏為中心，經絡為連繫，各處的「樞紐」就是穴位。維持這個網絡運行的是「氣」，這個網絡也是「真靈」，或心神透過五藏用「氣」來指揮控制「形體」的通道，因此氣的流動與分配，可以透過針灸於穴位這些「樞紐」而實現補洩。

隱形「五藏」的形態，如果一定要畫出來，很多學者認為就是一個「圓」，類似佛教的「萬字元」，或者《河圖洛書》的中心「5」、「玄牝」：上心、下腎、左肝、右肺、中脾。實際上《黃帝內經》並沒有描述五藏的形狀，上、下、左、右、中也不一定是平面思維，更不能是簡單的形象思維。筆者根據天地人小宇宙的暗示理解，五藏的形狀應該像一個「球」：地球。地球的誕生首先是地核以及地表以下的地幔（表面全是水），象形

「腎藏」，這就是先天之精，先有地核＋地幔＋水，後形成岩石＋土壤＋空氣；地表生成的陸地就是中土「脾藏」，它居中是立體居中，與各藏都搭界；大氣層就是華蓋「肺藏」，覆蓋整個地球；與大地層的空氣透過光合作用共同創造生命力的「陽光」，就是「肝藏」，與日夜同節奏，一半一半地覆蓋。所謂夜裡 11 點到次日凌晨 1 點就是最黑暗無陽光的時段而已。「左肝右肺」的意思是大氣一刻不可少，而肝藏陽光可以一半一半地進行覆蓋。陽光從東來，定為東方肝；腎藏這個地核在下，心藏這個「太上」定為上。「火」既可以從地下噴發上來，也可以從天上引下來。

「心藏」是心神，既像火山的火，也像被人類借得火種，區分於動物。「心神」如同「太上」或區塊鏈的強中心和邊緣計算，它實際上沒有固定位置，準確說應該是無處不在。地球本身也是一個生命體，形成這樣一個神奇的生態系統，靠的是「宇宙智慧」的推動構造，這個「宇宙智慧」就是《黃帝內經》明確說的「靈」。因為無處不在，到「人」生命結構的過程叫「布氣真靈」，於是人便有了真正的生命。《素問·天元紀大論》引《太始天元冊》曰：「太虛廖廓，肇基化元，萬物資始，五運終天，布氣真靈，惚統坤元。」這個「真靈」在人身上又被描述為「心神」。

陰陽五行在《黃帝內經》中本身沒有玄學含義，就是「四時」（分出長夏）的代號而已（《周易》也不提陰陽五行，猜想是漢代的曲解）；金、木、水、火、土也只是代號，只不過「木水火土」很具體，而「金」代表「肺」現代人覺得不太具體，「東方青龍西方白虎」無非也都是象形，並不需要牽強附會。

實際上「東方七宿」的「龍」的象形字是「馬」的原字，古籍中的「拳龍術」、「御龍術」，要麼是指養馬的，要麼是觀察東方七宿的星象官。世界上就不存在「龍」這種動物，《周易》時代西周白虎聯合東方「馬」和北方「龜蛇」，共同對抗南方「朱雀」（商人的圖騰是鳥），三合一創造了一

個聯合標識而已。龍＝馬頭＋虎爪＋蛇身＋龜甲，黃帝為了方便征討其他部落，封蚩尤為戰神，也是把他的畫像畫在旗幟上，其他部落一見就降了，於是統一了天下，成為天下共主。周統一天下後，按照商的圖騰「鳥」，創造了「龍鳳呈祥」的圖形（《周易》〈咸卦〉的主題），其他小部族放不進統一標識，就叫「龍生九子」。我們不能因為後世誤解或曲解以及玄化而否定祖先的客觀科學精神與創造力。

人的生命這個陰陽藏象雙系統十分怪異，很容易讓人聯想到科幻片中想像的外星球生命寄宿於生理人體。如果不認可《黃帝內經》的藏神的科學性，那麼就要認為生理解剖系統是為外星藏神服務的。站在藏神的角度，生理人類只是工具和載體而已，就是個操作平臺。從這個角度來看，也不妨把這個「藏」生命稱為「靈魂」。英國科學家甚至透過測量人死亡瞬間的體重減輕 21 克，推斷出「靈魂」的重量是 21 克。《黃帝內經》都在講述「靈魂」這個藏神生命與生理人的關係，倒真像是外星生命入侵生理人，還透過對話紀錄留下了使用維護手冊。從這個悖論角度來說，科學只能選擇相信中醫的生命哲學，否則最終也要像達爾文（Charles Darwin）、牛頓一樣轉一圈再回到相信上帝。

三、從天與星際粒子角度看精氣神

神：宇宙智慧以及在藏生命的展現。《素問・八正神明論》闡述這種智慧：「請言神，神乎神，耳不聞，目明心開而志先，慧然獨悟，口弗能言，俱視獨見，適若昏，昭然獨明，若風吹雲，故曰神。」

《說文解字》中論述：「神，天神引出萬物者也。」神就是指宇宙智慧。《黃帝內經》「天地之動靜，神明為之綱紀」的「神」能為天地制定規則，只有宇宙智慧。「神」也是給予並主宰藏生命的角色。「兩神相

搏，合而成形，常先身生，是謂精」。胚胎只有具備了「神」，才能發育成人。人這個軀殼有神則生、無神則死，顯然指「靈魂」，即來自宇宙智慧的藏生命的種子。《素問·移精變氣論》:「得神者昌，失神者亡。」表達的也是這個意思。根據《黃帝內經》「人生十歲，五藏始定」的論述推斷，孩子在 10 歲前五藏未定，藏系統並不能從飲食中化生先天之「精」。只能來自賦予，父母賦予的如果只是一個精子和一個卵子，至少解釋不了其他無法發育成胚胎的無數精子。因此，推斷在只有在精子卵子結合的一刻，又有其他賦予，只能是「神」了，是個定數。

　　《黃帝內經》中的「神」絕不是封建迷信，它明確定義是看不見但客觀發揮決定性作用的智慧。《素問·寶命全形論》的名言「道無鬼神，獨來獨往。居於鬼神者不可言於至德。」意思就是說天地之道和鬼神無關，宗教宣揚鬼神學說就是無德（騙人）。「獨來獨往」可以理解為老子在《道德經》中所言的「上士聞道」的孤獨感:「上士聞道，勤而行之，中士聞道，若存若亡，下士聞道，大笑之，不笑不足以為道。」《禪宗無門關》所謂「大道無門，千差有路；透得此關，乾坤獨步。」《素問·八正神明論》描述「上士聞道」而神的狀態:

　　「通於無窮者，曰以傳於後世也，是故工之所以異也，然而不形見於外，故俱不能見也。視之無形，嘗之無味，故謂冥冥，若神彷彿。」

　　「岐伯曰：請言神。神乎神，耳不聞，目明心開而志先，慧然獨悟，口弗能言，俱視獨見，適若昏，昭然獨明，若風吹雲，故曰神。三部九候為之原，九針之論，不必存也。」

　　這個「神態」就是柏拉圖（Plato）所描述的「從一個黑暗的洞穴中出來，看見了太陽的光輝」的境界。老子在《道德經》中的描述更像《黃帝內經》中的:「唯恍唯惚，惚兮恍兮，其中有象，恍兮惚兮，其中有物，窈兮冥兮，其中有精。」老子這個描述，與地球上的可見之物象形，不就

是「天之精」、「火」嗎？冥冥與「昭昭」相對。昭昭指為陽、為天、光明之處；冥冥指為陰、為地、幽暗之處。「冥冥之中」意為命中注定，不知不覺中便發生了某事，這就是對「神」無形而必然的描述。《莊子‧在宥》中說：「虛空渺茫至道之精，窈冥冥。」《素問‧陰陽類論》：「上合昭昭，下合冥冥，診決死生之期，遂合歲首。」《荀子‧勸學》：「是故無冥冥之志者，無昭昭之明；無惛惛之事者，無赫赫之功。」其實是在學習周文王。《周易》「默契天真，冥周物理。」對最崇拜的周文王就有兩次描述為「冥」，分別是「冥升」、「冥豫」，都是韜光養晦、據雄守雌、陰謀修德的意思（而且扭轉乾坤了）。

愛因斯坦（Albert Einstein）名言：世界上根本不存在物質這個東西，一切物質的本質都是能量。這種能量是源於一股令量子保持不停地振動和維持緊密一體的力量，這股力量的背後是「心神」。換句話說，眼見為實的肉體之病卻為「假象」，只是病象的投影，而真正的「病」卻在不可見的心上。「疾病」是一種生命現象，研究疾病絕對不能背離「生命體」。心靈是生命體真正的主宰，一切都是心的結果。要研究生命健康必須抓住「根本」，即「心神」。所以，心神寧則天地清，是健康、生命乃至命運的根本，這也是中國傳統文化的根本：一切從正心開始。養生的最終極目標還是修心，「故主明則下安，以此養生則壽，歿世不殆，以為天下則大昌。」心若冰清，天塌不驚。萬變猶定，神怡氣靜。忘我守一，六根大定。戒點養氣，無私無為。上下相顧，神色相依。蓄意玄關，降伏思慮。內外無物，若濁冰清。塵垢不沾，俗相不染。

中國歷史上有個奇怪的現象，皇帝的諡號只有王安石、張居正變法的兩位皇帝廟號神宗，即宋神宗趙頊與明神宗萬曆。「神」作為諡號是「民無能名曰神」。「民無能名」是說他的功績偉大得沒法評價，似乎有明褒暗貶和敬而遠之的含義。「火」本身在春秋以前也經常指天災。人類

對「神」的感情非常矛盾，既敬畏害怕，又幻想成為它的一部分或與它一體。《素問·移精變氣論》「理色脈而通神明」，指的是如何修煉與宇宙智慧相通合一。修煉達到後，就成為「神人」，具有了超人的智慧。《黃帝內經》之「神」實為三位一體，可分不可離。生命來自神，居內為生命主宰，外現為生命徵象，升級與宇宙智慧相通。

宇宙智慧選擇地球、改造地球，進而孕育、進化生命，藏生命就是宇宙智慧的一部分。各種宗教或哲學的最高境界，都是「天人合一」。「量子糾纏」（不管相距多遠）已確證所有的物質都互有關聯，糾纏於整合為一的咬合關係中。人生的終極意義就是「藏」生命或靈魂、良知、光、佛性的更新。在後世對《易經》的研究中，普遍採用「易象」代替「易」；對《黃帝內經》的研究，也以訛傳訛地用「藏象」代替「藏」，這只是「名可名」而已。

在《素問·天元紀大論》中明確說：「夫變化之為用也，在天為玄，在人為道，在地為化，化生五味，道生智，玄生神。」「天」就是「三螺旋」，「玄」字是道家法器葫蘆的象形，是最簡單的三螺旋結構，只有 2 層。人間要學習遵循的就是「道」。而只有局限地坐地觀人，才是「化」，也就是說進化論只是地學。

同樣在《素問·天元紀大論》中，鬼臾區引用更古老的典籍回答黃帝：

「臣稽考太始天元冊文曰：太虛廖廓，肇基化元，萬物資始，五運終天，布氣真靈，總統坤元。」太空無邊無際，由它「化」出了生命之「元」，萬物由此誕生。「太虛」這個天，以五行循環，向地球播撒「氣」（星際粒子）和「真靈」（藏生命，靈魂），天控制著地以及地上的一切。

帝曰：「光乎哉道，明乎哉論！請著之玉版、藏之金匱，署曰天元紀。」這就是中華文明說。

生命起源一直是個謎，基因的發現打開了「天窗」，「基因、環境、生

物體」三螺旋理論推翻了達爾文部分正確的進化論。《物種起源》（*On the Origin of Species*）的勝利，是科學對宗教的勝利。但達爾文過分強調了生物進化的漸變性，他深信「自然界無跳躍」，用「中間型別絕滅」和「化石紀錄不全」來解釋古生物資料所顯示的跳躍性進化。然而過渡化石又找不到，也找不到一個合理的遺傳機理來解釋自然選擇。無論自然選擇還是用進廢退都能很好地解釋動植物的進化，卻不能解釋人類的進化。不過晚年的達爾文並不迷信自己的學說，他回顧一生的道路時，曾談到兩種氣質對他的幫助，首先就是「保持思想自由」。因此，他把《物種起源》稱為「一部長篇爭辯」。西元 1882 年，達爾文去世之前說，他一直相信上帝的存在。

1960 年，英國人類學家阿利斯特 · 哈代（Alister Clavering Hardy）把目光從地面轉向大海，提出了全新的、令世人驚奇的「海猿論」。試圖解釋人類很多不合理的生理構造源自海生動物走上陸地（鼻子、耳朵、頭髮、眼淚、鹽等）的行為，其實是試圖為達爾文完善。然而人們從來沒有找到過海猿的化石，阿利斯特 · 哈代也解釋不了海猿重返陸地後，為了適應陸地為何不丟掉水生生活的特徵這個問題。這又違反了達爾文進化規律。如果按照後文的星際粒子更易於被水吸收解釋，宇宙 DNA 在海水中進化的機率應當高於陸地。

哈代的「海猿論」認為，在幾百萬年的化石空白期人類祖先生活在海洋中。400 萬～ 800 萬年前，非洲東部和北部被海水淹沒，迫使部分古猿到海洋中生存，後進化為海猿。幾百萬年後，地殼再次變動，海水退卻，本已適應了海洋的海猿不得不重返大陸，這就是人類的祖先。哈代收羅了大量的人類特徵證據，證明在海豚、海象等水生哺乳動物身上也具備，而陸地靈長目動物反而明顯缺乏。哈代的證據包括：

（1）毛髮鬍鬚：鬍鬚可以解釋順流潛水像魚鰓保護口鼻；眉毛與頭

髮髮旋可以解釋逆流。人類之外的陸生靈長目動物均有濃密的皮毛，唯獨人類與水獸一樣，皮膚十分光滑，缺乏體毛。人類不會是因為穴居才變得光溜溜的吧？

（2）潛水：陸生靈長目動物均沒有體下脂肪，而人類卻有很完善的體下脂肪，這一點與水生海獸相似；這個特點明顯可以適應水中生活。人在潛水時，會產生「潛水反應」：肌肉收縮、呼吸暫停、心跳變慢、全身脈血管血流量減少等。此時，富含氧氣的血液不再輸入到皮膚組織、骨骼及其他器官，而是全部集中至維持生命最重要的機體大腦和心臟，使它們的細胞不至於在數分鐘內死亡，這種現象與海豹等水生動物的潛水反應十分相似。人類的眼睛是一雙「水眼」。眼睛的表面需要長時間供水，淚液隨著眨眼不斷潤化角膜，眼球的內部充盈著「房水」流動循環。「散光」與「青光眼」都可以用潛水退化來解釋。

（3）鹽：人類具有靠淚腺分泌淚液及排出鹽分的生理功能，這種功能在其他陸生靈長目動物中找不到共同點，唯水生哺乳動物獨有；所有的陸生動物都有極精細的鹽分攝取和調節機能，鹽分缺乏會影響生存。而人類卻和水生海獸一樣，對鹽的攝取調節機能不強。靈長類動物中，人類是唯一會流淚的，而淚水中含有約 0.9% 的鹽分，這也是海獸的特徵。在缺少鹽分的陸上進化發展的動物，不可能「浪費」鹽。

（4）性與生殖：人類所具有的正面性行為，仰臥睡覺及出汗等生理行為，其他陸生靈長目動物身上沒有，而與水生動物類似；人類的體形只有大猩猩的一半大，而陰莖是大猩猩的幾倍——這是對水生生活的一種適應表現。女性大陰唇和處女膜的出現也是對水生環境適應的特徵：處女膜在水的海豹和齒鯨身上也有發現。人類女性在水中分娩沒有痛苦，而嬰兒則喜歡水並有游泳的本能；人體含有 70% 左右的水分，大大超過其他所有陸生靈長目動物。

陸地有化石空白期，海中又沒有發現化石，在地球找不到人類直接進化證據的情況下，學者們只能將注意力再次轉回到了宇宙。不過這一次，是秉承著科學而不是上帝。

1950 年代以後，隨著分子遺傳學的發展，尤其是華生（James Dewey Watson）和克里克（Francis Harry Compton Crick）提出雙螺旋結構以後，人們才真正認識了基因的本質，即基因是具有遺傳效應的 DNA 片段（遺傳因子）。生命首先由基因決定（部分病毒如菸草鑲嵌病毒、HIV 的遺傳物質是 RNA）。基因支持著生命的基本構造和效能，保存著生命的種族、血型、孕育、生長、凋亡等過程的全部資訊。生物體的「生、長、衰、病、老、死」等一切都與基因有關。它也是決定生命健康的基本內在因素。透過使用基因晶片分析人類基因組，可找出致病的遺傳基因。

美國遺傳學家理察·陸文頓，最先使用三螺旋來模式化基因、組織和環境之間的關係。《三螺旋：基因、生物體和環境》總結了他的生物哲學思想。陸文頓既反對基因決定論，也反對環境決定論。生命要比已知的，甚至設想的都更為複雜。遺傳決定論認為有了基因組序列就可以計算生命現象，陸文頓指出生物體的發育過程並不僅僅是基因程序依次展開的固定過程，即使將環境因素考慮進去也不夠，分子之間的隨機反應也有重要影響。換個說法，生物體不是計算出來的，它不根據基因資訊進行計算，也不根據基因資訊和環境的反應結果進行計算，生命過程包含有相當重大的隨機因素。基因有兩個特點：一是能忠實地複製自己，以保持生物的基本特徵；二是基因會「突變」，突變大多會導致疾病，另外一部分是非致病突變。非致病突變使生物可以在自然選擇中選擇出最適合自然的個體。他指出，並不存在一個既定的「生態空間」等待生物體去適應，環境離開了生物體是不存在的。生物體不僅適應環境，而且選擇、創造、改變牠們所生存的環境，這種能力是寫入了基因的。基因和

環境都是生物體的因，而生物體又是環境的因；環境也由基因所編碼。總而言之，基因、生物體和環境，這三者就像三條螺旋纏在了一起，都互為因果。

這種生命觀，是不是很眼熟？對，它就是《易經》的「天、地、人三螺旋」和《黃帝內經》人的藏＋生理生命系統、天地環境、基因的三螺旋。

生物的一切表型都是蛋白質活性的表現，換句話說生命都是基因相互作用的結果。所謂相互作用，一般是代謝產物的相互作用，只有少數情況涉及基因直接產物，即蛋白質之間的相互作用。自然界的基因片段或蛋白質有無數種，現在我們可以了解到，無數種蛋白質只有無數小的機率，其中一些組合才會相互作用出「人類」。大自然共有一百多種氨基酸，而構成我們生命的只有 20 多種，並且全部是左旋的，這個選擇是極小機率事件。這 20 多種氨基酸又有幾乎無窮多種排列方式，但對於一個具體的生命來說能執行一種特定功能的蛋白質在三維空間的排列方式卻是唯一的。成功機率之小相當於把骰子連擲 50 億次，每次都必須是 6 點。自然，大科學家們會和牛頓、愛因斯坦一樣想到上帝或者某種智慧。合理推論：藏系統就是這個「上帝」或者某種智慧的一部分。

生命受到環境影響，包括基因重組、基因疊加、基因突變，也包括基因混合共生。即使是細胞，也以細胞膜為界構成細胞核的內環境與外環境。人類一直在尋找宇宙中的同類，就必須有類似的外環境。然而，僅僅就「外環境」因素而言，地球及太陽系的組合的條件好得讓人難以想像，至少到當下沒找到第二個。《黃帝內經》的六氣依靠的是太陽系組合，而且地球繞太陽旋轉還剛好是有個傾角 23.44 度。這個角度使地球的整體南北赤道受熱相對均衡，使地球的最大面積可以適宜生物生存。如果是零傾角那麼赤道地區會一直是熱的（會比現在還要熱很多），而兩

極則一直寒冷。傾角使南北半球交替變冷變熱，才有了四季。若沒有這個傾角，週期性的寒流、暖流及與之相關的雨雪風霜的變化也將不再存在。前文也說過，沒有陰陽中的「月」，地球就和水星差不多，也孕育不了生命。

無論是基因還是天地環境，都提示人的生命起源與進化與「天窗」高度關聯，甚至源於天（指宇宙太空），落根於地（地球）。這就是《黃帝內經》所說的：「清陽為天，濁陰為地。」、「夫人生於地，懸命於天，天地合氣，命之曰人。」、「陰陽者，天地之道也，萬物之綱紀，變化之父母，生殺之本始，神明之府也。」直到 20 世紀初，人們還認為星際空間是一片真空。星際有機分子的發現，被列為 20 個世紀四大天文學發現之一。如果再加上星際無機分子，可以合稱「星際分子」。透過星際分子，我們能更容易理解「氣」、病毒和三螺旋共生系統。

目前已發現 100 餘種星際分子，其中大多數是由碳、氫、氧、氮組成。這些分子的電磁輻射在公分、毫米、次毫米等波段，所以能不受星際物質的吸收與阻擋而自由穿行於宇宙。第一類星際分子 CH 是由 Swings 和 Rosenfeld 在 1937 年根據光譜分析而推斷出的。1960 年代由於射電天文學的發展，到 2004 年為止，發現的星際分子則已經有 130 餘種。目前發現的星際分子幾乎都是：氫、氧、碳、氮、矽，加上磷就構成地球各種生命的基礎元素。科學家在地面實驗室模擬太空條件（包括材料），已合成幾種氨基酸。所以，宇宙空間也一定存在氨基酸的分子，只要有適當的環境，它們就有可能轉變為蛋白質，從而進一步發展成為有機生命。如果把《黃帝內經》中的學說擴展到地球生物，不都是「夫人生於地，懸命於天，天地合氣，命之曰人」嗎？科學家困惑的是，有些星際分子在地球環境中找不到，在實驗室也無法得到。這些地球上找不到的星際分子，在地球上發揮了什麼作用，還是一個謎。它們肯定和其

他星際分子一樣來到過地球，是不是「精化氣」了呢？

人類目前仍然對病毒疾病束手無策。如果從「天窗」角度來看，從來自太空角度，從星際分子角度去認識它，學會順天而為而不是逆天而行，這也許是生命哲學的突破與解決之道，也是中西醫兩條道路的本質。把星際分子與人類起源以及病毒共生科學地研究清楚，中西醫之爭在更先進科技的大旗下，也就沒有任何意義了。

從古埃及的木乃伊開始，「天花」困擾了人類數千年，包括古羅馬、馬雅人、印第安人的衰亡都與它有關。「天花」之名含義無考，中醫對病的命名，大致有如下原則：以主要症狀命名，如哮喘；以症狀形象特徵命名，如霍亂、奔豚氣；以病因命名，如溼阻、瘧疾、蟲證；綜合病因和主要症狀命名，如水腫；以病機命名，如肺癆、積聚。但「天花」之名均與上述命名方法不符。天花，古稱「痘」、「天痘」、「虜瘡」等。「虜瘡」提示了病毒與基因的關聯：漢人不易感染，而滿清入關後傳染率很高，順治的孩子幾乎全部死於「虜瘡」，僥倖沒死的康熙繼位後立刻在承德修建避暑山莊，一是因為發現了溫度與病毒的關係；二是為了隔離蒙藏地區攜帶者，防止他們入京。最有意思的事，葛洪稱「天花」為「天行發斑瘡」。其實葛洪命名把來源講得很清楚：「天行」，就當是天女散花吧！

病毒是最原始的有機體（不一定成為活性生命），個體微小、結構簡單。基本結構：僅僅一種遺傳物質（RNA 或 DNA）和蛋白質外殼衣殼。早在沒有細胞之前就有病毒存在，沒有細胞構成的生物體讓病毒寄生，這些蛋白質和核酸或它們的複合體無法成為生命，而病毒可以感染所有細胞構成的生命體。病毒沒有自己的代謝機構，沒有酶系統，因此病毒離開了宿主細胞，就成了沒有任何生命活動、不能獨立自我繁殖的化學物質。一旦進入宿主細胞後，它就利用細胞中的物質，能量以及複製、轉錄和轉譯的能力按照它自己的核酸所包含的遺傳資訊產生和它一樣的

新一代病毒。也就是說病毒類似於細胞核，它占據了宿主的細胞核，反客為主變成了宿主自己的一部分（當然打破了原有平衡）。

地球上病毒的數量大得驚人，一杯海水中就有上百億個病毒，但能對人類造成危害的僅是極小一部分。迄今只有約 5,000 種病毒得到鑑定。

人類以及地球生物從何而來？DNA。病毒是什麼？DNA 或 RNA 以及蛋白質外殼。地球最早的主人是誰？病毒。地球上數量和種類最多的有機體是什麼？病毒。

所謂病毒，本來就是人的祖先和一部分，也是天、地的一部分。《素問·天元紀論》曰：「陰陽不測謂之神。神在天為風，在地為木；在天為熱，在地為火；在天為溼，在地為土；在天為燥，在地為金；在天為寒，在地為水。故在天為氣，在地成形，形氣相感，而化生萬物矣。」

地球先有了病毒，然後才有了初級細胞，即「原核細胞」。科學家研究發現 40 億年前地球才誕生了原核細胞（病毒等不是細胞），直到 20 億年前才小機率產生了「真核細胞」。結構更加複雜精細的真核生物不斷發展，形成了今天豐富的生物種類，比如真菌、植物、動物等。然而，第一個真核細胞到底是怎麼誕生的目前還不清楚。在提出的各種進化模型中，最被廣泛接受的是共生模型。其中古菌宿主細胞與胞內共生的 α- 變形菌融合，從而誕生了第一個真核細胞。推測是一個原核細胞吞噬另一個原核細胞，但被吞的細胞居然沒死，還成為宿主生命的一部分，這屬於極小機率事件。但這個偶然事件卻產生了一個極具震撼力的結果，那就是真核細胞的誕生。

真核細胞比原核細胞多了葉綠體、粒線體（融合後轉型）等複雜的細胞器，葉綠體進行光合作用；粒線體是細胞呼吸的中心，是生物藉氧化作用產生能量的主要機構，將營養物質（如葡萄糖、脂肪酸、氨基酸等）氧化產生能量，保存在 ATP（三磷酸腺苷）中，供給生理活動的需求，粒

線體是細胞的「動力工廠」。粒線體掌管了真核生物的生殺大權，粒線體的健康極限就是真核生物的壽命極限〔相關研究發表在《科學》(Nature)上〕。

地球上的所有生命看上去千奇百怪，但實際上僅有原核生物（細菌）和真核生物這兩類，根據成型細胞核的有無來區分。細菌等原核生物有一條染色體，原核生物所有的遺傳資訊都彙集在這一條染色體上。真核生物（人類、動物、植物、真菌、酵母等），染色體有很多條。原核細胞象徵著原始地球上生命的正式誕生，而真核細胞的誕生伴隨著地球生命的空前繁榮。

病毒粒或病毒粒子 (virus particle)，是人類在恐懼之下給出的命名。進化論等生命起源學說正是因為封閉在地球上探索猜想，所以無法形成合乎邏輯的結論。如果了解到病毒不過是星際分子的一種，那麼病毒來自太空之說，就可以解釋了。正是它們的到來，才有了地球生命的起源。沒有所謂的病毒，就沒有人類。人類起源的 DNA 就是一種「病毒」。太空向地球播撒病毒是永恆持續的，人類等地球生物與無數種病毒共生、共同進化。太空向地球播撒什麼型別的粒子，取決於天體運行週期。

「天花」粒子或病毒不僅創造了生命，而且時時刻刻促進著人類的進化，人類的很多基因都是從病毒中得到的。我們時時刻刻和病毒生活在一起，沒有它們，也不會有系統性、生態型、平臺化的生命。人類基因組測序工作的最終完成，含有 30 億鹼基對的人類基因組數量實在太龐大，基因療法距離實際運用還需要很長時間。但奇怪的是，科學家們發現，人類在數兆年的進化過程中，體內累積了很多沒有明顯功能的基因，不知作何用的 DNA 達 98%。有人甚至認為是「垃圾 DNA」，可以像電腦垃圾程式一樣清除，保證人體系統快速運行。關於「垃圾 DNA」的

理論一直存在爭論。

「天花」粒子或病毒，既是「環境」必然的一部分，也維持著生態環境系統的平衡。在海洋裡，每秒鐘大約會發生 1,023 次病毒感染，這些感染是導致海洋生物死亡的主要原因之一。海洋生物死後成為其他生物的養料。病毒每天會殺死海洋中幾乎半數的細菌，釋放出數十億噸碳供其他生命體使用，這個過程是大自然碳循環重要的組成。所以，如果海洋中沒有病毒，許多生命得不到生長繁衍的機會。另外，海洋中還生活著大量的聚球藻，它們承擔了地球上約 4 分之 1 的光合作用，為地球製造氧氣。這種藻類裡編碼進行光合作用蛋白質的基因中有一些來自病毒。科學家猜想，地球上 10% 的光合作用都有病毒基因編碼的蛋白參與。透過控制聚球藻的數量，病毒也在控制著氣候。

人類從對「病菌」的概念初步認識的階段，終於進步到了發現無害菌類與益生菌的階段。特別發現是腸道裡超過 10 兆個菌群對人體的健康非常重要，它們不但幫助人體消化食物，參與能量代謝，還影響著人體免疫系統的功能。而人類腸道裡病毒的數量比細菌還要多，它們除了幫助人類控制腸道菌群的平衡，也直接益生。比如，最近就有研究發現小鼠腸道內的諾羅病毒能幫助小鼠修復受損的腸道黏膜和維持腸道黏膜的免疫功能。另外，一些溫和的病毒，如鼻病毒還能幫助我們的免疫系統不對輕微的刺激產生反應，從而減少過敏反應的發生。

愛滋病毒、狂犬病毒、流感病毒、肝炎病毒等會帶來疾病。這也正是人類與基因、環境螺旋理念的一部分。人類進化史上已經適應、吸收了無數的「天花」粒子或與病毒共生，或進化基因。「天地不仁，以萬物為芻狗」，天向地球生物播撒病毒並沒有感情傾向，沒有有益或有害的概念。人體自身可以發展出一套對抗一批批各種型別病毒感染的方法。也可以做一個猜想，如果從猴子或者從海獅到人的過程解釋不清楚，不妨

假設來自太空的病毒感染了猴子或海獅，基因突變後成了一種新物種，叫「人類」。如果有巨人族之類的史前人類，當然也有可能感染病毒突變為猴子，甚至突變為海豚、豬、蛇之類。總之，既然都是隨機的小機率事件，天地當然可以變萬物為芻狗。

　　對人類造成最大死亡的病毒基本都是透過飛沫吸入或直接接觸而傳染。包括天花病毒、流感病毒、SARS 病毒等。據說，波斯人因此發明了最早的口罩「面紗」；而華夏人見面抱拳不握手。其實這就是《黃帝內經》說的「肺」是人類直接接受天之「氣」的主要通道；口、胃通道只是間接通道，是把吃入的食物透過「脾」把「氣」分離出來。所以人類要麼吃飯，要麼不吃飯，靠吸「氣」而活（辟穀）。當天花病毒第一次入侵人體時，人體的免疫系統並不認識入侵者，而當受感染者痊癒以後，免疫系統就會「長記性」，記住病毒的一些特徵（通常是病毒表面的蛋白質等，這些可以引起免疫系統應答的成分通常被稱為「抗原」）。當同樣的病毒再次入侵時，免疫系統透過辨識病毒的特徵，可以快速地回憶起過往的經歷，並迅速調動各種免疫機制來對抗入侵，防止再次發病。據史料記載，人類最早的種痘嘗試可能來自約 3,000 年前的古印度。而在約 500 年前的中國明朝，種痘的方法就已經在民間使用。到目前為止，人類醫學對天花和其他病毒一樣仍然沒有確定有效的療法。

　　1980 年，世界衛生組織即宣布，天花已經在世界範圍內被消滅。天花病毒是人類「徹底滅絕」的第一種病毒。這種宣布不太可靠，「天花」只是完成了它的使命或者本身被「天、地、人三螺旋」淘汰，或者潛伏或者仍在其他生物中進化而已。人類自身沒有能力消滅病毒，也沒有必要，因為病毒是持續永恆地從天而來、落地而生。人類要做的是順應天的週期，維持住人體生命系統與環境系統的內外平衡，與「氣」共同進化更新。這就是《黃帝內經》中的理念。中醫學脫離地表觀察人類生命，可

稱為「上帝視角」。

病毒和細菌的對抗理念，充分顯示了中西醫的差別。西醫學對人類有很大的貢獻，特別是「疾」，包括抗生素與外科手術；而對於真正的「病」，基本束手無策。我們以病毒攻擊「肺」或「呼吸系統」導致的典型症狀「發燒」、「咳嗽」來辨析。

《黃帝內經》素問專科門有〈熱論〉、〈水熱穴論〉、〈咳論〉來闡述。熱論，其實就是發熱（這幾篇可視為《傷寒雜病論》的發端）。「恆溫」的人在兩種情況下會發熱：第一種是人體受外寒，寒凝而經絡不通，氣血運行不暢。此時，人體的自保功能會調動全身的氣血去攻通被堵塞的經絡，攻通使體溫增高去化開寒凝的經絡，〈熱論〉主要討論的是這種情況。即「今夫熱病者，皆傷寒之類也」。可以解釋為人與病毒共存，特別是直接吸收星際粒子的鼻腔、咽喉、體表等部位。受風寒之後，局部溫度下降使這些病毒開始活躍進犯機體。發熱的目的本身為了升溫使得病毒不適應。被高溫環境淘汰的病毒被排除而「咳嗽」（必有痰）。「咳」與「嗽」有區別，「有聲無痰」謂咳（乾咳）；「有痰無聲」謂嗽。在疾病狀態下，咳與嗽常常並見（有聲有痰），故合稱為咳嗽。《黃帝內經》只有「飲」沒有「痰」，張仲景第一個把「痰」分出來，是為了強調「津」流動把垃圾以「痰」的形態擺渡出去，就是「嗽」，類似漱口。人體的第二種發熱是由於被「細菌感染」，此時，如現代醫學描述人體的免疫系統與外敵激戰，人體出現發熱症狀。由於許多細菌更偏愛高溫，人體升溫並不能解決細菌感染的問題。在人類發明抗生素之前，無論中西醫都缺乏有效方法，也正是「菌類」導致的第二種發熱被解決了，由此確立了西醫的地位。客觀地講，《黃帝內經》、《傷寒雜病論》以及各代中醫，都將細菌感染視為絕症。霍去病因感染而死，徐達因箭傷發作而死；《靈樞·玉版》中，岐伯「吹噓」針灸最厲害（比「五兵」還大，因為五兵武器只能

殺人，而針灸能救命），黃帝使壞向岐伯出了個難題，就是針灸能不能治「膿」，岐伯老老實實明確說：「癰疽之生。膿已成，十死一生。」

《黃帝內經》沒有「痰」的概念，有「飲」，「民病飲積，心痛」（《素問・至真要大論》），「飲積」代表了津液循環流動不暢形成淤積。「痰」最早出現於張仲景《金匱要略・肺萎肺癰咳嗽上氣病》：「隔上病痰，滿喘咳唾。」《金匱要略・痰飲病》論述，飲是指水液停留於局部的病變，主要與局部的經脈閉阻不通有關。痰為結氣所致，「痰者，涎液結聚，在於胸膈；飲者，水漿停積，在膀胱也。」這是最早的區分。「諸痰者，此由血脈壅塞，飲水積聚而不消散，故成痰也。或冷，或熱，或結實，或食不消，或胸腹痞滿，或短氣好眠，諸侯非一，故云諸痰。」去「痰」對於治療重症肺炎意義極大，這是張仲景偉大的關注點。後世「痰」、「飲」不分，正是沒能真正理解先賢的真諦。

病毒的最適溫度與其宿主一致，在離體環境中很快就會死亡。呼吸道病毒在 100℃ 的開水足以滅活。細菌對溫度的耐受範圍比較高，絕大多數細菌最適溫度在 20 ～ 40℃。但存在耐高溫的細菌，例如很多弧菌往往在 42℃ 時最適宜生長；也存在嗜冷菌，比如李斯特菌在 25℃ 生長狀況好；多數細菌能耐 0 ～ 196℃ 的溫度，在海洋深處的某些硫細菌可在 250 ～ 300℃ 的高溫條件下正常生長；嗜鹽細菌甚至能在飽和鹽水中正常生活；產芽孢細菌和真菌孢子在乾燥條件下能保藏幾十年甚至上千年。耐酸鹼、耐缺氧、耐毒物、抗輻射、抗靜水壓等特性在微生物中也極為常見。細菌繁殖極快，如青黴素生產菌的發酵水準由每毫升 20 單位上升到近 10 萬單位，利用變異和育種如此大幅度的產量提高，在動植物育種中是不可思議的。

可以看出，人體的發熱能夠控制病毒，卻很難對付細菌。而人體溫度無論是「傷風」還是「傷寒」而下降，必然活化病毒，持續高熱又活化

細菌。從「風者百病之長也。今風寒客於人，使人毫毛畢直，皮膚閉而為熱。」（《素問‧玉機真藏論》）的論述中可以發現張仲景的《傷寒雜病論》作戰主要在冬季打敗了病毒，而不是在夏季打敗細菌（鼠疫等瘟疫）。無論《黃帝內經》、《傷寒雜病論》各種「方」都沒有對付細菌的特效藥。

中醫對「腳」的異常重視，首先還是重視腳的「溫度」。人的正常體溫一般在 36.5℃ 左右，而趾尖溫度有時只有 25℃。腳位於人軀體的末端，離心臟遠，血液供應少，再加上腳的表面脂肪層薄，保溫能力差，所以腳皮相對低溫。腳與上呼吸道黏膜之間存在著密切的神經連繫，腳掌受涼可反射性地導致上呼吸道黏膜內的毛細血管收縮，纖毛擺動減慢，抵抗力明顯削弱。於是，各種病菌、病毒乘虛而入，大量繁殖。國外一些學者認為，腳是人的「第二心臟」。「寒從足下起，火從頭上生。」、「上病取下，百病治足。」、「諸病從寒起，寒從足下生。」、「養樹護根，養人護足。」、「灸一次足三里，等於補一隻老母雞。」《黃帝內經》中也記載有灸關元、足三里以強身的作用。灸足三里，使艾灸的熱力透過穴位走竄經絡，可以溫散寒邪：灸關元穴可壯元氣，溫腎固本，補氣扶陽，這是補了先天之本，灸足三里是補了後天之本。日本人把足三里稱為強壯穴、長壽穴。蘇東坡也有兩句詩：「主人勸我洗足眠，倒床不復聞鐘鼓。」

現代醫學認為只要咳嗽就是呼吸系統病。而《黃帝內經》認為，五臟六腑有病都會咳嗽，並且詳細列出了各臟腑咳嗽的症狀和表現。並且還認為「咳」與「嗽」症狀是一種警報訊號和人體系統的自我保護功能。因此，不能簡單地止咳。一般無痰咳嗽是氣虛（實際是氣虛導致津生成與流動不足），而且往往是病毒性感染，只能靠調節內外環境抵抗。不管是哪個臟器導致的咳嗽，都是身體運行狀況不佳的表現，要全面思考。「岐

伯曰：治臟者，治其俞；治腑者，治其合；浮腫者，治其經。」具體方法包括：用藥、針灸、刮痧、排毒、營養素療法等。對於久咳，上述幾法可全面使用。《素問·咳論》還了解到了咳從肺開始，在五藏間傳遞，同時指出五藏之咳的症狀。《黃帝內經》其他部分也指出肺與大腸相表裡，肺氣「通調水道」也與「大腸主津」互相影響。因此，肺部痰熱壅盛，可通腸瀉下；某些便祕也可宣肺肅肺。肺與脾的關係，主要表現在氣的生成與津液的輸布。脾主運化津液，肺主通調水道，人體的津液由脾上輸於肺，再透過肺的宣散與肅降作用布散至全身及下輸膀胱。如果脾失健運，則水溼停聚結成痰，甚至水腫，犯肺而為喘，所以有「脾為生痰之源，肺為貯痰之器。」之說治咳嗽，常健脾燥溼與肅肺化痰同用，就是根據這個理論，實質上仍然是為了「津」全身流動並更多透過尿和汗排出（自然減少痰）。

　　《黃帝內經》的無形「肺藏」的基本功能是「主氣，司呼吸」以及「主宣發與肅降」，還「主行水，通調水道」。《素問·靈蘭祕典論》：「肺者，相傅之官，治節出焉。」肺主一身之氣，「脈氣流經，經氣歸於肺，肺朝百脈，輸精於皮毛。毛脈合精，行氣於府。府精神明，留於四臟，氣歸於權衡。」權衡，就是調節作用，說明了肺與全身器官的關係。肺的主要生理功能為肺主氣，主宣發、肅降，司呼吸，通調水道，朝百脈，主治節。肺在體合皮，其華在毛。外邪常先從皮毛而入，大多先出現肺的病症，如出現惡寒、發熱、鼻塞、咳嗽等症狀。《素問·病能論》有「肺者，藏之蓋也」，故稱肺為「華蓋」，指帝王乘車的傘。肺居於諸臟腑的最高位置為華蓋，就像「花灑」一樣，將衛氣、氣血、津液等從上到下、由表及裡宣發，即宣通、發散。表現在以下三個方面：一是透過肺的氣化，不斷將體內的濁氣排出體外；二是使氣血、津液輸布至全身，滋養、濡潤所有臟腑器官；三是宣發衛氣，調節腠理的開合，將代謝後的津液化

為汗液，透過汗孔排出體外。肺失宣散，可出現咳嗽、吐痰、喘促、胸悶、呼吸困難、呼氣不利以及鼻塞、噴嚏和無汗等症狀。肅降即有清肅和下降，即使肺內的毒與異物、水溼痰濁肅清排出。「肺失肅降」，則呼吸短促或表淺、胸悶、咳喘、咳痰、咯血等病變。「肺氣失宣」、「肺失肅降」則胸悶、咳嗽、喘息等。肺調節水液代謝稱為「肺主行水」、「通調水道」，而完成此功能主要依賴肺的宣發和肅降，對水液的輸布、運行和排泄發揮疏通和調節作用。排泄汗液、生成尿液都是人體水液代謝的一部分，每天每人透過汗液可排出 400 毫升左右的水分。宣發功能失常，就會無汗、水腫、小便不利等。如果肺病功能減退，就發生水液停聚而生痰、成飲，甚則水泛為腫。

《素問·咳論》摘要：

黃帝問曰：肺之令人咳，何也？

岐伯對曰：五臟六腑皆令人咳，非獨肺也。帝曰：願聞其狀。岐伯曰：皮毛者，肺之合也；皮毛先受邪氣，邪氣以從其合也。其寒飲食入胃，從肺脈上至於肺則肺寒，肺寒則外內合邪，因而客之，則為肺咳。五藏各以其時受病，非其時，各傳以與之。人與天地相參，故五藏各以治時，感於寒則受病，微則為咳，甚則為洩為痛。乘秋則肺先受邪，乘春則肝先受之，乘夏則心先受之，乘至陰則脾先受之，乘冬則腎先受之。

帝曰：何以異之？岐伯曰：肺咳之狀，咳而喘，息有音，甚則唾血。心咳之狀，咳則心痛，喉中介介如梗狀，甚則咽腫喉痹。肝咳之狀，咳則兩脅下痛，甚則不可以轉，轉則兩胠下滿。脾咳之狀，咳則右脅下痛、陰陽引肩背，甚則不可以動，動則咳劇。腎咳之狀，咳則腰背相引而痛，甚則咳涎。

帝曰：六府之咳奈何？安所受病？岐伯曰：五藏之久咳，乃移於六府。脾咳不已，則胃受之，胃咳之狀，咳而嘔，嘔甚則長蟲出。肝咳不已，則膽受之，膽咳之狀，咳嘔膽汁。肺咳不已，則大腸受之，大腸咳

狀，咳而遺失。心咳不已，則小腸受之，小腸咳狀，咳而失氣，氣與咳俱失。腎咳不已，則膀胱受之，膀胱咳狀，咳而遺溺。久咳不已，則三焦受之，三焦咳狀，咳而腹滿，不欲食飲。此皆聚於胃關於肺，使人多涕唾而面浮腫氣逆也。

帝曰：治之奈何！岐伯曰：治藏者治其俞（後背對應的五大穴位）；治府者治其合；浮腫者治其經。帝曰：善。

基於對來自宇宙的智慧「神靈」以及星際粒子的認識，「精氣」就能說清楚了。

《黃帝內經》以先天之精為根，以五藏為幹，以骨筋肉皮等為枝葉花果種了一棵樹。從受精卵到死亡以「神」賦予生命。在這棵樹上流動的是精、氣、津、血，流動的通道是經脈以及三焦的「水道」。我們再詳細探究。

「地食人以五味，天食人以六氣。」《靈樞·五味》中說「天地之精氣，其大數常出三入一，故穀不入，半日則氣衰，一日則氣少矣。」、「五穀入於胃，其糟粕、津液、宗氣，分為三隧。故宗氣積於胸中，出於喉嚨，以貫心脈，而行呼吸焉。」五味很清楚；「六氣」如何吃？應當理解為星際粒子，既包括有機粒子，也包括無機粒子，這些粒子能量體叫做「精氣」。如果借用暗物質解釋，可能就是指暗物質粒子。科學家已經證明宇宙的能量85%是暗能量，也證明了暗物質粒子的存在，只是一直找不到。《素問·氣穴論》中岐伯拍黃帝馬屁說「精人易語，良馬易御」。而黃帝都謙虛地說「余非精人之易語也，世言真數開人意，今余所訪問者真數，發矇解惑，未足以論也。然余願聞夫子溢志盡言其處，令解其意，請藏之金匱，不敢復出。」顯然，「精人」是真正的高能量人，可能就是「真人」的狀態。莊子解釋：「真者，精誠之至也，不精不誠，不能動人。」一顆暗物質粒子就可以毀滅掉巴黎。「精」的能量級別，賦予了

人，就可以按照堯舜大禹的次序當天子；哪怕賦予了一隻遼鳥，一旦叫「精衛」，就敢去填海。

《黃帝內經》中關於「精」的用法就有十三項之多，後世又總與精子、精液糾纏不清。實際上可以清晰地歸為三類：《素問》描述的先天之精；《素問》描述的後天之精以及《靈樞》中「攪渾水」的精。

（1）《素問》描述先天之精，是生命力之本：

《素問·金匱真言論》：「夫精者，身之本也。」《素問·上古天真論》：「七八，肝氣衰，筋不能動，天癸竭，精少，腎臟衰，形體皆極。」顯然《素問》的「精」不是指精子精液（天癸），而是生命力的本源，是一種能量。《素問·陰陽應象大論》：「故天有精，地有形。」《素問·五運行大論》：「形精之動，猶根本之與枝葉也。」《素問·八正神明論》：「月始生，則血氣始精，衛氣始行。」這種能量與「天」（月）有關，比較抽象。《素問·四氣調神大論》：「天明則日月不明，邪害空竅，陽氣者閉塞，地氣者冒明，雲霧不精，則上應白露不下。」這種能量與雲霧有關（氣）。《素問·湯液醪醴論》：「夫病之始也，極微極精，必先入結於皮膚」的「極微極精，必先入結於皮膚」正是指「天花病毒」等星際粒子撒到地球，人的皮膚先接受。

（2）《素問》對於「後天之精」，即從脾胃吸收的「地氣」即所謂水穀之精微，描述得也非常清晰明確，如下：

《素問·經脈別論》：「食入於胃，散精於肝，淫氣於筋。」

《素問·湯液醪醴論》：「開鬼門，潔淨府，精以時服。」

《素問·大奇論》：「脈至如弦縷，是胞精予不足也，病善言。」

《素問·陰陽應象大論》：「精不足者，補之以味。」

《素問·經脈別論》：「驚而奪精，汗出於心。」

（3）真正對「精」表述混亂，與《素問》時同時不同的是後世偽書《靈樞》，表現了一個針灸技術工作者，對「道」的迷茫：

《靈樞·決氣》:「兩神相搏,合而成形,常先身生,是謂精。」

《靈樞·經脈》:「人始生,先成精,精成而腦髓生。」這兩處具體表述了「先天之精」。

《靈樞·邪氣臟腑病形》:「其血氣皆上於面而走空竅,其精陽氣上走於目而為睛,其彆氣走於耳而為聽。」

《靈樞·營氣》:「穀入於胃,乃傳之肺,注溢於中,布散於外,精專者行於經隧。」

《靈樞·營衛生會》:「壯者之氣血盛,其肌肉滑,氣道通,榮衛之行,不失其常,晝精而夜瞑。」

《靈樞·五音五味》:「聖人之通萬物也,若日月之光影,音聲鼓響,聞其聲而知其形,其非夫子,孰能明萬物之精。」

《靈樞·本神》:「魂傷則狂妄不精。」

這幾處到底要說什麼,沒有一致邏輯,令人難以捉摸。

對比大約同時代的古籍中的「精」,與《素問》基本一致。最經典的就是《書·大禹謨》:「人心唯危,道心唯微,唯精唯一,允執厥中。」如果請老子解釋,就是《道德經》中的「孔德之容,唯道是從。道之為物,唯恍唯惚。惚兮恍兮,其中有像。恍兮惚兮,其中有物。窈兮冥兮,其中有精。其精甚真,其中有信。自古及今,其名不去,以閱眾甫。」

《管子·內業》對「精」是星際粒子的解釋可能最清晰準確:「凡物之精,此則為生,下生五穀,上為列星,流行於天地間。」、「精也者,氣之精者也,氣道乃生。」、「中不精者心不治。」據中醫的確切記載,星際粒子以「氣」的形式,經由五條通道週期掃過地球。地球生物能接受、儲藏、轉化這些生命素,所以「下生五穀,上為列星,流行於天地間」。「精」充斥整個宇宙,無處不在,但無法看到。這些粒子進入人系統後,就變成了原料。五藏既儲藏也加工,精可以轉化成氣「精化氣」;精也可

以變成血「精生血」；還可以變成津液等。五味中一樣吸收了星際粒子，蛋白質、維生素等被生理系統吸收消化後，能量粒子部分被「脾臟」分離，「化」如「藏」生命。離開了這些粒子，人將精盡氣絕而亡。

與星際分子高度相關的精氣神顯然是生命之本。《素問》依來源又分先天之精和後天之精。先天之精也是生殖之精，具有生殖能力，儲藏並旋洩於腎。久病、勞逸過度都會導致精的大量消耗，但最大的消耗在人類情志變化和生殖過程中。七情六慾對藏系統的傷害遠大於解剖生理系統，所以在中醫陰病因中，最主要的就是強調了情志與疾病的關係。情志過激，首先是傷氣，而氣為精所化，本質則是傷精。「恐懼不解則傷精」、「暴樂暴苦，始樂後苦，皆傷精氣，精氣竭絕，形體毀沮。」

因為先天之精決定人的最大壽命，所以叫「天年」，《素問》的終極養生目標就是《素問·上古天真論》所說：「上古之人，其知道者，法於陰陽，和於術數，食飲有節，起居有常，不妄作勞，故能形與神俱，而盡終其天年，度百歲乃去。」「度百歲」是一個大約數。同期的《尚書·洪範》說「以百二十為壽」，這已經吻合現代科學與統計的結論。德國著名學者 H. Franke 在 1971 年提出：「如果一個人既未患過疾病，又未遭到外源性因素的不良作用，則單純性高齡老衰要到 120 歲才出現生理性死亡。」事實上，120 歲的天年與長壽調查資料相符。

老子名篇〈赤子〉拿嬰兒的生理現象舉證，說的正是「先天之精」的作用，也強調了「和」即平衡才能「益生」，否則「心使氣強，物壯則老，不道早已（死亡）」。赤子沒有性慾也能勃起，沒有肌肉能緊握，整天哭也不岔氣，弱小而蟲獸不侵害，那力量來自何處？先天之精。

「含德之厚，比於赤子：蜂蠆虺蛇不螫；攫鳥猛獸不搏；骨弱筋柔而握固；未知牝牡之合而朘作，精之至也；終日號而不嗄，和之至也。和日常，知常日明。益生日祥，心使氣日強。物壯則老，是謂不道，不道早已。」

　　精子由骨髓中的幹細胞產生，確實越用越少。一個正常成年男性每天可產生 7,000 萬～ 1.5 億個精子。不過日本科學家研究可以在精子產生同時製造新的幹細胞，如果可調控，那就可以讓人返老還童吧！「As 模型」表述精子的形成過程：幹細胞分裂產生兩個細胞質相連的子細胞。分裂繼續，子細胞增加到 4 個、8 個、16 個……。一般這種分裂過程是不可逆的，即分裂後的細胞無法再回到幹細胞狀態。中醫說縱慾損耗骨髓，如果描述為損耗骨髓中的幹細胞，不就很「科學」嗎？嬰兒赤子與成人的區別不就是成人的幹細胞越來越少嗎？這樣是不是更明白「先天之精」以及「天癸」的科學意義了？精氨酸是構成精子頭的主要成分，並能提高精子活動能力。精氨酸含量很高的有海參、葵花子、凍豆腐、山藥、芝麻、花生仁、泥鰍等。鋅是精子代謝必須的元素，並能增強精子的活力，而牡蠣中鋅含量居眾物之冠。如果這樣科學地分析，是否就可以解釋為什麼中醫強調以上食物「補腎」：劉安為何煉豆腐，張仲景為何強調牡蠣的作用。

　　精液中其他的「液」，就是「精漿」。精漿由前列腺、精囊腺和尿道球腺分泌產生。精漿裡含有果糖和蛋白質，是精子的營養物質，另外還含有前列腺素和一些酶類物質。附睾中的精子透過輸精管傳輸，輸精管中流體中的果糖相當於火箭的燃料，可以重複再生。

　　精子要想與卵子結合，必須在穿過子宮頸時開始「獲能」，直到到達輸卵管峽部時，獲能過程才完成。獲能後期的精子發生「超活化」，即出現強烈鞭打樣運動，頭、尾的擺動幅度顯著加大，運動方向也變得靈活多變，使精子得以穿越輸卵管峽部。同時精子頭產生類似膨脹的頂體反應，頂體先膨脹破裂，實現受精。這個過程說明女子排卵期陰道液體突然清澈，這個恐怕才是為精子「賦能」而「超活化」的「天癸水」（而不是沒有能量的月經）。如果從精子賦能角度理解古人所謂的「房中術」，排

除縱慾的歪門邪道，《素女經》是否可能為早期《黃帝內經》的一部分？尋找三焦部分會闡述，下焦、天癸與煉精化氣的逆向修仙高度相關，而《黃帝內經》散失的恰恰是這一部分，留下缺口、迷惑與難題，讓後人去剖解。

根據對「精」的理解，《素問》中的「腎藏」也就呼之欲出了。

首先我們看一下現代生理解剖對腎臟的描述：

腎位於腰部，左右各一。基本功能是生成尿液排出毒素，像「血篩子」。腎臟的基本單位叫腎元，兩側腎臟約有 240 萬個腎元。每個腎元各自都能產生尿液，當血液流經腎小球相當於「濾過器」，一部分血漿（約 5 分之 1），除大分子的蛋白質外，都能透過毛細血管壁和腎小囊的臟層而進入囊腔，此濾過液叫原尿。進入腎小管的原尿流過小管系統時約 99％ 的水和身體所需物質被重吸收回血液；而物剩下的濃縮液就是尿，約占原尿的 1％。正常人一天尿量為 1,000 ～ 2,000 毫升，比重在 1.003 ～ 1.030 之間。比重過高過低、尿量過多過少均與腎功能不全有關。腎臟對體內的各種離子（電解質）具有調節作用，能維持體內電解質和酸鹼平衡。像鈉離子（Na+）的調節特點是多吃多排、少吃少排、不吃不排；對鉀離子（K+）是多吃多排、少吃少排、不吃照排。腎臟調節體內水分，保持內環境（電解質、滲透壓、酸鹼度）穩定的功能稱作「調節器」或「穩壓器」。腎臟分泌的腎素可使血壓升高，同時腎臟分泌的前列腺素又具有使血壓下降的功能，促進尿排鈉，減少血管的阻力，擴張血管降壓的作用。腎臟可分泌促紅細胞生成素，作用於骨髓造血系統，促進原始紅細胞的分化和成熟，促進骨髓紅細胞釋放到血中。貧血的程度與腎衰程度成正比。

可以看出，在《黃帝內經》中「腎臟」與生理腎臟描述的功能基本一致。如「主水」、「水者，循津液而流也，腎為水髒，主津液。」、「膀胱相

表裡」、「腎者，胃之關也。關門不利，故聚水而從其類也」等。

《黃帝內經》「腎藏」的功能比腎臟多的部分，都與「精」，特別是先天之精有關。與現代醫學區別在生殖（天癸之本）、壽命（天年決定於先天之精）、主骨髓（造血部分類似）以及最難理解的「腎者，作強之官，伎巧出焉。」（《素問·靈蘭祕典論》）其他已述，以下詳細剖析「作強，伎巧。」

通行解釋勉強也說得過去，即因為腎藏主生骨與骨髓，所以決定人體架構與運動；但這似乎有點低估了腎藏，而且表述完全可以用「作形」更準確。有強就有弱，強弱的配合才能產生運動技巧，因此此解釋不準確。即使按身體運動技巧而言，平衡最重要。「腎，主骨，其華在髮，開竅於耳及二陰。」「腎開竅於耳」，更適合描述為「耳為技巧之佐使」。因為耳中有決定平衡的 3 個「半規管」。人體失衡時，半規管便產生平衡脈衝，透過平衡中樞激發相應的反射動作，使人體恢復平衡。恰巧是三個且又互相垂直因為在三度空間之內，少於三個不夠用，多於三個不需要。很多人備受「耳鳴」的困擾，那是因為人耳因為平衡技巧對「氣流」、「水流」的細微聲音過於敏感。

「強」的本義是米蟲。如〈玉篇〉云：「米中蠹。」又如《爾雅·釋蟲》云：「強，蟲名也。」米蟲很像男性的生殖器，生殖器最好地展現了剛柔。「腎開竅於二陰」應該指的是人的生殖繁衍能力。男性的鬍子和女人的長髮都展現性感，「其華在髮」。腎主水，水至柔反而能作強。《道德經》：「天下之至柔，馳騁天下之至堅。」、「天下柔弱莫過於水，而攻堅強者莫之能勝，以其無以易之。弱之勝強，柔之勝剛，天下莫不知，莫能行。」這可以視為一種哲學解釋。老子也說過「自勝者強」，而「勝人者」叫「力」而已。腎藏的強與虛取決於是否「自勝」。腎虛都是因為耗「力」而不「強」。所耗的「力」也包括工於心計，此「伎巧」出了，就是耗費先天

之精。所以「腎者，作強之官，伎巧出焉。」要正反兩方面來理解。能否守精決定「作」與「強」，「伎巧」多少決定先天之精的「出」與「藏」。

因為《黃帝內經》兼顧養國課題，因此另外一種可能是「作」為「祚」的通假。祚強，指國祚強盛；伎巧，指治國安邦之才。諸葛亮有一段名言：「夫治國猶於治身，治身之道，務在養神；治國之道，務在舉賢。是以養神求生，舉賢求安。」對此的解讀就是諸葛亮認為「舉賢」等同於養神守精。「賢」等同於「精」，是國家生命的根本，是國家強大的種子。

《素問》還指出：「腎者主水，受五藏六府之精而藏之。故五藏盛乃能瀉。」、「腎者主蟄，封藏之本，精之處也。」腎不僅藏蓄五藏之精，而且透過調節「精」調節藏府的不平衡，隨時補充各藏的不足。故腎精充足，腎精內蓄，還可應時而調失衡。如「冬藏於精，春不病溫」就是指春天陽氣升發時，精氣易耗，而冬精則可補充春日匱乏。腎氣充沛，則封固有權；腎氣破損，封藏失固，則精微下洩，五藏皆失所藏。「腎者主蟄，封藏之本，精之處也。」甲骨文中腎＝月＋又臣。這個「又臣」之官的「又」就是指用手抓住「精」與「賢」。

後天之精，源於清氣和水穀，化生於肺和脾胃，是人出生後維持藏生存的來源。後天之精也是臟腑之精，清氣和水穀化生後藏於五臟，其餘者輸藏於腎以備用。後天之精，更多展現為藏生命的能量，可以多化、多存、多用。從飲食、呼吸中提取出來的「精」都叫後天之精，第一個來源是脾胃，第二個來源是肺。此脾胃並不是指解剖的脾胃，而是指脾臟、足太陰脾經和足陽明胃。人體的生理消化系統包括胃、大腸、小腸，營養吸收在大、小腸中完成，胃不是吸收而是分解食物的器官。脾取飲食之精，不從大小腸入手，而從胃入手，兩者所取不同。脾藏所取

不是消化後的維生素、礦物質、微量元素等，而是「精」。古印度《奧義書》中也談到了類似中醫氣化理念：「上氣流行腹中者，分化納於腹中水分、食物，而別出菁華。」此「菁華」就是精。最好的地氣之精就是中藥中帶「精」字的東西。例如地精，人蔘也；黃精，一名仙人餘糧。「玉」是石之精，這是古人佩玉潤身的依據。

現代人熱衷於「補腎」，實際上按照《素問》所說，「腎精」是補不了的，如果以「幹細胞」為媒介，至少幹細胞仍然實現不了定向注入，全身注入後果也不明確。因此所謂「補腎精」，仍然要從脾胃入手。著名的「六味地黃丸」來源就是張仲景的「腎氣丸」，只是減掉了桂枝與附子。熟地黃、山萸肉、乾山藥、澤瀉、牡丹皮、白茯苓，這個組合一看就是健脾祛溼的。結論：

《素問》的語言，既科學又精準形象，而且典雅優美（刻在玉版上，只能一字明義），不好好讀真是可惜。《素問》中描述的腎＝腎藏（無形）＋腎臟（形）。臟部分功能描述與科學一致，如主水、胃之關、與膀胱相表裡（口胃入而膀胱出，控制尿、電解質、血壓）等；主骨髓（造血紅細胞、造精子的幹細胞）等。差別在無形的「藏」，關鍵在「先天之精」與「天癸」。如果簡化理解，精可以認為是「幹細胞」。精字本意是指從米中挑出最好的米，就是細胞中的幹細胞。胎兒幹細胞最多，成人用幹細胞造精子等，越用越少，最後在骨髓，修仙就是把造精過程逆化回到幹細胞而返老還童，打通任督二脈實際上是恢復了骨髓與胸腺中退化為脂肪的幹細胞。中醫說腎虛病人打激素會導致精盡而亡，「新冠」重症說患者死於「炎症瀑布」，實際上「細胞因子風暴」就是 1993 年 Ferrara 在骨髓移植過程發現的。

人的天年 120 由先天之精定量決定，人的生殖輪迴生命週期（男 64 女 49）也由先天之精透過「天癸」決定。「癸」的甲骨文就是卝或十字架。

《素問》用字典雅，天癸指精子與卵子。癸水絕不是庸俗化看到的月經，而是排卵之日的突然變清澈的液體（月經，古人叫月事及「潮」，既優美形象，還揭示了受陰陽的陰即月亮控制水循環週期及強度，不同步就紊亂）。《素問》不能迴避性，仍然用稻米延伸，「米中蟲」即強，也象形寓意男性生殖器，可剛可柔。以「洩」代表過程，幾次提到「醉以入房」（及汗後當風）提示防範最容易腎虛的生活方式。精子是人體最小的細胞，本身很無力。受精過程離不開女性「癸水」的賦能及頂體反應（類似種子泡水膨脹），沒有賦能活化，精就動不了。你還認為癸水是月經水嗎？這個過程設計是不是「天」？

「後天之精」的第二個來源是肺。《黃帝內經・六節藏象論》明確：「五氣入鼻，藏於心肺，上使五色修明，音聲能彰。」肺從空氣取的宇宙之精，進入藏象系統後與來自脾胃的後天之精結合，最後形成了「宗氣」或叫「大氣」，是藏系統的推動力。如果肺氣虛弱，則宗氣生成不足，少氣不足以息，語言低微，身倦乏力，脈沉微等。肺與經絡直接從空間（天）吸取的精稱為「陽精」；脾胃從地球產物（地）吸收再轉化的精統稱為「陰精」，其實都是一樣的。採集陰精和陽精與地形、氣候有關，因而直接影響人的壽命長短。地勢平坦、氣候炎熱地區的人壽命短，而地勢較高、氣候寒冷地區的人壽命長（如新疆）。長壽地區基本緯度偏高，且地處山谷盆地。因為藏風聚氣，世界文明最早發生發育的地區都是多水盆地。《聖經》描述的伊甸園就像四川盆地；最早的中原就是伊洛盆地與關中盆地。

黃帝、老子、莊子都認為「氣」是宇宙萬物的本原物質，就是星際粒子。《黃帝內經》中的氣無形可見，像「霧露」般的無固定形狀卻可透過物質運動形式表現，是無形有徵的能量運動。而且氣週期性地運動不息、與生命始終。天有天氣，地有地氣，人有人氣；人既有浩然正氣，

也有陰陽怪氣、歪風邪氣；少年時朝氣蓬勃，中年時血氣方剛，上了年紀老氣橫秋，垂暮則死氣沉沉；高興時喜氣洋洋，難受時唉聲嘆氣，憤恨時怒氣沖天。

《素問·氣交變大論》：「善言氣者，必彰於物。」人活一口氣，氣停止運動，便是生命終結，「氣止則化絕。」神與精也靠化「氣」來生長發育形體。《素問·五常致大論》：「根於中者，命曰神機，神去則機息；根於外者，命曰氣立，氣止則化絕。」、「氣始而生化，氣散而有形，氣布而繁育，氣終而象變，其致一也。」這一段解釋得非常清楚：氣的性質接近於「神」，只是神在內而氣在外，都看不見，都同時與生死相伴。從邏輯上講，神與氣就是先天之精所化，後天之精所養。天之氣、地之氣最終都來自天。後天之氣來自後天之精，只有脾胃與肺兩個管道得自於天。氣的最大特點是每時每刻穿行不停，一停則為病。這個特點恰恰是精沒有的，互相有轉化關係，《素問》中稱為「腎氣」。《黃帝八十一難經》解釋為「腎間動氣」，就是腎精化氣。

《黃帝內經》中的《素問》基本將人體可用的「氣」定義為「陽氣」，包括榮氣與衛氣，榮氣能量負責推動津液循環，最後形成「陰氣」即形體；衛氣作為衛兵抵抗防禦外邪，包括六淫等。與陽氣對應的「陰氣」在《素問》中主要指「形體」，沒有《靈樞》與後世那麼多神神道道。《素問·痺論》：「陰氣者，靜則神藏，躁則消亡。」《素問·陰陽應象大論》：「年四十，而陰氣自半也，起居衰矣。」「陰氣」都是指形體。老子解釋過：「重為輕根，靜為躁君。是以，君子終日行不離輜重。雖有環官，燕處則昭若。若何萬乘之王而以身輕於天下？輕則失根，躁則失君。」都是指「陰氣」這個躁動的形體（出於慾望）而傷神耗精，實際就是耗費「陽氣」。《素問》認為，人體陽氣主要有三大作用：一是生化作用，人體靠陽氣生化氣血、精血津液；二是宣化作用，人體的氣血、津液主要精微

要靠陽氣輸送、散布；三是衛外作用，陽氣有防禦和衛外作用，即抵禦疾病。《素問》將陽氣功能高度地概括為「若天與日」、「精則養神，柔則養筋」，離開了陽氣的氣化作用，人的新陳代謝就不能進行，人就只有等死了。陽氣好比熱能，形體的正常運轉，全靠它來推動。陽氣推動，可以從潮汐理解，其原動力源自於日月。「得陽者生，失陽者亡。」《素問‧生氣通天論》是對「陽氣」最好的闡述。本篇的本義也正是細化上一篇〈上古天真論〉指出的養生大法「法於陰陽，和於術數，飲食有節，起居有常，不妄作勞。」就是使陰陽平衡。

《素問‧生氣通天論》摘要：

黃帝曰：夫自古通天者，生之本，本於陰陽。

天地之間，六合之內，其氣九州、九竅、五臟、十二節，皆通乎天氣。其生五，其氣三，數犯此者，則邪氣傷人，此壽命之本也。

蒼天之氣，清靜則志意治，順之則陽氣固，雖有賊邪，弗能害也，此因時之序。

故聖人傳精神，服天氣而通神明。失之則內閉九竅，外壅肌肉，衛氣解散，此謂自傷，氣之削也。

陽氣者，若天與日，失其所，則折壽而不彰。故天運當以日光明。

是故陽因而上，衛外者也。

陽氣者，煩勞則張，精絕。闢積於夏，使人煎厥。目盲不可以視，耳閉不可能聽，潰潰乎若壞都，汩汩乎不可止。

陽氣者，大怒則形氣絕，而血菀於上，使人薄厥。有傷於筋，縱，其若不容。汗出偏沮，使人偏枯。汗出見溼，乃生痤疿。高粱之變，足生大丁，受如持虛。勞汗當風，寒薄為皶，鬱乃痤。

陽氣者，精則養神，柔則養筋。開闔不得，寒氣從之，乃生大僂。陷脈為瘻，留連肉腠，俞氣化薄，傳為善畏，及為驚駭。營氣不從，逆於肉理，乃生癰腫。魄汗未盡，形弱而氣爍，穴俞以閉，發為風瘧。故

風者，百病之始也，清靜則肉腠閉拒，雖有大風苛毒，弗之能害，此因時之序也。故病久則傳化，上下不並，良醫弗為。

故陽畜積病死，而陽氣當隔。隔者當瀉，不亟正治，粗乃敗之。

故陽氣者，一日而主外。平旦人氣生，日中而陽氣隆，日西而陽氣已虛，氣門乃閉。是故暮而收拒，無擾筋骨，無見霧露，反此三時，形乃困薄。

岐伯曰：陰者，藏精而起亟也，陽者，衛外而為固也。陰不勝其陽，則脈流薄疾，並乃狂。陽不勝其陰，則五臟氣爭，九竅不通。是以聖人陳陰陽，筋脈和同，骨髓堅固，氣血皆從。如是則內外調和，邪不能害，耳目聰明，氣立如故。

風客淫氣，精乃亡，邪傷肝也。因而飽食，筋脈橫解，腸澼為痔。因而大飲，則氣逆。因而強力，腎氣乃傷，高骨乃壞。

凡陰陽之要，陽密乃固，兩者不和，若春無秋，若冬無夏。因而和之，是謂聖度。故陽強不能密，陰氣乃絕。陰平陽祕，精神乃治；陰陽離決，精氣乃絕。

四時之氣，更傷五臟。陰之所生，本在五味；陰之五宮，傷在五味。是故謹和五味，骨正筋柔，氣血以流，腠理以密，如是則骨氣以精。謹道如法，長有天命。

《素問·生氣通天論》闡述得非常明確：「陽氣」「皆通乎天氣」，都來自天。陽氣的能量與比喻就「若天與日」，決定壽命。陽氣向外發散「衛外者也」。那麼什麼會消耗陽氣？「陽氣者，煩勞則張，精絕」，因為慾望身心躁動「則張」，張就是耗散。此處也明確把陽氣耗散等同於「精絕」。什麼傷害陽氣？第一是情志，如「陽氣者，大怒則形氣絕」；第二是風淫六氣；第三是五味。如何養陽氣？順應四時以及一日早晚的天之陽氣週期，與之適應同步；並作到動靜合宜，陽氣與陰形平衡。「凡陰陽之要，陽密乃固，兩者不和，若春無秋，若冬無夏。因而和之，是謂聖

度。故陽強不能密，陰氣乃絕。陰平陽祕，精神乃治；陰陽離決，精氣乃絕。」

《素問·陰陽應象大論》闡述「氣」升降循環如自然界的水氣創造生機，沒有循環的水就是死水。天地之氣的循環不暢，就會出現乾旱和洪災。同樣，人體陰陽之氣的平衡打破，就會疾病纏身。「故清陽為天，濁陰為地；地氣上為雲，天氣下為雨；雨出地氣，雲出天氣。故清陽出上竅，濁陰出下竅；清陽發腠理，濁陰走五藏；清陽實四支，濁陰歸六府。故喜怒傷氣，寒暑傷形。暴怒傷陰，暴喜傷陽。厥氣上行，滿脈去形。喜怒不節，寒暑過度，生乃不固。故重陰必陽，重陽必陰。」

導致人不能盡天年的表面原因是「陽氣」不足，實際上是因為陽氣消耗過多，消耗之處就是「陰氣」，就是形體的慾望與躁動。氣虛就是陽氣不足，與陰氣無關。氣虛與現代醫學概念「介於健康與疾病之間的臨界狀態」極為相似。養生就是養陽氣，任何人陽氣旺盛，都百病不侵。歷代名醫治病養生的玄機就是固護陽氣，無不是調動陽氣。宋代竇才強調「陽精若壯千年壽，陰氣如強必斃傷」，他發明了艾灸關元，久而久之，便會覺得小腹丹田處時常像有一團太陽那樣溫暖。現代人陰盛陽衰，首先是口腹之慾造成的，食物精美而豐富，最容易耗陽氣滋養陰氣形體，體型都富態了（《素問》中叫「膏粱」），「氣勝形者壽，形勝氣者夭。」其次，現代人生活節奏混亂，藉助人類外環境改造技術，空調、電扇、電燈、暖氣等發明完全無視「太陽」，「六淫邪氣」風、寒、暑、溼、燥、火時時刻刻都在傷害陽氣。人抵禦外邪的能力就是陽氣，又叫「衛陽」或「衛氣」。日積月累地衛陽不固、腠理不密，自然就會導致各種疑難雜病、重病或慢性病纏身。陽氣有升降出入的規律，春天陽氣始發，夏天發至極限，秋天收斂，冬天潛藏。若以一天來看，白天相當春夏，夜晚相當秋冬，生理時鐘實際上就是根據陽氣規律來運轉的。作息紊亂傷

陽氣、過度勞累加速陽氣耗損，當人進行劇烈運動時，陽氣就會向外發散：「陽氣者，煩勞則張。」尤其是傍晚、夜晚或秋冬季節陽氣潛藏的時候，要避免進行劇烈運動。陽氣春天生發，逐漸往體表走；夏天陽氣最盛，人體內的陽氣基本都散發到體表，留在體內的陽氣就少，抵禦疾病的能力就隨之減弱，此時寒涼就容易被傷。因為冬天時陽氣閉藏，此時過度運動或劇烈運動，會使陽氣往外宣洩，如冬泳等。腎陽不足者往往腎氣功能失常，容易導致小便紊亂或者生殖功能異常，如男性的陽痿、女性的月經不調。

體內溼氣是現代人的通病，使我們的陽氣比古人更虛。溼是無孔不入的，溼邪總與別的邪氣狼狽為奸。溼氣遇寒則成為寒溼，人會感覺又溼又冷。溼氣遇熱則成為溼熱，人會感覺又溼又熱；溼氣遇風則成為風溼，驅風很容易，但一旦成了風溼，就是慢性病。溼為陰邪遏制陽氣，溼氣除掉了，陽氣自然生出來。「陰平」的「有氧運動」，是去溼氣的好辦法。《黃帝內經》為了保護陽氣與先天之精，反對多度「形體」運動，但並不是杜絕運動，而是「陰平陽祕」地運動，「陰平」可以簡單理解為走路、慢跑、騎腳踏車等「有氧運動」，即在運動過程中，人體吸入的氧氣與需求相等，達到生理上的平衡狀態。特點是強度低，有節奏，持續時間較長。這種鍛鍊，陽氣助力健康的「陰氣」，耗掉不健康的「陰氣」，比如氧氣反而能充分氧化糖分、脂肪，增強和改善心肺功能，預防骨質疏鬆（保腎精）。無氧運動是指肌肉在「缺氧」的狀態下高速劇烈的運動。負荷強度大，而且疲勞消除的時間也長，加速的代謝需要消耗更多的能量（陽氣）。運動員等的消耗反而又需要再消耗陽氣與腎精來轉化「陰氣」的形體肌肉，都對健康有損。

《靈樞》將氣技術化劃分。氣存五藏，稱五藏之氣，行經絡稱經絡之氣，經絡之氣又分營氣、衛氣。營氣行於脈內，一日夜五十周；衛氣行

於脈外，一日夜也是五十周。當十二經絡充滿時，其氣又可溢向奇經八脈。就營衛之氣來說，《靈樞》將營氣定為陰氣。前文已述，這是與《素問》不一致的。

張仲景從實踐角度基本將看不見的陽氣與看得見的必須聯合循環的津液等同，傷寒論中津液就代表著陽氣。依據的正是《素問》的原理「陰為陽宅、陰中求陽」，因為津液是人體陽氣作用的唯一媒介，離開這個媒介，陽氣也就沒用了。「氣能生水，陽能生陰，神能生精。」「氣能生精」的「精」就是中醫補腎的最高追求。「氣能生水」不是一般的水（H2O），而是陽氣賦能的水，即津液。津液源源不斷供給的狀態就是陰陽合和的象徵。對健康發揮作用的是津液而不是「H2O」，不正確地大量喝水導致本就不足的陽氣持續減少，氣化更加不利，造成體內水液瀦留，更加加重了水寒土溼，結果導致脾虛溼寒。張仲景非常重視健脾胃、去溼寒，原理正是來自《素問・太陰陽明論》的「陽明者表也，五臟六腑之海也，亦為之行氣於三陽。臟腑各因其經而受氣於陽明，故為胃行其津液。」太陰即足太陰脾，陽明即足陽明胃，本篇討論脾與胃的關係，故篇名〈太陰陽明論〉。「汗吐下」三法都傷人津液，傷人陽氣，吐尤其傷人胃氣，因此《傷寒雜病論》也強調補氣。張仲景常用的「苓桂劑」專門治療「陽虛陰盛」的慢性消耗性疾病。茯苓袪溼，貌似和病人津液不足相反，但是如果不先排水溼，人體陽氣生津就不能恢復。津液有結在肌肉中，即陽氣當「衛氣」時被「結氣」，桂枝正是造成解結通衛氣的作用；芍藥的作用是推血除瘀，腹部布滿靜脈網，因血液流動緩慢時最易淤結；乾薑的作用是振奮胃腸生成能量供應全身；附子偏於生成熱能，甘草直補津液；大棗跳過脾胃消化階段直接提供能量，棗有維生素王之美稱。國外臨床研究：連續吃大棗的患者，健康恢復比單純吃維生素藥劑的患者快 3 倍以上。棗所含有的環磷酸腺苷是人體細胞能量代謝的必需成分，能夠增強肌力。

　　精與氣的轉化在《素問》中沒有詳細描述，而《黃帝八十一難經》中將「腎間動氣」描述為轉化中心。實際上通讀《素問》，除了「腎氣」描述先天之精可以化氣外，後天之精與後天之氣似乎無法區分，只好叫「精氣」。「氣」是無形的，而「精」只有它的一部分表現為幹細胞時才是有形的，因此無形的氣可以認為分別來自先天之精與後天之精的轉化。氣或陽氣只有生命形成後才對人是有意義的存在，因此對人而言，「人之氣」都是後天的。除了依靠先天之精轉化，人可以後天「服氣」，與「服精」似乎也沒有區別。在精氣一定要區分時，筆者傾向於將後天之精看成從無數的天之氣與地之氣中精選出來對人有利的星際粒子。換句話說，先天之精轉化的氣＋後天之精＝陽氣；後天之精＝先天之精轉化部分＋後天之氣。如果沒有先天之精，則精等同於氣。

　　後天之「氣」也只有兩個管道被人體吸收：脾從五穀；肺從虛空。《素問·刺志論》說：「穀入多而氣少，此謂反也。穀不入而氣多，此謂反也。脈盛血少，此謂反也。」「反者，道之動。」古代強化「食氣」正是從脾與肺入手。「辟穀」術並不是指完全不吃東西，只是不吃五穀而已，健脾的茯苓、葛根，生津的梨還是道士們的必備。最早記錄辟穀的馬王堆《卻穀食氣篇》也記載了辟穀之人吃「石韋」。蕨類植物石韋，其性味甘、苦，微寒，入肺、膀胱經，有利水通淋、清肺洩熱等作用。鞣製過的皮子稱作「韋」。著名道教思想家陶弘景曰：「蔓延石上，生葉如皮，故名石韋。」肺是人體治理和調節全身水液的樞紐，被譽為「水之上源」，而膀胱是津液之海。「辟穀」服氣與脾臟從五穀吸收地氣本質是一樣的，都是直接或間接獲得星際粒子。《素問》就是「辟穀」養生之祖，「辟穀」吃的茯苓、黃精、石韋之類是提升脾藏與肺藏吸收氣的能力的中藥，「辟穀」必須多喝山泉水，也是因為水能「聚氣」。

　　現代科學統計的地球上最長壽生物基本都是大海裡「氣」最多環境的

產物，如海洋圓蛤類的壽命超過 400 年，「明」蚌的壽命為 507 歲；鯊魚一般可以活 200～400 年；鯨魚、龜能存活 100 年以上；鰻魚最長壽的為 106 歲等。現在能理解張仲景選藥的科學性了吧？甚至為何中國人吃鯊魚翅與鮑魚汁，不就是將其視為延年益壽的中藥嗎？海水中還有永生生物「水螅」和「燈塔水母」，透過幹細胞逆向生長，實際上燈塔水母可以描述為一種「水螅」聚合體。幹細胞是一種具有增殖、自我修復、大量製造及分化後代能力的細胞。再生和更新，對治療人體壞死或病變的組織，對抗老化都是深具意義。因為幹細胞「返老還童」的能力，顯然有類似「精」的道理，然而為何是水螅這種低等的水生生物？蛤類、鯊魚、鯨魚、龜、鰻魚怎麼解釋？如果是因為生長緩慢，那就是承認了中醫對烏龜的模仿。自古而今，包括西方國家的「術士」也以長壽領域最為多見，因為這個領域需求量很大，且是有效需求，但真實效果卻很難衡量，符合這兩個特徵的領域歷來就是騙子的最愛，「長生不死」領域首當其衝。年齡分類一直在變，但實際上從科學上「年齡」很難測定。抗衰老研究領域的主攻方向就是如何測量衰老，這也是目前絕大多數基因檢測公司的生存之道：一邊服務一邊收集基因資料，然後透過分析資料來尋找規律。按照科學實驗與統計的方法進行長壽研究有個極大的難點，就是必須等到研究對象去世才能得出實驗結果或統計結論。沒人有這個耐心。

《大戴禮記·易本命》記述：「食肉者勇敢而悍，食穀者智慧而巧，食氣者神明而壽，不食者不死而神。若要長生，腸中常清；若要不死，腸中無屎。」古代正史中記載了眾多的「辟穀」案例，不一一舉例。

現代醫學研究顯示，營養攝取控制是延緩細胞衰老的途徑之一，其原理可能是降低體內胰島素水平從而解除了對細胞自噬的抑制作用，而後者是細胞內清除隨時間累積的受損蛋白質或衰老細胞器從而維持穩態的重要機制。美國、德國、日本都有專門的「辟穀」研究中心與康復

醫院。飢餓療法是目前唯一確信能夠延緩衰老的辦法，其他所有方法都不確定，有待進一步研究。2017 年《柳葉刀》(*Lancet*) 雜誌刊登了一篇論文，文中研究人員表示發現飢餓療法能夠治癒九成的 II 型糖尿病，甚至已經患病 6 年的患者都能治好。飢餓療法甚至可以讓癌細胞對化療藥物更敏感。但是西方科學家把「辟穀」機械地理解為「飢餓療法」是錯誤的。人人想長壽，卻沒有人願意按《素問》的建議放棄享樂慾望。現代每人平均預期壽命的提升大部分源於嬰幼兒死亡率的快速下降，以及傳染病防治和外科手術技術的飛速提升，人類的絕對壽命實際上並沒有增加多少。

可以說，目前全世界唯一能自圓其說並能實行的長生理論就是《素問》以「氣」為基點的「精氣神」。

《黃庭經》所謂的「上藥三品，神與氣精」，修習氣功、煉丹就是修仙，源於《黃帝內經》的「精氣神」學說與經絡穴位。仙，是一種境界，能做到了悟生死、天人合一的人就是仙。內丹功法以精氣神為修煉對象，分為三個階段：煉精化氣稱小周天；煉氣化神稱大周天；煉神化虛，乃煉元神。《養生祕旨·煉精化氣》記述：「夫煉精化氣，乃逆行法也。欲知仙凡之隔，當知順逆之分。經曰：順則成人，逆則成仙是也。順行則致一身之氣化而為精，是以陽變陰，乃成人之道也。」「逆行法」的意思是神在天，天播撒氣，氣成精為人；人要反著來，逆行上天為神。這個說法已經與喀巴拉沒有區別了。只不過喀巴拉把神與精氣都叫「光」，人的靈魂是散落在地上的小小光。南懷瑾也專門以「光」來解釋「神」，應該是引用自喀巴拉。他用「光」、「熱」、「力」來作比喻，指出「精」是生命的「熱」，「氣」是「力」，「神」便是「光」。人的生命如果失去「光」、「熱」、「力」的功能，那便是死亡的象徵。

推測：煉丹修仙的理論依據就是「三焦」、三大命門以及三脈。因

為「絕地通天」，人與神已經分開，人的胚胎所得的先天之精只是定量，只夠盡天年，既不能長生也上不了天。「脾藏」轉化的食物之精也只是用於轉化為陽氣。因此，只有「三焦」是「腑」，「胞中」是「奇恆之腑」，都生於地，才能在地中修煉，這個氣才能補充天癸，打通人體上中下。修煉的中心，是控制三焦系統的「心」。「八卦爐中逃大聖，五行山下定心猿。」《西遊記》的作者吳承恩是心學泰州學派的弟子，他的本來目的是為心學修煉出一本案例教材：一塊石頭立志成為「大聖」，歷經修煉特別最後一關打死心猿假美猴王後成為「佛」。泰州學派認為人人可以成為舜堯。

四、重新認識津、液、血、脈

除了精氣神，《黃帝內經》中還有對津、液、血、脈等的論述。《黃帝內經》基於本源「氣」，發展出「氣血」，再衍生出「精、氣、津、液、血、脈」，體系完備。

《素問》中提到的陰陽是理論的基石，而氣血就是身體的基石。調陰陽，即調氣血。氣血以順是健康，氣血不行，則是諸病之源。《黃帝內經》論諸病之源也多從榮衛氣血，如「肉苛」、「瘧」、「痹」、「霍亂」、「四厥」、「脹」等。「天地者，萬物之上下也；陰陽者，血氣之男女也。」、「是以聖人陳陰陽，筋脈和同，骨髓堅固，氣血皆從。」因此診脈重在判斷氣血之源的情況。表裡臟腑功能是否正常，均由脈之血氣之象而反映。「故鍼有懸布天下者五，黔首共餘食，莫知也。一曰治神，二曰知養身，三曰知毒藥為真，四曰制砭石小大，五曰知臟腑血氣之診。五法具立，各有所先。」治神也關鍵在於血氣。「故養神者，必先知形之肥瘦，榮衛血氣之盛衰。血氣者，人之神，不可不謹養。」

　　我們常說「氣血」不足，比如透過手指的甲印來判斷，十指有八個月牙稱小太陽，說明氣血充足，甲印越大越好身體越好；月牙很少或小屬於寒型甲印，表示身體陽虛，陽氣不能通達四肢末端。寒邪入侵使氣血運行緩慢，惡性腫瘤病人寒型甲印占了 80%。除甲印外，牙根的顏色也是一個表現，貧血的人刷牙出血，而且越是大病，越是陽虛，牙根暴露越多，牙齦顏色越灰暗。氣虛的人一般臉色白，沒光澤，體力差，動輒自汗、氣喘；少言懶語，對待生活中的問題態度是多一事不如少一事；怕冷怕風，很容易感冒；容易腹脹，因為因脾不易運化食物，同時大便不成形。現代人普遍「氣虛」。「寒則熱之、虛則補之」，濫用抗生素、解熱鎮痛藥、降血糖藥、降血壓藥、降血脂藥、止痛藥等，苦寒瀉邪的同時也必傷陽氣，瀉完邪，病人的陽氣也沒了。

　　萬病不治求之於脾腎，求之於腎就是求陽氣（脾藏也是吸收陽氣）。《素問·生氣通天論》：「陽氣者，若天與日，失其所，則折壽而不彰。」陽氣更多指先天之精所化之氣，都是「正氣」。「正氣存內，邪不可干」的正氣＝先天之精化氣＋正營氣＋衛氣，這裡說的正氣指的是生命力（自癒力）。腫瘤等所有的「陰成形」，多屬陽虛而生。《黃帝內經》說：「積之始生，得寒乃生。」只有三陰體質的人才可能會生腫瘤（少陰腎虛、厥陰陰虛肝旺、太陰脾虛），三陰體質的最明顯特徵是陽氣不足。細胞增殖、形體增長，就是「陽化氣，陰成形」，而陽氣不足才會導致細胞與部分形體發育異常、增殖失控，就容易導致腫瘤發生。由此可知，腫瘤發生的本質是因為身體陽氣不足，徹底改變陽虛體質腫瘤才能治好。癌細胞本身每天都在產生，但並不是每個人都會得癌症，陽氣不足的內環境導致它惡性增生。

　　《論語》記載，孔子的兩個學生宰予、顏回早死，他們的死都和氣血有關。因為「宰予晝寢」，子曰：「朽木不可雕也，糞土之牆不可杇也。於

予與何誅？」、「子曰：始吾於人也，聽其言而信其行；今吾於人也，聽其言而觀其行。於予與改是。」肝藏血，開竅於目。「一天之計在於晨」，眼睛是消耗氣血最大的器官之一，也就是眼睛需要肝陽生發消耗大量的陰血才能睜開；午休閉目養神，養的就是肝藏陰血。「一身之際在於肝」，肝陽生發是一身衛氣之根。腎精不能滋養肝陽，水不涵木，肝血供給就有問題。少陰病腎虛導致肝血不足，《傷寒雜病論》簡潔地定義為「少陰之為病，脈微細，但欲寐是也。」「但欲寐」是少陰經病特有症狀，宰予其實得了肝血不足的少陰經病，病因是縱慾享樂之類的行為消耗了過多先天之精。老子講「不知常，妄作凶」，貪婪和放縱等同於自殺。孔子如果是老子或者張仲景，就會不發火，發火也是「不知常，妄作凶」，因為補不了先天之精（強調補腎的都是騙子）。張仲景的辦法是從太陰經相表裡太陽經層面去做：足太陽膀胱腑，與腎互為表裡，用桂枝湯和核桃之類，且不可多出汗（津液）。《黃帝內經》中也記載了「血枯」（有病胸脅支滿者，妨於食，先唾血，四支清，目眩。此得之年少時，有所大脫血；若醉入房中，氣竭肝傷），用雀卵配合飲以鮑魚汁來治，利腸中及傷肝。

　　孔子的學生醫學知識似乎都很貧瘠，四聖之一的曾子生活環境很髒亂，「捉襟見肘」、「齧指痛心」指的就是他。顏回是孔子最得意的門生，孔子對顏回稱讚最多，讚其好學仁人。孔子對他的早逝極為悲痛，不禁哀嘆說：「噫！天喪予！天喪予！」顏回的早死可能是由於長期嚴重的營養不良導致的。顏回的一生，大多時間都追隨孔子奔走於六國，歸魯後亦未入仕，而是窮居陋巷。顏回隨孔子在陳、蔡期間絕糧七天，子貢費了許多周折才買回一石米。顏回與子路在破屋牆下做飯，有灰塵掉進飯中，顏回便取出來自己吃了。「一簞食，一瓢飲，在陋巷，人不堪其憂，回也不改其樂。」顏回的病根在胃。胃陽明是所有臟腑津液運輸動力的泉源，陽明總督一身陽氣的化生。「陽明居中，主土也。萬物所歸，無所復

傳。」張仲景可謂是處處在盯著病人的脾胃做功課。胃其實就似一口鍋，用來腐熟食物，需要火候，腐熟食物需要消耗陽氣。「有一分胃氣就有一分生氣」。廣東人煲粥是因為長時間的煮代替了部分胃腐熟水穀的能量，對於脾胃虛弱的人就節約了寶貴的胃陽氣。顏回喝冷水，吃垃圾，並且還有一頓沒一頓，孔子表揚的恰恰是他的「病」。

《靈樞》把氣血的「氣」再分成與血同行的營氣以及在血脈外的衛氣，兩氣同出一源，皆水穀精氣所化生。營行脈中營養周身，衛行脈外捍衛軀體。《靈樞》的貢獻一是把氣與五臟六腑詳細聯通，把脈診與針灸可以操作；二是提出精、氣、血、津、液、血、脈，具為氣血之變。也就是說，精、氣、津、液、血、脈皆為氣，是氣的不同展現，體系因此完備：

余聞人有精、氣、津、液、血、脈，余意以為一氣耳，今乃辨為六名。

兩神相搏，合而成形，常先身生，是謂精。上焦開發，宣五穀味，燻膚，充身，澤毛，若霧露之溉，是謂氣。腠理發洩，汗出溱溱，是謂津。穀入氣滿，淖澤注於骨，骨屬屈伸，補益腦髓。洩澤，皮膚潤澤，是謂液。中焦受氣取汁，變化而赤，是謂血。雍遏營氣，令無所避，是謂脈。

此氣血之變。分而為六。其中脈，是雍遏營氣之氣。有所雍遏，營氣始能留行於脈內。

理解「營衛」的關鍵點有兩個：

（1）《素問》中沒有「營衛」，只有「榮衛」的概念。「營」只是對「榮」的另一種不一定準確的描述。「榮」很清楚，指灌溉滋養這棵樹；「衛」是指既要保持與外界環境的交換，又要保護與外環境危險隔離的能力。筆者認為「榮衛」更準確。

（2）「榮衛」、「營衛」都必須與「津液」關聯。《靈樞》把「津液」與

「氣」在脾胃吸收環節分離，又在循環過程混為一談，應該是錯誤的。按《靈樞・邪客》中所說：「五穀入於胃也，其糟粕、津液、宗氣，分為三隧。」顯然除了被脾分配的「氣」以及被六腑排洩的糟粕（宗氣為氣之本，還是氣），「津液」非常接近於胃所消化得到的營養素，只是古人無法區分蛋白質、維生素、微量元素之類，鑒於它們都溶解於水，以「津液」＝營養素＋H2O統一劃分。如果「津液」＝營養素（水穀精微）＋H2O，那麼「氣」應該就是推動「津液」循環的動力（根本動力是腎間動氣）。所謂「榮氣」或「營氣」是推動「津液」在體內運行循環滋養，而「衛氣」則控制外環境與內環境的交換，載體就是「津液」（後世再分為「津」）。

「脈𧖴」的本義就是心血管系統。它的古字表示為從𠂢（派）＋血，就是「派血」。

《素問》對「脈」的描述：「夫脈者，血之腑也。」、「心藏血脈之氣也」、「心主身之血脈」、「按其脈，知其病。」所謂「氣血」運行於脈，就是指「榮氣」和血，即「陽氣」推動力＋氧氣＋微量元素＋血。心藏的形臟指形臟（或心包）是「主」循環的幫浦。

《靈樞・經脈》中論述：「黃帝曰：人始生，先成精，精成而腦髓生，骨為幹，脈為營，筋為剛，肉為牆，皮膚堅而毛髮長，穀入於胃，脈道以通，血氣乃行。」既然「脈為營」，「營氣」就是平衡氧氣與二氧化碳的「氣」。現代解剖發現，血管之間，包括動脈與動脈、靜脈與靜脈、動脈與靜脈，都有連繫血管（血管吻合）；而毛細血管極細（直徑6～9微米），極廣泛分布（總面積可達6平方公里），具有極強的通透性，說明「脈」網確實更像一個不封閉的蔓延式的河流溝渠網。在手指、足趾、鼻、唇等處末端，小動脈與小靜脈進行聯通「吻合」，促進循環，這應該就是《靈樞》中經絡系統的起源之一（管內還包裹著血管神經束）。《靈樞》中的「脈」與生理血管不完全相同，差別是「氣化」，針灸治病的重點不是血而

是「氣」，特別是「衛氣」，類似山谷中流動於河道之外空間的氣流。《素問》中的「脈」就是「血之腑」，更類同於現代血管。笛六個音孔，吹氣並配合六指按動，便演化出各種音色和曲譜；血液在血管裡流動，在經過橈骨動脈時，也和吹氣在笛腔原理一樣。脈診的原理就是類似氣流通過笛子有節奏旋律，那麼氣血通過任何凹凸之處也會有不同的旋律與節奏以及強度，如同水流和氣流不同組合狀態流過山谷產生的波動一樣。《素問》按上、中、下挑了 9 個明顯部位，而後世簡化到「尺寸之間」，即搭脈。《黃帝內經》奠定脈學基礎；《素問》提出《三部九候論》；《靈樞》有尺膚診法、人迎、寸口診法等；《黃帝八十一難經》開始獨取寸口，寸關尺部位，三指距離而已，王叔和找出了 28 脈。「經脈者，所以決生死，處百病，調虛實，不可不通者。」不過，脈診本質上是因為古代沒有足夠檢測技術，現代應該不必再費力強化。

　　心主脈、肝主血，眼睛能「脈脈含情」是因為肝血開竅於眼，按密度來說眼睛是消耗肝血最多的器官，「久視傷血」，眼睛本身內部全是「房水」，人體透過不停地眨眼來供津液。

　　津液，是機體一切正常水液的總稱，包括各臟腑組織器官的內在體液及其正常的分泌物，如胃液、腸液和涕、淚等。成年人血液只占體重的 7%～ 8%，更多的是其他「津液」。《素問》不分「津液」；《靈樞》把它區分為津與液。《素問‧調經論》：「人有精氣津液。」《素問‧逆調論》：「腎者水臟，主津液。」《素問‧湯液膠醴論》：「津液充郭。」《靈樞》及後世很多人認為，清稀流動性較大，布散於體表、肌肉和孔竅，並能滲注於血脈，發揮滋潤作用的，稱為津；較稠厚，流動性較小，灌注於骨節、臟腑、腦、髓等組織（奇恆之腑），發揮濡養作用的，稱為液。而《素問‧宣明五氣篇》說：「五藏化液：心為汗，肺為涕，肝為淚，脾為涎，腎為唾，是謂五液。」顯然互相衝突。

《說文解字》：津，水渡也。《尚書·禹貢》中「孟津」的津和《論語·微子》中「問津」中的津都是渡口，而甲骨文中的「津」就是用船擺渡的象形。所以「津」在人體的作用更突出為擺渡營養素與垃圾，即使骨髓等腔體的「津液」也是要擺渡與流動的。因此根據黏稠度與流動速度的劃分反而不「科學」。《靈樞》應該是為了突出「衛氣」，即控制內外環境的交換，同時突出其中的表皮 12 部經絡以及穴位。前文已述張仲景把津液與陽氣合一，陽氣是一個抽象概念，「津液」更接近科學。

「流水不腐，戶樞不蠹。」人體正常情況下是時時在得病，又時時在解病，所以呈現出無病的狀態。所謂人體自帶的自我恢復能力首先就是陽氣能推動完成「津液」的生成與流動，既能「榮」又能「衛」。滿足以下三個條件，人就可以保持健康狀態：（1）脾胃功能健全，能保證津液的充足供應。（2）津液能夠順暢到達病所。（3）到達病所的津液品質達到修復機體的要求（損傷的程度不同，要求的品質不同）。

張仲景非常重視津液，幾乎把它與陽氣等同。《傷寒雜病論》中把津液缺乏或者陽氣氣虛從臨床實踐角度分成幾種情況分類診治，可以幫助加強對津液的理解。

口乾舌燥：渴是身體缺少津液的訊號，向外界索要生成津液的原材料水，也說明身體腎藏脾胃等還有製造津液的能力。口乾等同於津傷，是醫生觀察出來的，渴＝津傷＋裡熱，是病人自己感覺到的。咽是津液的敏感器，咽燥表示津液不足或虛竭，而且虛寒生津能力不足，因此不能再發汗。消渴的消字本義是枯水期中大河逐步變小河，喝水只能消減渴意，喝水止不了渴。

項強、四肢重：頸與項不同，頸指兩側，項指頭後。頭項需要的津液不少，且離心臟最遠，故全身性肌肉津液不足時，頭項部最先表現出來。四肢因陽氣不足或津液不能到達而乏力，感到沉重。淤血結實非常

嚴重時，津液因血瘀的閉結沒能上行到肌表，熱無出路上逼頭腦就會「發狂」。

惡寒：惡寒是肌表能量不足的訊號，以此尋求外部保護，能量越不足，訊號越強烈。太陽病的惡寒，如傷風感冒，與脾胃能生成津液能量，所以發汗即可。另一種惡寒是因脾胃生成能量不足，沒有足夠的津液提供給肌表，叫太陰病的惡寒。即使是改善了外環境對肌表保護也幫助不大，因而身體發出惡寒的訊號也不強烈。

大驚：心臟的肌肉消耗津液是最大的，最需要津液滋養。津液損失太過，心肌津液嚴重缺乏，心肌悸動，故表現為大驚。

《素問·太陰陽明論》表現津液的功能：「四支皆稟氣於胃，而不得至經，必因於脾，乃得稟也。今脾病不能為胃行其津液，四支不得稟水穀氣，氣日以衰，脈道不利，筋骨肌肉，皆無氣以生，故不用焉。」、「五藏六府之津液，盡上滲於目，心悲氣並則心繫急，心繫急則肺舉，肺舉則液上溢；夫心繫與肺不能常舉，乍上乍下，故欬而泣矣！」

津液的生成、輸布、排泄平衡，依賴於氣和許多臟腑協調平衡，以肺、脾、腎為主。《素問·經脈別論》說：「飲入於胃，游溢精氣，上輸於脾，脾氣散精，上歸於肺，通調水道，下輸膀胱，水精四布，五經並行。」脾負責津液的輸布，「為胃行其津液」，一方面降津液「以灌四旁」和全身；另一方面則將津液「上輸於肺」，肺再「通調水道」。透過肺的宣發作用，將津液輸布於全身體表進行營養和滋潤；津液透過代謝化為汗液而排出體外；津液透過肺的肅降向下輸送到腎和膀胱，化為尿液而排出體外。此外，肺在呼氣中也排出了大量的水分。所以，肺宣發肅降，通調水道。

《素問·逆調論》說：「腎者水臟，主津液。」腎主宰作用主要展現在腎所藏的精氣原動力，也是氣化原動力。如果心臟是血液的幫浦，那麼「腎藏」就是全身的津液的主幫浦。透過腎的氣化（類似提供電流電能），升清

降濁：「清者」蒸騰上升向全身布散，「濁者」下降為尿注入膀胱。尿液排泄量調節著全身津液的平衡。所以《素問·水熱穴論》說：「腎者，胃之關也。關門不利，故聚水而從其類也。」在後文三焦部分會引用《黃帝八十一難經》的解釋「腎間動氣」，重在下焦。「下焦者，別迴腸，注於膀胱，而滲入焉。故水穀者，常並居於胃中，成糟粕而俱下於大腸，而成下焦，滲而俱下，濟泌別汁，循下焦而滲入膀胱焉。」、「膀胱者，州都之官，津液藏焉，氣化則能出矣。」膀胱是津液之腑，被下焦陽氣充足氣化，才能「出」津液。所以，是藏稅納貢的「州都之官」。《黃帝內經》中說「腎者牝藏」、「心為牡臟」。「牝」字的意義，《道德經》中表述為「大國者下流。天下之交。天下之牝，牝常以靜勝牡，以靜為下。」「牝」就是上善若水。

《素問·水熱穴論》：

黃帝問曰：少陰何以主腎，腎何以主水？

岐伯對曰：腎者，至陰也；至陰者，盛水也。肺者，太陰也；少陰者，冬脈也。故其本在腎，其末在肺，皆積水也。

帝曰：腎何以能聚水而生病？

岐伯曰：腎者，胃之關也。關門不利，故聚水而從其類也。上下溢於皮膚，故為胕腫。胕腫者，聚水而生病也。

帝曰：諸水皆生於腎乎？

岐伯曰：腎者，牝藏也，地氣上者，屬於腎，而生水液也，故曰至陰。勇而勞甚，則腎汗出，腎汗出逢於風，內不得入於臟腑，外不得越於皮膚，客於玄府，行於皮裡，傳為胕腫，本之於腎，名曰風水。

所謂玄府者，汗空也。

「津液」本身並不神祕，不是指 H_2O，是 H_2O+ 的概念。內溼相關的概念均與津液的代謝障礙有關，包括水、痰與飲。溼屬於內生五邪之一，是水液代謝異常的產物。飲食入胃之後分化，宣則為氣，出則為

汗，逆則為淚，下則為尿，行者為津，留者為液。病理情況下，寒則聚沫為痛，結則為水。溼為水液不動成浸漬狀，無形而有徵。因為津不得輸布，脾轉輸津液，故脾主溼。《素問·六元正紀大論》：「溼勝則濡洩，甚則水閉胕腫」，說溼氣太盛顯現於外而變為水病成腫（水可見）。《素問·水熱穴論》主要討論水病的病因、病機和水病、熱病的治療穴位，故名「水熱穴論」。文中「其本在腎，其末在肺，皆積水也」和「腎者胃之關也。關門不利，故聚水而從其類也。」是對水病病機的高度概括。《黃帝內經》中論述腎和尿的排泄是沒有直接關係的，然而除了〈水熱穴論〉，《素問·逆調論》也說「腎者水臟，主津液。」水液由脾所製、腎所主、肺所宣降。水生於腎，為水液泛溢的結果。

　　《靈樞·九針論》的五液，更屬於「津」的內容，而且都是指向外排泄。尿與汗肯定是津的一部分，「腠理發泄，汗出溱溱，是謂津。」這部分津是由陽氣蒸騰津液所得，因此汗出會消耗心的陽氣。汗的代謝《素問·陰陽別論》：「陰搏陽別，謂之有子；陰陽虛，腸闢死；陽加於陰謂之汗；陰虛陽搏謂之崩。」

　　《素問·脈要精微論》：「陽氣有餘為身熱無汗；陰氣有餘為多汗身寒；陰陽有餘則無汗而寒。」當陽氣有餘時，實際上是沒有能用在津液循環上，自然內熱同時衛氣不能催動出汗，因此無汗而身熱；當陰氣有餘時，實際上是「形」有餘如虛胖，陽氣耗費身寒，同時衛氣不足以控制皮膚腠理而多虛汗，因此多汗身寒；陰陽有餘既虛胖又無津液，無汗而寒。《素問·金匱真言論》：「夫精者，身之本也。故藏於精者，春不病溫。夏暑汗不出者，秋成風瘧，此平人脈法也。」陰陽平衡時陽氣的衛氣藏於皮下，腠理開時汗出。腠理開而汗出同時，衛氣也會隨汗出而外散耗損，所以不可大汗當風。天暑衣厚都是外熱而腠理開，外有熱而非內有熱。夏暑汗出而散熱，將冬季藏精所帶來的殘留物一併清理，有利正常代

謝。如果夏暑汗不出，形成溼熱留於體內，到秋季發風瘧。

陽氣與精以及津液的辨證關係，莊子在〈刻意〉中解釋得最到位，本篇的意思就是修煉心神而養生養國。莊子說：「平易則恬淡矣。平易恬淡，則憂患不能入，邪氣不能襲。」「平易近人」原來就是諸葛亮追求的「淡泊寧靜」，就是「正氣存內，邪不可干」。因為「形勞而不休則弊，精用而不已則勞，勞則竭。」所以要「平易」。但是莊子沒有把「平易」、「虛無恬淡，乃合天德」機械性地表述為躺著等死，而是以流水為喻表達為津液循環轉態、生生不息，「水之性，不雜則清，莫動則平；鬱閉而不流，亦不能清，天德之象也。故曰：純粹而不雜，靜一而不變，淡而無為，動而以天行，此養神之道也。」在本篇結尾莊子解釋了「純粹而不雜，靜一而不變」的境界就是《素問》的「素」等同於真人。「純素之道，唯神是守。守而勿失，與神為一。一之精通，合於天倫。故素也者，謂其無所與雜也；純也者，謂其不虧其神也。能體純素，謂之真人。」

另外一種常見病「上火」也與津液直接相關。人體的散熱體系，透過下視丘控制平衡，透過皮膚、汗腺、呼吸、排便等的無感輻射、有感揮發等方式進行熱傳遞，體內各種津液對熱量的吸收和排放是體溫恆定的最重要因素。人體內部有病灶，也會主動升溫消滅病毒，也需要津液流動排出體外，排不出就會「熱中」（發燒與流汗也是排熱的方式；寒戰不僅靠肌肉產生熱量，而且收縮血管控制流速影響溫度）。所以當人體津液虧損，會出現產熱散熱平衡的失調，出現各種發熱病，相對的熱量過多引起的「內火（熱）」稱為「虛火（熱）」。《素問·脈要精微論》：「粗大者，陰不足陽有餘，為熱中也。」熱中也叫內熱，「火熱內生」。顧名思義，內火（熱）是和內寒相反的由於新陳代謝過於旺盛、產熱過多所致疾病。《素問》有消癉、消中、消渴、風消、膈消、肺消之說，消之證不同，皆以燥熱太甚，都歸之火。

《素問‧腹中論》:「帝曰:夫子數言熱中,消中,不可服高粱、芳草、石藥,石藥發瘨,芳草發狂。夫熱中,消中者,皆富貴人也,今禁高粱,是不合其心,禁芳草、石藥,是病不癒,願聞其說。岐伯曰:夫芳草之氣美,石藥之氣悍,二者其氣急疾堅勁,故非緩心和人,不可以服此二者。帝曰:不可以服此二者,何以然?岐伯曰:夫熱氣悍,藥氣亦然,二者相遇,恐內傷脾。脾者土也,而惡木,服此藥者,至甲乙日更論。(「石藥發瘨,芳草發狂」中的芳草指香草,石藥指礦物類藥物,魏晉上層人士喜服。)

熱過多,分絕對和相對。絕對過多指代謝過旺,導致產熱量超過正常的散熱能力所致,是實熱,所謂陽氣消耗過旺了,可以用些下火的綠豆湯、西瓜皮或硫磺解毒丸等,相對簡單。而津液循環散熱能力下降導致的相對過多,其實是「虛火(熱)」。現代社會要去火的「實熱」很少,幾乎都是「虛火(熱)」(原來基礎往往偏寒)。「虛火(熱)」主要症狀是自覺發熱,測體溫往往不高或輕微升高(常在 38℃ 左右,不超過 39℃),症狀往往在午後或夜間明顯,勞累後加重。還可見手足心發燙、心煩失眠、口乾目澀、咽乾咽痛、骨蒸潮熱、兩顴潮紅等症狀。感染發熱性疾病的後期,體內的津液在「實火(熱)」和外來的六淫邪氣中的「火(熱)邪」煎熬下會大量減少,從而出現「虛火(熱)」的症狀。此外,對發熱性疾病的治療不當,比如說過度發汗,也會使體內陰液損傷,而導致「虛火(熱)」。有虛火就不能再去火,只能補養津液,低熱才能逐步好轉,補津液離不了健脾。現在「去火」很流行,然而「虛火(熱)」,清火只會讓火更旺,永遠清不完。人人都在清火,永遠在清火,因為它根本不是實火,是虛火。陽虛於下,陰火上炎,上火就是火在上,寒在下。虛火上炎於頭面,出現頭面耳眼口鼻喉的各種火熱症狀,如痤瘡、咽喉腫痛、扁桃體炎、面紅、眼紅、耳中生瘡、牙齦炎、口腔潰瘍等。「十個胖子九個虛」,虛的就是陽氣:肥胖症也是一種虛火,身體某部位肥大,

必然是這一部位的陽氣不足以推動津液循環，於是導致垃圾廢物聚積。如果用瀉法來治，肯定是越瀉越虛，越虛越胖。

《素問·通評虛實論》：「消癉者，三消之總稱，謂內熱消中而肌膚消瘦也。」若飲水多而小便多，名曰消渴；若飲食多，不甚渴，小便數而消瘦者，名曰消中；若渴而飲水不絕，腿消瘦而小便有脂液者，名曰腎消。《素問·奇病論》之消渴，即上消；《素問·脈要精微論》癉為消中；《靈樞·師傳篇》胃中熱則消穀令人善飢，即中消；《靈樞·邪氣臟腑病形篇》的消癉，肝腎在下，即下消。

「消渴」的意思是覺得渴，可是喝了水也不能解渴。喝水為何不能「消渴」？因為喝的水是要靠陽氣推動津液循環到缺少水的部位來發揮作用，發揮作用的是津液而不是 H2O。津液不足的病人陽氣不足，大量喝水導致本就不足的陽氣負擔加重，循環更加不利，造成體內水液潴留，與寒氣結合就會成為「寒溼」；水寒不能生木，就造成肝藏受損。前文已述，糖尿病初期以及痛風的現代醫學病理雖然不完全清晰，但是都歸類到與肝臟相關的血糖及嘌呤代謝障礙，其本質也是寒溼在前造成的。糖尿病的治療應從脾腎入手，即從「祛溼」和「補充陽氣」入手。祛溼是為了健脾，是治本；而補陽氣保腎藏是為了防止向重症末期轉化，是治未病。前文說過，腎藏不可能直接補，仍然要從脾胃入手。如果沒有胃消化脾吸收「陽氣」，正氣不可能與邪氣抗爭。《靈樞·五變篇》說：「五臟皆柔弱者，善病消癉」，「治宜滋腎水養津液」。歸根結柢就是要健脾，並且不再耗費陽氣（腎精）。和「痛風」一樣，現代醫學對糖尿病的認識還很「不知」。目前只能說到與胰島素抵抗血糖有關，與肝臟的血糖保存以及向血管投放也有關。在不能找到真正病因的時候，只能採用降血糖藥物，結合合理膳食、合理運動等進行控制，即所謂「五駕馬車」療法。實際上「血糖」就是葡萄糖，本身是人體的主要能量的燃料。當糖尿病初期

四肢發冷的時候明明是缺少能量輸送到末端，但怎麼會「多」了呢？這個血糖高實際上正是人體對「少」的自動反應，原因不是吸收不足，而是輸送不到位，身體只能把脂肪、肌肉蛋白自我分解掉補充所需，因此消瘦。因此要解決的是輸送即脾藏的運化問題，也就是津液的循環問題。那麼只有兩個辦法：一是健脾胃生成津液；二是提升陽氣促進津液循環到位。合理膳食解決了原料，最終還要靠合理運動健脾才能吸收「氣」生成津液。如果陽氣總不足，特別是上了激素，當然會消耗先天之精而腎虧，這就是糖尿病晚期的各種併發症的基礎原因。痛風與糖尿病類似，是因為嘌呤不能有效用到肌肉上。筆者觀察，兩種疾病都基於脾虛，傷於腎虧；一般事業型更強的人群偏痛風，娛樂心偏強的偏糖尿病。

《素問·刺禁論》中道「刺關節中液出，不得屈伸」。我們以關節為例來理解一下腔體內的「液」（如果一定要分的話）。

生理解剖的關節囊的壁有兩層：外層為纖維層，內層為滑膜層。纖維層是連結骨的骨膜，厚而堅韌，由緻密結締組織構成，含有豐富的血管和神經。負重較大的關節都較厚而緊繃，形成韌帶；靈活的關節則較薄而鬆弛。《素問·痿論》有「陽明者五臟六腑之海，主潤宗筋，宗筋主束骨而利機關也。衝脈者，經脈之海也，主滲灌谿谷，與陽明合於宗筋。總宗筋之會，會於氣街，而陽明為之長」的論述中「宗筋」就是「結締組織」。滑膜層薄而柔潤，由疏鬆結締組織構成，襯在纖維層內面，周緣附著在關節軟骨的邊緣。它朝向關節腔的內面光亮，同時向關節腔分泌滑液，滑液黏稠而透明，是一種滑潤劑。滑膜表面可形成絨毛或皺襞突入關節腔內。關節腔是密閉腔隙，腔內有少量滑液，呈負壓。滲入關節腔內的液體即「液」。液者，所以灌精濡空竅者也。「谷入氣滿，淖澤注於骨，骨屬屈伸，洩澤補益腦髓，皮膚潤澤，是謂液。」骨髓就是內注的液，腦髓是骨髓之海。因此，液並非只有「濡空竅」即「潤滑劑」的

功能，它還灌注精氣，更還有液壓的功能。人能屈伸靠溪谷液壓操縱筋叢，「刺關節中液出，不得屈伸。」《黃帝內經》談液時引出了「骨屬」，講「骨屬屈伸」的運動功能與「液」關係緊密的，液脫就會屈伸不利，類似液壓機械臂的操作，透過液壓產生的伸屈力遠遠大於肌肉。太極拳等內家拳就是以柔養筋，是氣入骨髓而不是鍛鍊肌肉。武當派的混元搏氣樁所謂內力雄厚，實際也是內經說的「柔能養筋」，津液為柔，筋為剛，源自老子所說「戴營魄抱一，能毋離乎？搏氣至柔，能嬰兒乎？」「搏氣致柔」就是內經中的「津液，氣化則能出」，陽氣能致柔，「柔」乃液。

　　骨髓是人體內的造血組織，位於長骨的髓腔及所有骨鬆質內。成年人的骨髓分兩種：紅骨髓和黃骨髓。紅骨髓能製造紅細胞、血小板和各種白細胞。血小板有止血作用；白細胞能殺滅與抑制各種病原體；某些淋巴細胞能製造抗體；因此骨髓不但能造血，還是重要的免疫組織。成人的黃骨髓含有很多脂肪細胞，呈黃色，且不能產生血細胞。人出生時，全身骨髓腔內充滿紅骨髓，隨著年齡的增長，骨髓中的脂肪細胞增多，紅骨髓被黃骨髓取代，最後只有扁平骨鬆質骨中有紅骨髓。嚴重缺血時，部分黃骨髓可轉變為紅骨髓，恢復造血功能。此種變化目前沒有確信的解釋。如果結合後文三焦的「胸腺」，可以發現「任督」二脈與骨髓以及胸腺幹細胞有重疊。

　　《黃帝內經》在骨髓利用「液」和「氣」造血的觀念與現代生理解剖一致。但是《黃帝內經》強調「肝藏」主血、生血、藏血，肝主血海。關鍵是「主」，也就是骨髓造血的控制來自肝「藏」，肝臟調節血量也是由肝「藏」控制（藏血與現代生理解剖一致）。在正常生理情況下，人體各部的總血液量相對恆定，動則血運於諸經，靜則血歸於肝。肝藏貯藏血液和調節血量叫「血海」。《素問·六節藏象論》說肝主生血：「其充在筋，以生血氣。」肝藏障礙可出現兩種情況：一是肝血不足，兩目乾澀昏花、

月經量少、四肢無力而筋失所養,則肢體麻木,屈伸不利等;二是血液妄行,如吐血、衄血、月經過多、崩漏。「男以腎為根,女以肝為本」,女人肝血不足,就會面色晦暗、神情倦怠,成為「黃臉婆」。理解肝藏的「主」,離不開腎藏的「精」與「腎間動氣」。《素問·平人氣象論》:「藏真下於腎,腎藏骨髓之氣也。」從進化角度來講,人體為什麼放棄先天具備的全部紅骨髓?孩子與成人黃骨髓的變化,決定於「腎藏骨髓之氣」。孩子「五藏未定」,腎藏的「先天之精」化為幹細胞,透過紅骨髓造血;成人透過脾藏吸收的後天之精以及氣,轉給肝藏「主血」,暫停部分紅骨髓是為了節約「先天之精」。因為大病或者激素作用,重新啟動黃骨髓轉變為紅骨髓,必須提前耗用先天之精。

只要把「津」理解成運行於血脈中的大量 H2O 和少量各種營養元素,製造工廠是六腑;把「液」理解成關節、骨髓等裡面不太流動且稠的少量 H2O 和大量營養元素。再結合「豀谷」(溪谷),就會發現,中醫對人體的解剖與現代生理解剖非常一致,雙方的差別主要在「衛氣」。《靈樞》描述胃之上中焦所出營衛之氣與衝脈的元氣都交會於溪谷。營氣會溪谷,調和津液而為赤血,就是西醫認為的骨髓造血。《素問·評熱病論》:「人所以汗出者,皆生於谷。」出水為溪,無水有風為谷。想像一下山谷中的小溪,泉為膀胱,河道為脈,「營氣」理解成溶解於水的礦物質,那麼「衛氣」代表了山谷中中空的部分,其實不空,因為有風(《詩經·穀風》)。衛氣之流清除了山谷內的霧霾,衛氣不足,霧霾滯留在山谷,溪水也會被汙染。

《素問·氣穴論》:

帝曰:善。願聞溪谷之會也。

岐伯曰:肉之大會為谷,肉之小會為溪,肉分之間,溪谷之會。以行榮衛,以會大氣。邪盛氣壅,脈熱肉敗,榮衛不行,必將為膿,內銷

骨髓，外破大䐃。留於節湊（湊：聚合。），必將為敗。積寒留舍，榮衛不居，卷肉縮筋，肋肘不得伸。內為骨痹，外為不仁，命曰不足，大寒留於溪谷也。溪谷三百六十五穴會。亦應一歲。其小痹淫溢，循脈往來，微針所及，與法相同。帝乃避左右而起，再拜曰：今日發矇解惑，藏之金匱，不敢復出。乃藏之金蘭之室，署曰：氣穴所在。

岐伯曰：孫絡之脈別經者，其血盛而當瀉者，亦三百六十五脈，並注於絡，傳注十二絡脈，非獨十四絡脈也，內解瀉於中者十脈。

肌肉附著於骨骼，骨與骨之「會」在節，大骨節小骨節之間，即大會小會之所，就是「溪與谷」。也就是說《黃帝內經》中的衛氣活動場所就在肌肉與皮膚腠理之間（可以想像為空腔，理想狀態下，如果這些部位的垃圾都被衛氣排出體外，這個人會很精瘦清秀）。而前文已述，《黃帝內經》中的脈基本與血管一致，因此經絡脈系，包括孫絡、溪谷、三百六十五穴會，以及溪谷與孫絡的空間位置關係等，應當與現代解剖學區域性的肌肉、筋膜、神經、血管系統基本對應。1980 年代澳洲學者 Taylor 等透過顯微解剖、造影灌注、放射成像等綜合方式，系統研究皮膚供給血管的形態、分布、連繫等，提出了血管區（angiosome）理論，為顯微外科皮瓣切取手術提供了基礎支持。其論文描述：直接的皮穿支在深筋膜緊繫於骨或肌間隔，或大的肌內間隔之處的附近穿出其外層。（深筋膜的）這些固定的線形或面狀區域也和人體皮膚的固定區域相對應。這些區域在瘦的、肌肉發達的個體身上更容易看到，表現為圍繞著肌肉周邊的溝槽（grooves）和谷地（valleys），這 2 個詞，可以直譯為溪谷（不詳述）。

「肉分之間，溪谷之會。以行榮衛，以會大氣。」可以理解為，津液流動的是「溪」；衛氣流動的是「谷」；榮氣只在脈內流動。衛氣在外流動以致流出人體，可以理解成溪水流出山谷也帶動山谷中的清新空氣流動而出，如果山谷口的皮膚腠理開關不嚴密，外部的水氣、溼氣、寒氣

以及各種「風」會趁虛倒灌。榮氣與衛氣交接的地方，應當有一條看不見的通道流動著看不見的「陽氣」，而陽氣在榮衛交界處分為兩部分，一部分進入脈（溪流）叫榮氣，一部分在脈外（山谷）叫衛氣。交接處「會」是「樞紐」，即穴位，而針灸就是調節山谷中的衛氣流動，洩掉倒灌的外部邪氣，引導衛氣回來，這是「補」。如果樞紐處衛氣不流動，針灸也洩掉多餘過密的衛氣堵塞，促成重新均勻流動，這應該就是針灸的原理。因此，炙熱的針還要特別針對寒氣入侵，反之暑熱之氣入侵則不能熱針。

1950 年，日本京都大學生物學教授中谷義雄博士，用 9 伏特直流電刺激皮膚，發現經絡有低電阻（良導）性，經穴部位比非經穴部位電阻值低，而且相差很多倍。這個發現是具有劃時代意義的，為經絡的科學化研究開啟了大門。

《素問 · 皮部論》:「凡十二經絡脈者，皮之部也。是故百病之始生也，必先於皮毛。邪中之則腠理開，開則入客於絡脈，留而不去，傳入於經，留而不去，傳入於腑，廩於腸胃。」

絡脈之氣散布在「皮部」，皮部是經脈活動反映於體表的部位。皮部即是按十二經脈的外行線為依據，將皮膚劃分成的十二個區域。它從體表反映藏腑、經絡的病變；反之，皮部治療於「半刺」、「毛刺」、「揚刺」等亦可調整臟腑、經絡的平衡。十四經脈各有大的分支，稱為十二別絡和十五絡脈等，還有許多小的分支，稱為三百六十五絡，各自再分出若干小絡，稱之為孫絡。直行日經，橫行日絡；絡脈的絡就是本經別出旁支連繫於他經。十五絡脈具有溝通表裡經脈之間的連繫，統率浮絡、孫絡，灌滲氣血以濡養全身。內臟和外界連繫，依賴於皮部小絡，外訊息由小絡傳遞於絡脈，由絡脈傳於經脈，再由經脈傳入內藏，人體才能根據訊息來調整適應外界變化；藏腑透過此傳遞路線，將不需要或多餘的氣散發到外界，再從外界吸收需要的氣，來保持平衡。

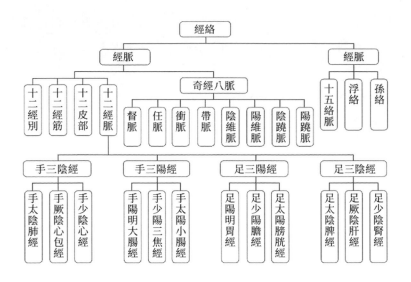

五、五臟六腑的再認識

　　理解了「精、氣、神」，才能真正理解《黃帝內經》的五藏結構。五藏結構是人體藏生命的基礎結構，很像一棵樹，參考在「地」上進行的長生修仙活動：氣功、煉丹以及拙火定，就能順著「精」、「天癸」、「命門」找到「三焦」，是一個穴位以及分散式生理激素與管道系統對應的陰陽。下面詳細描繪五藏結構並找到三焦。

　　《素問·六節藏象論》既描述了九藏也描述了五藏結構，並指出臟腑居於體內，而形象表現於外，從外而知內。

　　帝曰：藏象如何？岐伯曰：心者生之本，神之變也，其華在面，其充在血脈，為陽中之太陽，通於夏氣。肺者氣之本，魄之所處，其華在毛，其充在皮，為陽中之太陰，通於秋氣，腎者，主蟄，封藏之本，精之處也，其華在髮，其充在骨，為陰中之少陰，通於冬氣。肝者，罷極之本，魄之居也，其華在爪，其充在筋，以生血氣，其味酸，其色蒼，

此為陽中之少陰，通於春氣。脾、胃、大腸、小腸、三焦、膀胱者，倉廩之本，營之居也，名曰器，能化糟粕，轉味而入出者也，其華在唇四白，其充在肌，其味甘，其色黃，此至陰之類，通於土氣。

　　人體搭建就像蓋房子，先以先天之精打下基礎，再以骨骼建立軀幹承重結構，再以筋束縛關節，脈以流通血液，肌肉以充實飽滿，最後用皮毛包裹封閉外圍並裝飾。人體結構從內到外，先天之境生五藏，五藏從內到外，腎生骨，肝生筋，心生脈，脾生肉，肺生皮。所以中醫強調「保精」與「治本」。先天之精越用越少，會導致房倒屋塌。「治本」就是要調和五藏，骨病要從腎入手；筋病從肝入手，比如抽筋，可能是因為肝血不足不能養筋。

　　身體結構也很像一棵樹，在很多修行裡都把它當一棵樹，道家張三丰著有《無根樹》，喀巴拉修煉一棵倒著的生命之樹，他們闡述的修煉方式似乎都與《黃帝內經》藏生命哲學同源。猶太教的神祕主義系統叫喀巴拉，也是共濟會的哲學。喀巴拉生命之樹用來描述通往「神」的路徑，以及神從無中創造世界的方式。他們認為這就是聖經《舊約》中描述的位於伊甸園中央的那棵樹。

　　西元前 800 年前後的印度《奧義書》中關於人體的認識與《黃帝內經》很一致，甚至表述的方式都相同（差異只是翻譯文字）。《奧義書》記載：「唯太陽為生命，唯太陰為原質。凡此一切有形體者，皆原質也。故原質即形體。」、「陰陽合精氣，人類由神生。」印度古人也認為，眼中世界是虛假的，是由氣構成的。氣千變萬化，但其實都是一種根本之氣的分化，即「諸氣皆臻於一也」（莊子的解釋）。人的本質就是氣（生命氣息），《奧義書》和《黃帝內經》一樣將氣（生命氣息）歸納為兩種：一是指體內真氣；二是指肉體內的「內自我」、「神我」，可以將其理解為「真靈」。《奧義書》是瑜伽的經典，主要提倡修煉人體內的真氣，「生命之氣息，即諸體之真

元」（元氣）。這部書與《黃帝內經》一樣也記載了很多經絡，各種脈「如輻共車轂，諸脈心內斂」，也是描述了一個輪狀輻射結構。最重要的脈有兩條：蘇壽門那脈和喜多脈（心脈），走向與任、督二脈很相似。喜多脈（心脈）唯一通頭頂，上升達永生，餘皆生死引。（長生不死修「心脈」）佛教密宗「拙火定」，依據的「三脈七輪」也基本一樣。「七輪」很類似《黃帝內經》的「背窬」和命門。海底輪、生殖輪、臍輪、心輪、喉輪、眉間輪、頂輪的修煉，既類似打通任督，結構也像喀巴拉修煉的那棵樹，也是從底層向上練。拙火定最重要的樹根，在左、中、右三脈的最低交會點脊柱骨尾端海底輪處，它是宇宙能量或「靈熱」的儲存庫。這股能量一旦被喚醒，就會產生靈熱，沿中脈上升經過各脈輪，最後與頂輪的大自在結合產生神祕的體驗，如「火光三昧」。最高境界成就「無礙」虹身（喀巴拉叫「光」，道家叫「羽化」），「無礙」指世界上的東西無法阻擋這個靈光，無牽無掛就是擺脫了萬有引力吧。這種境界和華嚴經成佛、道家成仙、喀巴拉與上帝歸一差不多，還真是「不二法門」。

《黃帝內經》這棵樹的中心主幹是五藏，枝枝葉葉、花花果果是生理組織，而樹根就是先天之精或它的來源「神」。《五常致大論》說：「所謂中根也，根於外者亦五，放生化之別，有五氣，五味，五色，五類，五宜也。帝曰：何謂也？岐伯曰：根於中者，命曰神機，神去則機息；根於外者，命曰氣立，氣止則化絕。」

肝生枝幹就是筋，開花就是手指和腳趾（肝之合筋也，其榮爪也），手指和腳趾的指甲是筋之餘氣所生，所以看指甲就知道肝臟好不好（月白），在上部結了兩個果就是雙眼（肝開竅於目）。如果肝病了，筋、爪甲、眼就會有表現；如果筋、爪甲、眼睛病了，那病根可能就在肝上。心生枝幹是脈，開花是臉色（心之合脈也，其榮色也），結果是舌頭（心開竅於舌）。肺生枝幹是皮，開花是毛（肺之合皮也，其榮毛也），結果

是鼻子（肺開竅於鼻）。腎生枝幹是骨，開花是髮（腎之合骨也，其榮髮也），過早地骨質增生、頭髮早白就是因為傷了腎，結果就展現於耳（腎開竅於耳），腎虛就會耳鳴；色慾傷腎精，腎主骨，色為刮骨鋼刀。脾生枝幹是肉，開花是唇（脾之合肉也，其榮唇也），結果就是口（脾開竅於口）。所以當口唇、肉出現病態，病根在脾。這個樹枝—花—果與樹幹的連繫，就是「望」的原理。當然，一切都可以歸結到樹根：先天之精。「補腎」就是妄圖補先天之精，這絕無可能。只有少消耗或者在地上修煉心控制三焦並煉丹才行。

除了以上有形的組織，五藏還生成眼睛看不見但其他感官能發覺的性情（植物也有性情，只是研究少）。每個人都是性情中人，都有喜、怒、思、悲、恐的情緒。肝主怒，心主喜，脾主思，肺主悲，腎主恐。中醫概念的致病有三個因素，一是外邪：風、寒、暑、溼、燥、火。（《素問·陰陽應象大論》）「風寒暑溼燥熱，不當其位，是天之邪氣也。風氣入肝，寒氣入腎，暑熱之氣入心，溼氣入脾，燥氣入肺，是害人之五藏也。」二是飲食、勞倦過度的內傷；三是七情志病。生氣是慢性病最主要的根源之一，也是腫瘤發生發展的重要病因，據說性格憂鬱的人患癌症的機率比性格開朗的人要高十五倍。《素問·舉痛論》：

九氣不同，何病之生？岐伯曰：怒則氣逆，甚則嘔血及飧洩，故氣上矣。喜則氣和志達，榮衛通利，故氣緩矣。悲則心繫急，肺布葉舉，而上焦不通，榮衛不散，熱氣在中，故氣消矣。恐則精卻，卻則上焦閉，閉則氣還，還則下焦脹，故氣不行矣。寒則腠理閉，氣不行，故氣收矣。炅則腠理開，榮衛通，汗大洩，故氣洩矣。驚則心無所倚，神無所歸，慮無所定，故氣亂矣。勞則喘息汗出，外內皆越，故氣耗矣。思則心有所存，神有所歸，正氣留而不行，故氣結矣。

情志過極都會造成氣機逆亂，氣行不暢易致「瘀血」，也會影響「津液」的代謝與輸布。情志過極不是「精神病」，《黃帝內經》以及《傷寒雜

病論》都沒有精神病的概念，只有瘋癲之證，也不是指「腦子壞了」，其實是「脾胃壞了」。《傷寒雜病論》條文中提到的情志病症狀，譫語鄭聲、煩躁不得眠、日晡所發潮熱、獨語如見鬼狀等，其實都和脾胃相關。精神病大致分兩種，「實則陽明，虛則太陰」。一種是狂躁型的「登高而歌，棄衣而走」的陽明實證（胃病）；另一種是「捻衣摸床，獨語如見鬼狀」的太陰虛證（脾虛寒）。「太陽病不解，熱結膀胱，其人如狂，血自下，下者愈。其外不解者，尚未可攻，當先解其外（脈經：屬桂枝湯證）；外解已，但少腹急結者，乃可攻之，宜桃核承氣湯。」少腹部是先天元神所在，有熱就會擾亂神智，血排下熱隨之而癒。

「百病生於氣，怒則氣上，喜則氣緩，悲則氣消，恐則氣下」。周瑜被氣得吐血，因為怒則氣上，氣為血之帥，血隨氣行往上走，從口中吐出；范進中舉大喜傷心，喜則氣緩，心跳變緩而暈倒；湘妃痛哭而死，大悲傷肺，悲則氣消，肺氣不足哭斷氣。大恐傷腎，恐則氣下，恐氣下走嚇尿了褲子。中醫特別重視情志過度的病，心病還需心藥醫。對證下藥，不一定都是草藥，還有可能是「笑藥」、「怒藥」等這些情志藥。《黃帝內經》說：「怒傷肝，悲勝怒；喜傷心，恐勝喜；思傷脾，怒勝思；悲傷肺，喜勝悲；恐傷腎，思勝恐。」性情本自然，但都不可過度，「生病起於過用，此為常也」（《素問·經脈別論》）。不怒、不喜、不思、不悲、不恐，五藏調和皆順其性則健康無病。方以智總結：「東西聖人千百其法，不過欲人性其情而已。性其情者，不為情所累而已。」

《素問·經脈別論》說：「凡人之驚恐恚勞動靜，皆為變也。是以夜行則喘出於腎，淫氣病肺。有所墮恐，喘出於肝，淫氣害脾。有所驚恐，喘出於肺，淫氣傷心。度水跌僕，喘出於腎與骨。當是之時，勇者氣行則已，怯者則著而為病也。」不僅提到情志致病，還特別強調「勇怯」，勇者氣行則已，怯者則著而為疾。面對疾病，擁有一顆勇敢無畏的心，

也是戰勝病魔的要素。

《素問‧金匱真言論》把五音與五藏和五志（思、憂、怒、喜、恐）連繫在一起，如宮調悠揚沉靜、淳厚莊重，有如「土」般寬厚結實，可入脾；商調高亢悲壯、鏗鏘雄偉，具有「金」之特性，可入肺；角調朝氣蓬勃，生機盎然，具有「木」之特性，可入肝；徵調熱烈歡快、活潑輕鬆，具有「火」之特性，可入心；羽調悽切哀怨，蒼涼柔潤，如行雲流水，具有「水」之特性，可入腎。《呂氏春秋‧古樂》曰：「昔陶唐之時……民氣鬱閼而滯著，筋骨瑟縮不達，故作舞以宣導之。」原始歌舞實際就是音樂情志療法。《樂記》是中國最早的音樂專著，把五音（角、徵、宮、商、羽）理論確定下來。古人以琴道修身養性，而且不同的曲目針對不同的五藏與情志。《樂記》云：

「樂者樂也，琴瑟樂心；感物後動，審樂修德；樂以治心，血氣以平。」

琴棋書畫，琴居首位。君子「操築」彈琴修身養性。班固：「琴者，禁也。所以禁止於邪，以正人心也。」「琴」的五絃象徵五行，到後來增加文王、武王的二絃。十二徽分別象徵十二月。古琴的「泛音」、「按音」、「散音」三種音色，分別象徵天、地、人之和合，所以傅兌、箕子、孔子、諸葛亮等都是琴師。「桓譚罷官」是個著名故事，桓譚以「優美」而非「規矩」為標準，在宮中彈奏民間琴曲，劉秀感到新鮮，大為讚賞；但很不幸他碰上了著名的「正人君子」大司空宋弘，這個人就是力諫劉秀「好德如好色」、「糟糠之妻不下堂」的人。宋弘本來推薦了桓譚，因為反對他向皇帝演奏「靡靡之音」，特地正襟危坐地把桓譚訓斥一通，桓譚就被罷了官。有亡國之音，就有亡人之音。

「悲則傷肺」，但不只傷肺，形神一體、不可分割。《素問‧針解》說：「人聲應音，人陰陽合氣應律。」人體內的生理節奏「節律」與音樂可以共

振。人的五聲發平聲韻時，與五音相應；發上聲或去聲（陰陽合氣）時，則與六腑相應。音樂透過旋律、節奏、強度等聲波振動刺激人體共振，人體內的細胞都在「微振」，而大腦皮層細胞「微振」更加活躍。音樂對內分泌系統作用透過對大腦皮層的高級神經的調節來實現：情緒壓抑時，自主神經系統就會出現失衡，導致內分泌失調，胃腸消化酶減少，胃腸蠕動變緩，食慾受影響，營養跟不上而腸胃功能紊亂；此時如果聽興奮的樂曲，使人體共振產生安全、舒適、愉悅和陶醉感，中樞神經立即會對自主神經系統以及內分泌系統下達指令產生消化酶，從而調動胃腸功能恢復。「心」之感受可以調理人的情志。因為「心」的關聯（心包以及心血），音樂調整情緒心態對於心血管疾病更為重要。

「心」是五藏和六腑的主宰。鬼谷子說：「上暗不治，下亂不寤，楗而反之」。《素問·靈蘭祕典論》：

黃帝問曰：願聞十二藏之相使，貴賤何如？岐伯對曰：悉乎哉問也，請遂言之。心者，君主之官也，神明出焉。肺者，相傳之官，治節出焉。肝者，將軍之官，謀慮出焉。膽者，中正之官，決斷出焉。膻中者，臣使之官，喜樂出焉。脾胃者，倉廩之官，五味出焉。大腸者，傳道之官，變化出焉。小腸者，受盛之官，化物出焉。腎者，作強之官，伎巧出焉。三焦者，決瀆之官，水道出焉。膀胱者，州都之官，津液藏焉，氣化則能出矣。凡此十二官者，不得相失也。故主明則下安，以此養生則壽，歿世不殆，以為天下則大昌。主不明則十二官危，使道閉塞而不通，形乃大傷，以此養生則殃，以為天下者，其宗大危，戒之戒之。

「心者，生之本，神之變也」（《素問·六節藏象論》）。「心神」，心就是神的另一種形式。

中醫從李時珍開始才有了「腦為元神之府」的說法，是說神生於腦，卻藏於心。這個說法是錯誤的，與《黃帝內經》不符。中醫體系「胸中」

與「心中」的位置一樣，「心」之中在胸中部位。之所以區分就是因為「心」是看不見的，《素問》、《傷寒雜病論》凡是用詞「心」、「心中」都必與情志有關。一切精神意識舉動都反應於心，而不反應於腦。受驚恐則心悸不安，而腦無動悸；極度悲傷則心如刀絞，而腦無反應；事不如願，煩心而不煩腦，揪心而不揪腦。《素問・五藏生成》明確：「諸脈者皆屬於目，諸髓者皆屬於腦，諸筋者皆屬於節，諸血者皆屬於心，諸氣者皆屬於肺，此四支八溪之朝夕也。」腦為奇恆之腑，五藏才出神。《素問・脈要精微論》表述：「五藏者，中之守也。中盛臟滿，氣勝傷恐者，聲如從室中言，是中氣之溼也。言而微，終日乃復言者，此奪氣也。衣被不斂，言語善惡，不避親疏者，此神明之亂也。」、「頭者，精明之腑，頭傾視深，精神將奪矣。」「精明」指目，也指人體的精氣活動。臟腑經絡之精氣會聚於頭，所以是精明之腑，透過「頭傾視深」，就能發現「精神將奪」。「腎主骨升髓，腦為髓之海。頭者精明之府」這才是中醫對腦的正確定位。腦為眼睛等五官所在，是五藏活動的表現，觀察眼睛五官狀態，可以測知精氣神的盛衰，這就是望診。《素問・移精變氣論》說：「欲知其要，則色脈是矣。色以應日，脈以應月。常求其要，則其要也。夫色之變化，以應四時之脈，此上帝之所貴，以合於神明也。所以遠死而近生。生道以長，命曰聖王。」

《素問・脈要精微論》描述具體的望「色」：

夫精明五色者，氣之華也。（精明見於目，五色顯於面，皆五氣之華。）赤欲如白裹朱，不欲如赭；（白裹朱，隱然紅潤而不露也。

赭色赤而紫。此火色之善惡。）白欲如鵝羽，不欲如鹽；（鵝羽白而明，鹽色白而暗，此金色之善惡。）青欲如蒼璧之澤，不欲如藍；（蒼璧之澤，青而明潤，藍色青而沉晦，此木色之善惡。）黃欲如羅裹雄黃，不欲如黃土；（羅裹雄黃，光澤而隱，黃土之色，沉滯無神，此土色之善

惡。）黑欲如重漆色，不欲如地蒼。（重漆之色，光彩而潤，地之蒼黑，枯暗如塵，此水色之善惡。）五色精微象見矣，其壽不久也。（凶兆既見壽不遠）夫精明者，所以視萬物，別白黑，審短長。

以長為短，以白為黑，如是則精衰矣。是故聲合五音，色合五行，脈合陰陽。

中醫「望」診依據的就是「心，主血脈，其華在面，開竅於舌」、「心之合脈也，其榮色也。」、「肝，主筋，其華在爪，開竅於目。」、「脾，主身之肌肉，其華在唇四白，開竅於口。」

面部顯露於外，最易直接觀察，可以面部的色澤、榮枯和表情來判斷「心主血脈」和「心主神明」之盛衰。面部皮膚較薄，血管靈敏，皮下分布著靈敏的表情肌（屬骨絡肌）。當心功能異常引起的「血脈」和「神明」的改變，也就很容易反映於面部色澤、表情、眼神的活動上。當心功能正常時，氣血充足，目光有神，面色紅潤，表情自然；當心血不足時，面色淡白，表情淡漠；心血瘀阻時，面色晦暗青紫，面容憔悴；情緒激動時，就「上臉」，面部呈現紅或白，眼直視而瞳開大。

《黃帝內經》中比較有歧義或者沒說清的是「舌頭」、「嘴唇」與「額頭」（印堂發亮）。首先應明確「心開竅於舌」，《素問·陰陽應象大論》中說「心主舌」、「心主脈，在竅為舌。」只有《素問·金匱真言論》提道：「南方赤色，入通於心，開竅於耳。」同時也說「中央黃色，入通於脾，開竅於口，藏精於脾，故病在舌本。」（其他都對）在本篇中主要討論「四時」對五藏的季節性影響與易發疾病。是「五臟應四時，各有收受」、「八風發邪以為經風，觸藏臟，邪氣發病」。開竅的主體不是「五藏」，而是四時八風。南方風與中土風「入通於心、脾」不等於心脾本身。原文並沒有邏輯毛病，不需要刻意解釋為心本開竅於舌，又「寄竅於耳」之說。

五藏之神在頭部都有反映，而「心神」的「面」、「榮色」應當更側重

於：印堂發亮、舌頭與嘴唇（不是唇四白）。女媧與伏羲都是「蛇人」，「人」字的造型難道不像「蛇信」？心主血脈和主神明。舌瘢等可靈敏地反映心血管的功能狀態，舌的觸覺、壓覺、冷熱覺、痛覺和味覺都特別敏銳，是心的「佐使」大腦的好幫手。中腦以下發出的 10 對腦神經中，支配舌的就占了 4 對，這些觀點都與現代醫學一致。「印堂」也好理解，最有歧義的就是「唇」與「唇四白」。首先「唇四白」不是「唇」，「謂唇四際之白色肉也。」《素問·六節藏象論》：「脾、胃……其華在唇四白。」原因是督脈至人中；任脈至承漿；衝脈絡唇口；足陽明之脈挾口環唇；手陽明之脈挾口交人中。以上都是指嘴唇的四周而不是唇。

和人類以「火」區分於動物類似，只有人類才有唇紅。「唇」是人類特有的象徵，這正是靈魂類「心神」的特徵。而且物質世界製造不出「唇彩」這種極具生命力的顏色。唇色並非純紅，而是一種無法勾畫的魅惑色彩。嘴唇上覆蓋有半透明的皺褶薄膜，膜內是豐富的「乳頭層」，擁有大量的毛細血管與觸感神經。因此，健康的唇是近似於粉紅，也只能是近似，無法準確描述。嘴唇具備無可比擬的審美價值，這個「榮色」只能感知，無法數位化。女性天生舌與唇比男性更靈敏，並不是因為女性心血管強於男性（普遍相反），而是女性「耗神」的設計大大少於男性，包括更與世無爭，接近養神，同時生殖方面雖然物理消耗大，耗神天癸期卻只有 49 年（男 64 年）。所以女性天然更能長壽。甚至古人不剃鬍子，觀察「唇四白」也更適用於女性。結論：印堂、舌與「唇」是「心神」、「神明」的展現。

透過研究《周易》發現，甲骨文與金文造字的重要區別就是「心」。金文在很多與人的情志、品性相關的字都加上了「心」，漢字的豎心旁就是這麼來的。這個「心」加於人，在文明史上是一個意義極大的分水嶺，意味著神從天上回到了人的靈魂。在宗教與政治制度方面，中華文明脫離了商朝對上天的崇拜，回到人本社會。歐洲的文藝復興、啟蒙運動與

科學革命也是努力擺脫上帝的束縛，回到人文主義。《周易》時代的辯證法與黑格爾哲學的區別不是唯物主義，而是陰陽對立統一和三螺旋。也可以說近代啟蒙運動與科學革命為了擺脫上帝，矯枉過正，放棄了「天」的維度。宗教革命本來說要與上帝直接溝通（不透過天主教會壟斷），在自己內心找到「神」，實際卻逐步丟棄了「心神」。這一點不僅是西方社會人性扭曲的原點，也正是現代科學、現代醫學的迷途。

「三螺旋」與黑格爾的物質概念根本不同。現代科學文明是「地」的文明，如果不與「人性」螺旋，很難指導人類，比如西醫學只能把人看成「地」的一部分，沒有「人性」，如動物一樣。西醫的精神病沒能在生理解剖上找到病因，這個任務以一個分支的形式交給了西方最偉大的心理學家佛洛伊德（Sigmund Freud）和榮格（Jung），他們研究的正是「人性」（或心靈），試圖從「意識」角度探索「人」，包括心理致病，典型如精神官能症（癔症）。癔症的特點就是解剖器官正常，心理感官卻真的和生理受傷完全一樣的反應，比如腿是好的就走不了路。有意思的是，師徒倆最後分道揚鑣，佛洛伊德專門關注研究《聖經》索引，還寫了「摩西出埃及」的索引專著，論證出摩西是埃及王子；而榮格更關注《周易》，他是潛意識分析心理學宗師，「情結」、「內向」、「外向」等心理概念都是他提出的。榮格最感興趣的是《易經》與塔羅牌占卜，和周文王周公一樣，目的並非算命，而是試圖揭開易經占卜準確性的「所以然」，基點是「天、地、人三螺旋」的其中一點，深邃祕密的「人性」，或叫「人心唯危，人心唯微」。超越因果性存在的「同時性原理」就是螺旋互聯。他說《周易》徹底主張自知（之明），所以只有深思熟慮的人才喜歡沉思自己的內在。在當時，榮格頂著壓力說：「想要進入《易經》蘊含的遙遠且神祕之心境，其門徑絕對不容易找到。欣賞孔子、老子思想的特質，就不能忽略他們偉大的心靈，當然更不能忽視《易經》是他們的靈感。以前我絕不敢公開

說，現在可以冒這個險，因為我已八十幾歲了，民眾善變的意見對我已毫無作用。古老的大師的思想比西方心靈的哲學偏見，對我來說價值更大。」、「《易經》的精神對某些人明亮如白晝；對另一些人，則晞微如晨光；對於第三者而言，也許就黝暗如黑夜」（上、中、下士聞道）。

佛洛伊德專門研究《聖經》索隱，寫了「摩西出埃及」的索隱專著，目的仍然是「人性」。人性不變，歷史就一再重演。掌握人性，就能通曉古今，啟迪未來。人性都是既有光輝，同時又有陰暗的。修行到無陰暗就是神、聖人、佛、仙。人性弱點首先是貪婪與妒忌，「貪」多一點就是「貧」，女在樹下貪果就是「婪」。人類第一宗謀殺就是該隱因妒殺弟，與甲骨文記載的「王亥」喪牛羊於易，少康復國中興之前的羿貪嫦娥叛亂，《吠陀》五子之歌都是大同小異地揭示「妒」與「婪」，防妒防婪為強，抑妒抑婪為智。摩西（Moses）是埃及王子，為猶太人作主殺人而被流放，拋妻別子帶猶太人長征 40 年。早期的懷疑、內部的大型叛亂（死了一小半人）、哥哥亞倫（Aaron）（二把手）的嫉妒（有意促成了金牛崇拜叛亂），在一路內戰外戰終於到達迦南地前夕，摩西與亞倫在同年都死了，「軍事負責人」約書亞（Joshua）（與耶穌寫法一樣）接位，懷疑結局仍是政變但被掩蓋。歷史文獻都是後來掌權者曲筆春秋，按邏輯人性細讀才能爬梳出所羅門（Solomon）說的「太陽底下無新事」。

西方心理學一詞本就源自於希臘文，意思是關於靈魂的科學。和《黃帝內經》類似，靈魂在希臘文中也有氣的意思。人的靈魂來到世上，不搞清楚就是白活。有幾人能明白柏拉圖為何求死？隨著科學的發展，心理學的對象由靈魂改為心靈，最後又回到了物質性的大腦。以腦科學為基礎，到目前的進步似乎只有興奮劑以及鎮靜劑，而憂鬱症患者跳樓的事情接二連三發生。為了鎮住狂暴的患者，他們發明了著名的電擊療法，還有更恐怖的 ECT 冰錐療法──拿鋼針插入患者眼眶搗碎前腦葉。

患者們變得極為平靜，麻木如同行屍走肉，就算治癒了。筆者單位設立了「清華大學幸福科技實驗室」，主要合作對象就是中外頂尖的心理學家。我觀察他們的研究可以簡單歸納為：基於腦科技，提高人類生活的品質。這與心學以及「心神」都是兩碼事，可以認為是三焦、激素、神經與慾望控制的科學（但是大腦並不能控制全部，最多只能控制上焦）。如果西方心理學不回到它的希臘本源「靈魂」，不把它放到健康幸福的最高位置，恐怕自己也「找不到方向」。雖然，佛洛伊德與榮格兩位大師之後再無像樣的突破，我仍然耐心等待他們的進步。

關於腦科學，有兩點要特別注意：

（1）人對腦有效使用不及十分之一，大量腦細胞被開發空間仍很大。

（2）人的基因中98％也是無用的「垃圾」DNA。

按照用進廢退的觀點，98％那部分DNA應該退化消失。人類已經吃過了「盲腸」與「扁桃體」的虧，就可以明白這部分DNA顯然不是「無用」，而是因為研究尚淺，不理解其用。人腦與基因共同的焦點是「資訊」或「數字」：大腦處理數字並儲存半成品，而基因永久儲存，這應該是各自90％以上「閒置」的邏輯。我們一生的活動，特別是「心」的活動有沒有記錄備份？如果把人看成是多種生命的聯合共生共進化平臺，那些大量的「病毒」的DNA紀錄在哪裡？中間過程在哪裡處理？區塊鏈科技告訴我們，如果人＝肉體＋數字紀錄，那麼如果能把一生的數字紀錄剖解，再把它寫入基因，「數字人」就可以永生。

《素問》對大腦的描述很少。主要有五：

《素問·五臟生成》：「諸髓者，皆屬於腦。」

《素問·脈要精微論》：「頭者，精明之府。」而心是「君主之官，神明出焉」。

《素問·五藏別論》：「腦、髓、骨、脈、膽、女子胞（子宮），此六者，

地氣之所生也，皆藏於陰而象於地，故藏而不瀉。名曰奇恆之腑。」

《素問·胃空論》：「督脈者⋯⋯與太陽起於自內眥，上額交巔上，人絡腦，還出別下項。」腦與腎藏以督脈為通道，實現陰陽升降以保證人體生命活動。

《素問·刺法論》最重要，「不相染者，正氣存內，邪氣可干，避其毒氣，天牝從來，復得其往，氣出於腦，即不邪干。氣出於腦，即室先想心如日。」

《靈樞》更多強調「腦為髓之海」，並認為大腦是經絡總匯之處。督脈和足太陽經直接入絡於腦，手少陰、足厥陰、足太陰、足少陽、足陽明的經別從目繫和腦相聯；足太陽、足少陽、足陽明、手太陽、手少陽的經筋均從目周圍的孔竅連繫於腦。腦又和脊髓相接，占據人體中軸，通上貫下，連內繫外。

「腦為元神之府」是李時珍違背《黃帝內經》的錯誤說法。所謂「元神」，是道家發明的基於《靈樞》與《黃帝八十一難經》的修仙專用詞，也並不完全吻合於《素問》的描述。

《素問》對大腦的 5 個簡潔且明確的定位，與現代醫學只差在與「心」的關係，其他都已被驗證。差別是太上「心」神存在否？《素問》認為大腦是心神活動「神明」的儲存備份之「府」，府就是倉庫。現代醫學認為不存在「心神」，都歸於大腦。

「氣出於腦」，只能靠「心神」控制，而不是解剖的大腦。《素問·刺法論》中「氣出於腦，即不邪干」才是「正氣存內，邪氣可干」的最正宗定義。這一篇本來就是黃帝與岐伯討論如何用刺法防疫。毒氣（星際粒子、病毒），「天牝從來，復得其往」，從天上來再回到天上去，就是「邪氣可干」的打法，所以用如「日」的正氣從頭頂把邪氣逼出去（氣出於腦，即室先想心如日）。

《素問・刺法論》摘要：

黃帝問曰：升降不前，氣交有變，即成暴鬱，余已知之。何如預救生靈，可得卻乎？

岐伯稽首再拜對曰：昭乎哉問！臣聞夫子言，既明天元，須窮刺法，可以折鬱扶運，補弱全真，寫盛蠲餘，令除斯苦。

岐伯曰：深乎哉問！明其奧旨，天地迭移，三年化疫，是謂根之可見，必有逃門。

黃帝曰：余聞五疫之至，皆相梁易，無問大小，病狀相似，不施救療，如何可得不相移易者？

岐伯曰：不相染者，正氣存內，邪氣可干，避其毒氣，天牝從來，復得其往，氣出於腦，即不邪干。氣出於腦，即室先想心如日。欲將入於疫室，先想青氣自肝而出，左行於東，化作林木；次想白氣自肺而出，右行於西，化作戈甲；次想赤氣自心而出，南行於上，化作焰明；次想黑氣自腎而出，北行於下，化作水；次想黃氣自脾而出，存於中央，化作土。五氣護身之畢，以想頭上如北斗之煌煌，然後可入於疫室。

又一法，於春分之日，日未出而吐之。又一法，於雨水日後，三浴以藥泄汗。

又一法，小金丹方（略）。

黃帝問曰：十二藏之相使，神失位，使神彩之不圓，恐邪干犯，治之可刺？願聞其要。岐伯稽首再拜曰：悉乎哉問！至理道真宗，此非聖帝，焉窮斯源，是謂氣神合道，契符上天。心者，君主之官，神明出焉，可刺手少陰之源。肺者，相傳之官，治節出焉，可刺手太陰之源。肝者，將軍之官，謀慮出焉，可刺足厥陰之源。膽者，中正之官，決斷出焉，可刺足少陽之源。膻中者，臣使之官，喜樂出焉，可刺心包絡所流。脾為諫議之官，知周出焉，可刺脾之源。胃為倉廩之官，五味出焉，可刺胃之源。大腸者，傳道之官，變化出焉，可刺大腸之源。小腸者，受盛之官，化物出焉，可刺小腸之源。腎者，作強之官，伎巧出

焉，刺其腎之源。三焦者，決瀆之官，水道出焉，刺三焦之源。膀胱者，州都之官，津液藏焉，氣化則能出矣，刺膀胱之源。

凡此十二官者，不得相失也。是故刺法有全神養真之旨，亦法有修真之道，非治疾也。故要修養和神也，道貴常存，補神固根，精氣不散，神守不分，然即神守而雖不去，亦能全真，人神不守，非達至真，至真之要，在乎天玄，神守天息，復入本元，命曰歸宗。

《素問・刺法論》中明確提道「膻中者，臣使之官，喜樂出焉，可刺心包絡所流。」《素問・靈蘭祕典論》也專門討論「十二藏之相使」，也同樣定義「膻中者，臣使之官，喜樂出焉。」我們可以發現「臣使之官」就是代「心主」發號施令的官，不就是「大腦」的一部分嗎？如指揮運動的「紋狀體」。而「喜樂出焉」不就是「丘腦」的功能嗎？之所以搞混，是因為《靈樞》把「膻中」定義為胸口的「膻中穴」，實際上《素問》認為此處應該叫「心包絡所流」之穴，按照其他官與穴的對應，更不應在胸口。「膻中」是一個器官，胸口只是一層結締組織而已。心不能直接發出慾望性的喜樂，喜樂是由大腦發出來的感覺；胸口更傳不出心中的喜樂，所以「膻中」就是部分大腦。古文五臭指羶、焦、香、腥、腐五種氣味。「羶」字的甲骨文＝月＋𦉫，指的是羊的臭味或肉變質後的氣味。顯然與胸口毫無關係。古人洗澡洗臉少，幾乎不洗頭髮不刷牙，哪裡味道最大？頭。頭中即腦。結論：

心神有一個形臟就是「心包」即心臟；還有一個奇恆之腑的傳令官「大腦」：「膻中」，即各種騷臭之中。

理解了「大腦」等同於「膻中」，才能理解「正氣存內，邪氣可干」的第一大方法（其他兩法是吐法與小金丹），實際是「祝由」，類似氣功，心中默想太陽之氣與五藏之氣，特別是「次想赤氣自心而出，南行於上，化作焰明」，從頭頂逼出邪氣。

另外,《素問》關於「督脈」的描述與《靈樞》將胸口之穴描述為「氣之海」並不矛盾,但不能叫「膻中」。心氣鬱結,覺得有一股氣堵在胸口;此處氣息通順,也就是全身的氣息通暢。《黃帝八十一難經》也說「氣會三焦外一筋直兩乳內也」,不如叫「氣會穴」。《素問·陰陽應象大論》說:「地氣通於嗌。」膻中也可以名叫「嗌」。

《靈蘭祕典論》摘要:

心者,君主之官也,神明出焉。

肺者,相傳之官,治節出焉。

肝者,將軍之官,謀慮出焉。

膽者,中正之官,決斷出焉。

膻中者,臣使之官,喜樂出焉。

脾胃者,倉廩之官,五味出焉。

大腸者,傳道之官,變化出焉。

小腸者,受盛之官,化物出焉。

腎者,作強之官,伎巧出焉。

三焦者,決瀆之官,水道出焉。

膀胱者,州都之官,津液藏焉,氣化則能出矣。

凡此十二官者,不得相失也。

現代醫學認為,腦包括大腦、小腦、下視丘、基底核等,這些腦的主要功能都是進行樣本數字分析。人腦透過各種感官接受和處理來自體內和外環境的訊息,並根據訊息調控內環境的穩定,並指導自身行動。人腦加工處理訊息集中到大腦皮層,有很多凹溝與隆回增加面積。各種感官收集訊息並將不同型別環境訊息都轉換成神經電脈衝訊號。所有的腦,都是由神經元(神經細胞)、膠質細胞和神經纖維組成。人腦有 140 億～ 200 億個神經細胞,在出生時就已經分化,不可能再分裂繁殖,其

數量隨年齡增加或有害因素只減少不增加。神經細胞生命力很強，可以與人的壽命同生死，但是腦內大量的膠質細胞是可以分裂繁殖的，神經膠質細胞占腦總體積的 50%。膠質細胞的數量為神經細胞的 10 倍，用以維持神經細胞的良好外環境。膠質細胞支持著神經元的絕緣、屏障、營養、修復和再生。大腦皮層內部，由神經纖維所組成，又叫「髓質」或「白質」。負責神經元間雙向傳導。神經纖維在傳導衝動時，不論距離多長，其衝動的大小、頻率和速度始終不變，而且不容易發生疲勞，這一特點稱為傳導的不衰減性。

從以上現代醫學的解剖可以明確看到「諸髓者，皆屬於腦」「奇恆之腑」的含義。只是《黃帝內經》時代，還不能將彙集於大腦的神經系統從「骨髓」中分離出來，都全部歸於「諸髓」（腦各部內的腔隙稱腦室，本身充滿腦脊液，也與脊椎相連）。神經元細胞的先天性、膠質細胞的絕緣性、神經纖維的永動不衰，不正是「恆」嗎？另外，大腦所決定的人的智力也是先天決定，這也是「恆」。可以這麼說，以上高等動物也具備的「腦」，還包括指揮運動的「紋狀體」，慾望刺激的大腦邊緣葉的扣帶回、海馬結構、梨狀葉和隔區等，《黃帝內經》只有解剖技術的差距，沒有認識的偏差。神經元等「諸髓者，皆屬於腦」，但是生於腎藏的「先天之精」和「髓」是最高級的「津液」。所以《素問》說：「腎藏精，精能生髓，髓以養骨。」、「腎不生髓則髓不能滿。」

涉及意識與夢境部分，現代醫學認為完全是「視丘」的功能。視丘是一個十分特殊的器官，視丘的唯一功能就是合成發放丘覺，也就是意識。丘覺是想法、是念頭，是意識的核心，本質上就是反射活動的核心。視丘發放丘覺，是「我」的本體器官。但視丘不是意識活動的場所，意識也不在視丘中存在。兩個大腦連繫區是丘覺的活動場所：額葉連繫區和後部連繫區。額葉連繫區活動時清醒，不活動就睡眠。額葉休眠

時，如果大腦後部連繫區單獨活動，就表現為做夢。

如果按視丘的功能解釋，首先人的意識範圍是有限的，不能看到暗物質、紅外線、紫外線，不能聽到超音波、次音波。特異功能現象很難解釋，沒有感官訊息來源的一些特別夢境也永遠找不到答案。其次，精神活動更高級的少數人的靈性特徵與覺悟智慧，視丘的物質決定意識也解釋不了。盯著愛因斯坦的腦迴路研究還不如去發掘 90％的休眠區。不排除未來醫學會做出大腦改良技術，類似已經發明的電擊或者某某藥物之類。一位科學家曾專門提出研究「思維科學」，思維分為四類：（1）邏輯思維。（2）形象思維。（3）靈感思維（即創造思維）。（4）靈性思維。「到今天，我們對邏輯思維研究得最深；對形象思維只是搞了個開端；對創造思維則尚未起步。」、「我想『靈感思維』是常人腦思維的最高階層，集邏輯思維、形象思維之大成，那麼『靈性思維』呢？那只能是非常人的高層次思維。這是思維科學的一個發展，很值得深思。」邏輯思維、形象思維和靈感思維可以用大腦來研究；靈性思維，即人「心」的高級功能「神明」，物質大腦永遠達不到。既然如此，為何不能接受《素問》的觀點：「心神生神明，而藏於大腦」？為何不能好好地研究「心」呢？

佛洛伊德與榮格對「心」的研究，是從「夢」開始的。《黃帝內經》只有《素問‧方盛衰論》《靈樞‧淫邪發夢》專門解夢，都認為是病態。《素問》認為「夢」是「五藏氣虛」導致，夢境各有不同，也就是都歸因於「心」主；《靈樞》把「夢」也歸源於「氣」，是外邪入內擾亂了營氣與衛氣，進而攪亂了「魂魄」，《靈樞》認為「腑」也會生夢。

《素問‧方盛衰論》摘要：

是以少氣之厥，令人妄夢，其極至迷。三陽絕，三陰微，是為少氣。

是以肺氣虛，則使人夢見白物，見人斬血藉藉。得其時則夢見

兵戰。

腎氣虛，則使人夢見舟船溺人，得其時則夢伏水中，若有畏恐。

肝氣虛，則夢見菌香生草，得其時則夢伏樹下不敢起。

心氣虛，則夢救火陽物，得其時則夢燔灼。

脾氣虛，則夢飲食不足，得其時則夢築垣蓋屋。

此皆藏臟氣虛，陽氣有餘，陰氣不足，合之五診，調之陰陽，以在經脈。

《靈樞·淫邪發夢》：

黃帝曰：願聞淫邪泮衍，奈何？

岐伯曰：正邪從外襲內，而未有定舍，反淫於藏，不得定處，與營衛俱行，而與魂魄飛揚，使人臥不得安而喜夢；氣淫於腑，則有餘於外，不足於內；氣淫於臟，則有餘於內，不足於外。

黃帝曰：有餘不足，有形乎？

岐伯曰：陰氣盛，則夢涉大水而恐懼；陽氣盛，則夢大火而燔；陰陽俱盛，則夢相殺。上盛則夢飛，下盛則夢墮；甚飢則夢取，甚飽則夢予；肝氣盛，則夢怒，肺氣盛，則夢恐懼、哭泣、飛揚；心氣盛，則夢善笑恐畏；脾氣盛，則夢歌、身體重不舉；腎氣盛，則夢腰脊兩解不屬。凡此十二盛者，至而瀉之，立已。厥氣客於心，則夢見丘山煙火；客於肺，則夢飛揚，見金鐵之奇物；客於肝，則夢山林樹木；客於脾，則夢見丘陵大澤，壞屋風雨；客於腎，則夢臨淵，沒居水中；客於膀胱，則夢遊行；客於胃，則夢飲食；客於大腸，則夢田野；客於小腸，則夢聚邑衝衢；客於膽，則夢鬥訟自刳；客於陰器，則夢接內；客於項，則夢斬首；客於脛，則夢行走而不能前，及居深地窌苑中；客於股肱，則夢禮節拜起；客於胞，則夢溲便。凡此十五不足者，至而補之立已也。

《靈樞》的這種說法顯然不正確。因為夢雖然是心中所想，但不一定是按上述規律做夢，夢就是唯心想像的。比如夢遊（睡行症），六腑與

生理解剖都可以很健康，只有「心神」能解釋其原因。睡中起坐或行走而不自知，能自行返回繼續睡，醒後亦不能回憶；並非意識下的魂魄活動，多無感知。常見於少兒心神志發育不全者，亦可發生在心神不足的成人。

心神與身形合而為人。《周禮·春官·占夢》說「夢有六候」，神之所交也。六候者，一曰正夢，二曰噩夢，三曰思夢，四曰寤夢，五曰喜夢，六曰懼夢。《列子·周穆王》：「覺有八徵，夢有六候。奚謂八徵？一曰故，二曰為，三曰得，四曰喪，五曰哀，六曰樂，七曰生，八曰死。此者八徵，形所接也。」「覺」為醒的狀態（不是睡覺），祖先的「夢有六候」、「覺有八徵」與潛意識、意識很接近。人醒著時，與外物有接觸，身形接萬物而心有所感，於是有了「八徵」。《莊子·齊物論》：「其寐也魂交，其覺也形開。」寐為睡，「魂交」產生了六夢，而醒著才能「形開」接通外物。《齊物論》的「莊周夢蝶」只是比喻，中心點是「心」，強調「心」不亂，白天不胡思亂想，夜裡也不會魂不守舍、多夢，「形固可使如槁木，而心固可使如死灰」。莊子還用「天籟」之音與「地籟」、「人籟」對比：人籟就是絲竹樂器要合乎音律；地籟是風颳過地上的穴，要「調調之刁刁」（風調雨順）。「天籟」之音「夫吹萬不同，而使其自己也，咸其自取。」佛祖描述的極樂世界七寶樹也是微風習習，妙音不可言。如果類比到「心神」和「五藏分神」，如果心平氣和，不就是七寶樹嗎？

《莊子·至樂》中記載了莊子「援髑髏，枕而臥。夜半，髑髏見夢」對話的故事，讀者會認為只是比喻與想像。然而筆者確實在五臺山發生了類似的經歷，夢見自己躺在老和尚的墳上與骷髏聊天，聊的都是佛學內容，聊到通透自己就非常愉悅地「飛」了起來，看到了無比美麗的星辰。當時筆者完全未讀過一本佛經，無法做到用「頭腦」所思所想，也不知道「髑髏見夢」的典故。筆者一直把這個經歷作為懸疑待解。

　　《周易》中〈無妄卦〉確實記載了「周公解夢」。周公名「旦」，每天一大早就趕過來為周武王解夢。武王晚上與岳父姜子牙密謀商周革命而高度緊張夜夜驚夢，早上周公再來幫他安神。武王在打敗商紂王一年後就英年早逝了，留下幼子成王，安排周公攝政。《逸周書》也記載了周文王夢見跑去紂王的宮殿種樹，拔了商朝的樹，種上周家樹苗。周公的母親也是「巫師」，明確解夢：「革命」必勝。在《周易》與《黃帝內經》時代，解夢屬於最高級神職人員的技術，而《黃帝內經》並不解夢，只強調多夢是心神不寧的表現，是一種病態。《無妄卦》也是強調紂王「無妄」的亂作為是在加速滅亡，看似讓周人不勞而獲的客觀邏輯。對商紂王而言，就叫「無妄之災」。周公替武王解夢，也是強調「厚德載物、自強不息」必勝，無須多慮。《黃帝內經》歸夢於心神；《周易》歸夢於「德」與客觀；佛洛伊德卻歸夢於「力比多」，從定義看似是「先天之精」，描述卻狹窄到了「精子」，可能是錯誤地學習了「精氣神」。榮格必然與他分道揚鑣。

六、三焦就是內分泌系統

　　《素問·金匱真言論》：「人身之藏府中陰陽。則藏者為陰，府者為陽。肝心脾肺腎五臟，皆為陰。膽胃大腸小腸膀胱三焦六府，皆為陽。所以欲知陰中之陰陽中之陽者，何也？為冬病在陰，夏病在陽，春病在陰，秋病在陽，皆視其所在，為施針石也。故背為陽，陽中之陽，心也；背為陽，陽中之陰，肺也；腹為陰，陰中之陰，腎也；腹為陰，陰中之陽，肝也；腹為陰，陰中之至陰，脾也。此皆陰陽表裡，內外雌雄，相輸應也，故以應天之陰陽也。」

　　除了五藏，《黃帝內經》認為人有六腑：大腸、小腸、膽、膀胱、胃、三焦。前面五項都可以從生理解剖學上證實和對應，而三焦腑目前找不

到。陰陽、藏象、五藏與四臟＋六腑部分，這些可以解釋中西醫對生命結構的認識差異，甚至可以認為《黃帝內經》更超前、更完善、結構更完整。然而，《黃帝內經》明明說三焦是「腑」，就應當屬於生理解剖系統，如果東拉西扯何以為信？《黃帝內經》有句名言「知其要者，一言而終。不知其要，流散無窮。」而且出現了兩次（《素問·六元正紀大論》、《素問·至真要大論》）。本文試圖解決這一幾千年的難題，解決問題的思路與邏輯如下：

（1）依據原著，對後世解讀不予採信只參考（因為沒講清楚）；原著中首先依據《素問》，其次《靈樞》。因為《靈樞》不能確定是原著（許多矛盾正是來自《靈樞》），與《易經》原經文以及上古文件如《山海經》遺存比對，與類似《黃帝內經》系統的古印度學說比對。

（2）堅信《素問》關於「六腑」之一的定義，堅持《黃帝內經》系統論、整體論，以拾遺補缺的方式將藏＋象生命結構填充完整閉合（《黃帝內經》原文必有遺失）。

（3）結合現代解剖進展，推測三焦組織的可能性。現有生理解剖結構本身並不完美，不斷地有「新」組織、「新」器官又被發現。

按照陰陽、藏＋象的生命哲學，「9臟」以及五臟六腑的結構要麼少了一「藏」，要麼多了一腑。在《素問》中不僅明確有三焦腑，而且《靈樞》及臨床都有驗證的三焦病，因此必有六腑的三焦。三焦脹為脹病之一，《靈樞·脹論》：「三焦脹者，氣滿於皮膚中，輕輕然而不堅。」三焦不通老病纏身。中老年人有多種疾病的主要原因是「三焦不通」，是中老年人常見病、慢性病、久治不癒頑固病的總病根。出現高血壓、高血脂、風溼骨病、頸椎病、腰肌勞損、腰部痠痛、椎間盤突出、女性產後風、老寒腰、便祕、前列腺、女性更年期症候群以及婦科炎症等。

以上三焦病顯然都涉及「老」，而《黃帝內經》中關於老的決定性因

素描述是「精」與「天癸」。因此「三焦」必與「精」、「天癸」相關。癸字讀作ㄍㄨㄟˇ，甲骨文和金文字形，像兵器二戣交叉，應該寓意其力量與陰陽交合。《爾雅·釋天》太歲在癸曰昭陽。月在癸曰極，常用「癸水」指月經。實際上《黃帝內經》沒有「精子」、「精液」的概念，「天癸」就是代表男女有生殖能力的精子和卵子，在古人看到的是精液和女性排卵期的清澈液體或另一種表現月經。$8 \times 8 = 64$，$7 \times 7 = 49$，就是男女最長的生殖壽命。

《素問·上古天真論》說：「女子七歲，腎氣盛，齒更髮長。二七而天癸至，任脈通，太衝脈盛，月事以時下，故有子。三七，腎氣平均，故真牙生而長極。四七，筋骨堅，髮長極，身體盛壯。五七，陽明脈衰，面始焦，髮始墮。六七，三陽脈衰於上，面皆焦，髮始白。七七，任脈虛，太衝脈衰少，天癸竭，道地不通（因任脈陰，督脈陽，故任脈為道地），故形壞而無子也。丈夫八歲，腎氣實，髮長齒更。二八，腎氣盛，天癸至，精氣溢瀉，陰陽和（因天癸為真陰陽，故天癸至則陰陽和），故能有子。三八，腎氣平均，筋骨勁強，故真牙生而長極。四八，筋骨隆盛，肌肉滿壯。五八，腎氣衰，髮墮齒槁。六八，陽氣衰竭於上，面焦，髮鬢頒白。七八，肝氣衰，筋不能動。八八，天癸竭，精少，腎臟衰，形體皆極則齒髮去。」

「天癸」當然來自天，要麼是「先天之精」的一部分，也藏在腎藏中，按照先天密碼按時「動氣」而至；要麼就是來自「後天之精」。基於飲食營養中激素導致男女性成熟提前或滯後的認識，應當是「後天之精」。基於必有六腑，則五藏之外，必有與三焦腑對應的另外一個無形的但主導性的「藏」一類的藏生命結構體。《素問·金匱真言論》說：「膽胃大腸小腸膀胱三焦六府皆為陽。」前文已述，藏生命＝五藏＋經絡。因此與三焦對應的必在經絡中（這可能是《靈樞》多次闡述三焦的原因）。生理解剖結構的四肢對應經絡線與小穴位；胸腹部才有五臟六腑，因此三焦對

應的是「背腧」，即在腰背脊椎中的「大穴位」。巧的是《靈樞·背腧》正是論五藏之腧在背，「天癸」也正「藏」在此處中心「命門」。

黃帝問於岐伯曰：願聞五臟之腧，出於背者。岐伯曰：胸中大腧，在杼骨之端，肺腧在三焦之間，心腧在五焦之間，膈腧在七焦之間，肝腧在九焦之間，脾腧在十一焦之間，腎腧在十四焦之間，皆挾脊相去三寸所，則欲得而驗之，按其處，應在中而痛解，乃其腧也。灸之則可，刺之則不可。氣盛則瀉之，虛則補之。以火補者，毋吹其火，須自滅也；以火瀉者，疾吹其火，傳其艾，須其火滅也。

《黃帝內經》中的「焦」只有兩處，一處三焦，一處在此「背腧」。焦，在此指脊椎棘突。五藏居於腹中，其脈氣俱出於背之足太陽經，是為五藏之俞。五藏之氣輸注於背部的五個俞穴對應；五臟之俞串珠於背部，自成一體。但是缺了一個最重要的「俞」：「命門」。體前肚臍眼為神闕，而後正對命門，神闕與命門乃性命之門。瑜伽理論中，臍輪是身體元氣的中心，也是熱和火的中心，它的位置是在肚臍部位（丹田），但在練調息瑜伽時，通常總是體會到它在身軀的背面（即命門），而不是在前面（丹田）。道家內丹修煉也是如此。《素問·刺禁論》講針灸的禁忌要害點：

黃帝問曰：願聞禁數？

岐伯對曰：臟有要害，不可不察。肝生於左，肺藏於右，心部於表，腎治於裡，脾為之使，胃為之市。膈肓之上，中有父母，七節之傍，中有小心，從之有福，逆之有咎。

「膈肓之上，中有父母，七節之傍，中有小心」與五藏並列，而且「從之有福，逆之有咎」很重要。在哪裡？是什麼？經絡人體而言，上為黃庭應心性，下為氣穴應腎命，黃庭和氣穴乃性命所居。神闕和命門連線以及黃庭和氣穴連線中點就是「小心」（從尾閭骨向上數第七節之正中

的脊柱骨內腔中），是真正中宮，其所藏為性命之本天癸。天癸上輸為黃庭，下輸氣穴就是《黃帝八十一難經》理解的腎間動氣（腎氣、元精），左右是《黃帝八十一難經》想像的雙腎。《素問》說的腎氣，《黃帝八十一難經》解釋是「腎間動氣」，是元精；腎間動氣是衛氣的總來源。腎氣旺，衛氣固，機體不易感外邪等。神闕命門連線和黃庭氣穴連線交叉，是不是就是「癸」字的甲骨文與金文（《黃帝內經》時代文字）？「煉精化氣」祕法說：「此煉精化氣之法，人實難明其義。譬精猶水澤也，能以法運精使升，不猶地氣騰其水澤為雲霧乎？氣升作甘津降下中黃，不猶雲騰化作甘津以敷九野乎？精出於腎，止聚於一處，到此覆上泥丸，降下中黃，則散於一身四大矣。」

三焦對應的氣穴、命門居中，則少陽（膽、三焦）、陽明（胃、大腸）、太陽（膀胱、小腸）皆居於所有三陽腑全軀幹中下部；而太陰（肺、脾）、少陰（心、腎）、厥陰（肝、心包）所有三陰之臟全居於人軀幹上中部。肝上膽下、心上小腸下、脾上胃下、心包上氣穴下、肺上大腸下、腎上膀胱下三陰三陽的表裡相配也很清晰明顯。最中間的肝膽、脾胃左右上下交叉連繫，這又是一個「癸」字。這樣的藏＋象生命結構很神奇，也驗證了《黃帝內經》、《傷寒雜病論》的三陰三陽理論。

《素問・靈蘭祕典論》：「至道在微，變化無窮，孰知其原；窘乎哉，消者瞿瞿，孰知其要；閔閔之當，孰者為良。恍惚之數，生於毫釐，毫釐之數，起於度量，千之萬之，可以益大，推之大之，其形乃制。」

什麼東西「毫釐之數，起於度量，千之萬之，可以益大，推之大之，其形乃制」？《黃帝內經》描述的天癸來去提示三焦系統與各種激素尤其是性激素相關。腦垂體、甲狀腺；腎上腺、胸腺、胰島；性腺，上、中、下三部就是「三焦」。其中胰腺分泌的胰汁與膽汁一起流入腸道消化脂肪、肉類等，功用屬於「脾藏」的消化體系，而胰島素直接入血管屬

於三焦的激素體系。腺體分為內分泌腺，外分泌腺，「三焦」是內分泌腺體。內分泌腺一般就是一團細胞沒有特殊外形，要染色後才能區分，所以命名為「三」，既表示不確定多數，也表示不太清晰的外形。內分泌腺分泌的是激素，調節人體代謝，只在人體血液中傳遞而不會流出體外，外分泌則是指像汗腺、淚腺等透過導管排出體外的分泌物（外分泌腺多具導管）。

　　把三焦搞清楚了，自然也能把胰腺與脾藏理解得更清晰。很多中醫研究者認為脾藏的形器是胰腺，依據是《素問·太陰陽明論》說「脾與胃以膜相連」。《素問·玉機真藏論》：「脾脈者，土也，孤臟以灌四旁者也。」而胰腺居於腹中，確實「與胃以膜相連」，分泌的胰汁與胰島素與肉類消化以及血糖運化直接相關。實際上《素問》說「脾藏」是「孤臟」就已經明確它和其他4藏不一樣，只有藏沒有臟（9藏＋臟更明確），脾藏的形器就是《素問·太陰陽明論》說的胃等「六腑」，陽六腑對陰脾藏，6對1，當然「孤」。《黃帝內經》中還有2個「孤」，一是《素問·逆調論》說：「肝，一陽也；心，二陽也；腎，孤臟也。一水不能勝二火。」這裡的腎水與肝、心二火也是1對2，有孤軍作戰的意思，故名。還有就是《靈樞·本輸》把三焦定義為「孤府」，「三焦者，中瀆之府也，水道出焉，屬膀胱，是孤之府也。」本人也不太理解《靈樞》要表達什麼。其實，從《素問·太陰陽明論》篇名與內容就知道是從「經絡」角度而不是臟器角度談「脾與胃以膜相連」。原文是黃帝問問題「帝曰：脾與胃以膜相連耳，而能為之行其津液何也？」首先學生發問不一定就是答案；其次岐伯的答案迴避了相連，大談經絡：「岐伯曰：足太陰者三陰也，其脈貫胃屬脾絡嗌，故太陰為之行氣於三陰。陽明者表也，五臟六腑之海也，亦為之行氣於三陽。藏府各因其經而受氣於陽明，故為胃行其津液。」結論：脾就是脾；胰腺屬於三焦，是脾藏的六腑之一的三焦的之一。

在《素問》中沒有「胰」字，說明產生《黃帝內經》的時代還沒有「華夷之變」，比《周易》更早。商周時代才把東部射箭的部落叫「夷」（象形人揹著弓箭），〈明夷卦〉就是以射箭比喻如何收服東夷少數民族（商紂王與周公東征，征伐的都是東夷）。肥皂發明前，先人就知道動物胰臟可去油汙，所以管肥皂叫「胰子」。原因是胰腺有強烈的消化酶可將肉食完全分解，消化酶所到之處組織全部被消化。胰液透過胰管進入腸道，若胰管堵塞，消化酶外溢，周圍的一切均被破壞，人體組織被當作食物消化，這就是「急性胰腺炎」。如果對「華夷之變」歷史有了解，就明白祖先命名的含義了。秦國軍隊為虎狼之師，其祖先即東夷人飛廉惡來，遷徙到甘肅慶陽附近，迅速「發作」後，確實消化了周天子的文明組織（包括周朝也是被秦消滅）；五胡亂華也是又一次「急性胰腺炎」。胰島細胞簇團，分泌胰島素，存在形態像分布的「小島」，所以叫「胰島」（這也是內遷夷人的存在狀態）。胰島素分泌過多，特別容易發胖，導致腿粗、手臂粗或是腰粗，「喝水都發胖」，減肥也反彈。胰島素分泌不足，糖尿病伴隨而來，血糖無法讓組織細胞利用，消瘦、血管硬化、免疫功能低下，冠心病、高血壓、白內障、組織感染，噩夢從此開始。胰腺「隱居」長在腹腔最深處，隱藏太深，一旦嚴重到發展成胰腺癌，5 年生存率幾乎為0，被稱為「癌王」。蘋果公司 CEO 賈伯斯（Steve Jobs）因患胰腺癌 56 歲就去世了。哈佛教授研究稱，大麻或能對抗胰腺癌。

另一個角度「三焦」的「焦」如果看其象形的話，就是「香蕉」的形狀，胰腺、男性性腺、胸腺、甲狀腺都是這個形狀，甲狀腺是兩個香蕉而已。「胸腺」在嬰幼兒期幾乎縱貫整個胸腹部，也是「焦」的形狀，成年後越來越退化。胸腺與免疫功能緊密相關，是 T 細胞分化、發育、成熟的場所，稱為「免疫活性細胞的 T 細胞培訓中心」。胸腺腺體呈扁平橢圓形，胎兒時期胸腺橫徑大於長徑，出生後變得狹長。胚胎後期及初生

時，人胸腺約 15 克，青春期 30～40 克。此後胸腺逐漸退化，淋巴細胞減少，脂肪組織增多，至老年退回至約 15 克。整個淋巴器官的發育和機體免疫力都必須有 T 淋巴細胞，胸腺於胎兒時負責建立全身免疫系統，成年後也主管免疫系統。如果胸腺功能下降，就意味著免疫能力下降，容易生病。八大腺體中只有腦垂體不太像「焦」，它大如豌豆，形狀也像一顆豌豆。腦垂體控制腺體分泌激素等，被稱為是八大腺體的總司令。祖先寫字太難，要刻在玉版、甲骨、青銅器（金）上，字數越少越好，往往選一個字都要盡可能多的表達更多訊息。這也是今人理解祖先文字含義的一個重要邏輯。

　　胸腺這個三焦，過去醫學對它認識甚少，甚至認為它是無關緊要的退化器官。1960 年代才發現它是免疫系統的中樞。胸腺分泌的胸腺素，使骨髓產生的幹細胞轉變成 T 細胞，具有殺滅病原微生物能力。1974 年 Goldstein 等發現胸腺素免疫活性中心是一個五肽片段，被稱作胸腺五肽。胸腺五肽是透過以下途徑實現免疫調節作用：（1）誘導和促進 T 細胞分化、增殖和成熟。（2）調節 T 細胞亞群的比例，對免疫功能亢進和低下的進行雙向調節。（3）增強紅細胞的免疫功能。（4）增強巨噬細胞的吞噬功能。（5）提高自然殺傷（NK）細胞能力。（6）提高白介素 -2（IL-2）的產生水平與受體表達水平。（7）增強外周血單核細胞 γ- 干擾素的產生水平與受體表達水平。（8）增強血清中超氧化物歧化酶（SOD）活性。正是因為它強大的免疫調節作用，胸腺五肽對免疫相關的惡性腫瘤、慢性肝炎、手術嚴重感染、糖尿病、更年期症候群、麻風等皮膚病、愛滋病等都有療效。隨著免疫學理論和技術的發展，近年發現，免疫系統還具有監視和殺滅體內出現的癌變細胞以及衰老細胞的功能，即「免疫監視」和「免疫自穩」。胸腺的 NK 細胞專殺癌細胞，人到老年，NK 數量減少，腫瘤才能發展成病變。衰老是由於人體內 T 細胞減少免疫力逐漸降低導

致的結果，「胸腺」也因此被喻為人的「壽命時鐘」。當 T 淋巴細胞充分發育，遷移到周圍淋巴器官後，胸腺重要性逐漸減低。胸腺是人體最早開始衰老的器官，大多數人的免疫功能在 50 歲以後逐漸降低，60 歲以後胸腺實質慢慢變成為脂肪體。除了年齡自然增長，飢餓、炎症、發熱、射線、腫瘤、激素等刺激也會傷害胸腺，使之提前退化。

根據現代醫學對胸腺的描述，我們很容易想到打通任督二脈中的「任脈」，特別是《靈樞‧海論》說的：「膻中者，為氣之海。」膻中（應叫胸中，真正膻中是大腦）位居胸腺的部位，三焦與胸腺相絡，免疫也正是衛氣的表現形式之一。膻中是任脈、足太陰脾經、足少陰腎經、手太陽小腸經、手少陽經三焦經的交會穴，也是宗氣聚會之處。「氣會膻中」，就是說膻中可調節人體全身的氣機，阻擋邪氣、宣發正氣。很多論文證實按摩或針灸此處能提高免疫能力、延年益壽；而前文已經論述「腎精」與幹細胞高度關聯，胸腺正是將骨髓幹細胞化成「衛氣」（包括免疫系統）。因此猜想打通任督二脈是不是就是指恢復骨髓幹細胞與胸腺幹細胞的組織與活力呢？正是因為胸腺決定免疫、決定衰老，因此打通任督（後文論述應是衝脈）可以恢復幹細胞功能，延緩衰老。

任脈的下端是性腺。任脈病，主要表現為泌尿生殖系統疾病及關聯疾病。《素問‧骨空論》：「任脈為病，男子內結七疝，女子帶下瘕聚。」胸腺萎縮，性腺就會萎縮，比如女性，如果乳房是花，卵巢就是根，乳腺增生很可能會得子宮肌瘤。老實說，筆者對《黃帝內經》中任脈與「衝脈」的區別也不太看得懂。而且，顯然《靈樞》與《素問》對「衝脈」的描述差別很大。本文還是依據《素問》理解。

《素問‧骨空論》：衝脈者，起於氣街，並少陰之經，俠臍上行，至胸中而散。

《素問‧舉痛論》：「衝脈起於關元，隨腹直上。」

《靈樞‧海論》:「衝脈者,為十二經之海,其輸上在於大杼,下出於巨虛之上下廉。」

《靈樞‧逆順肥瘦》:「夫衝脈者……其上者,出於頏顙,滲諸陽,灌諸精;其下者,注少陰之大絡,出於氣街,循陰股內廉,入膕中,伏行骭骨內,下至內踝之後屬而別;其下者,並於少陰之經,滲三陰;其前者,伏行出跗屬,下循跗,入大指間,滲諸絡而溫肌肉。」

《靈樞‧動輸》:「衝脈者,十二經之海也,與少陰之大絡,起於腎下,出於氣街,循陰股內廉,邪入膕中,循脛骨內廉,並少陰之經,下入內踝之後。入足下;其別者,邪入踝,出屬跗上,入大指之間,注諸絡,以溫足脛。此脈之常動者也。」

《靈樞‧五音五味》:「皆起於胞中,上循背裡,為經絡之海。」

《素問‧骨空論》摘要:

任脈者,起於中極之下,以上毛際,循腹裡,上關元,至咽喉,上頤循面入目。

衝脈者,起於氣街,並少陰之經,俠臍上行,至胸中而散。

任脈為病,男子內結七疝,女子帶下瘕聚。

衝脈為病,逆氣裡急。

督脈為病,脊強反折。

腰痛不可以轉搖,急引陰卵,刺八髎與痛上,八髎在腰尻分間。

「衝脈者,起於氣街,並少陰之經,俠臍上行,至胸中而散。」更像是對性腺─胸腺的描述。《素問‧上古天真論》說:「太衝脈盛,月事以時下」、「太衝脈衰少,天癸竭,道地不通。」這裡說的「太衝脈」,顯然是指衝脈。此處「衝脈為病,逆氣裡急」的「逆氣」,《素問‧逆調論》解釋為「人有逆氣,不得臥而息有音者,有不得臥而息無音者。」就是「不得臥」;《素問‧五常政大論》解釋「裡急」是自覺腹內拘急,疼痛不舒,便

意急迫。都不太對得上，不排除是筆誤混雜。

《靈樞·動輸》說：「營衛之行也，上下相貫，如環之無端……相輸如環。如環無端，莫知其紀，終而復始。」另一種可能是，所謂任脈督陰、督脈督陽，「舌抵上顎」即可「搭鵲橋」構成一個「圓圈」。因此任督不如理解成一個脈，都督「陽氣」之脈；而衝脈才是都督「陰氣」即形體之脈。陽氣為氣，形體以「血」為本，因此衝脈就是性腺－胸腺的無形調控線路。凡人體精液、血、津液皆歸任脈所主，才能叫「陰脈之海」與「血海」。《靈樞·五音五味》：「血氣盛而充膚熱肉；血獨盛則澹滲皮膚，生毫毛。今婦人之生，有餘於氣，不足於血，以其數脫血也。衝任之脈，不榮口唇，故須不生焉。」說明衝脈與生殖關係密切，其病有月經不調、崩漏、不育等。中醫臨床常稱肝為衝脈之本，正是基於「血」，而胸腺作為免疫之本，直接影響「肝藏」的左形臟脾臟（前文已述），正是最大的免疫器官。傅青主正是以「血」為中心，以衝脈為戰場成為婦科第一人。《傅青主女科》說：「血海太熱則血崩，寒溼搏結衝任則病痛經。」他認為：「調經之法，不在先治其水，而在先治其血。」、「不損天然之氣血，便是調經之大法。」他的完帶湯為女科第一方。《素問·骨空論》中，刺激「八髎在腰尻分間」，治「腰痛」，也是透過陽氣作用於對應的性腺。八髎區域，在陽關和會陽之間，對應胞宮或性腺，因此八髎是更高一級調節一身的氣血的總開關，胞宮或性腺健康了，婦科問題自然消失。

「衝」的古字𧖷就是三焦中性腺－胸腺的象形，貫穿全身，總領諸經氣血的要衝。因此在古文中表示要道：大路，衝要之地：如《詩·大雅·皇矣》「與爾臨衝」；《道德經》中「大盈若衝，其用不窮。」盈指滿月，衝指缺月，與陰血能夠連繫；《詩·豳風》「鑿冰沖沖」與《詩·小雅》「鞗革沖沖」，理解為類似血液的流動。 《黃帝八十一難經》努力解釋「三焦」的疑難：三焦無形是錯誤的，但功能是接近準確的，至少指認了「性

腺」。三焦的定位是通行元氣，而元氣是生命的原動力。《黃帝八十一難經》把《素問》的「腎氣」具體化明確詮釋為「腎間動氣」，就是動元氣；而命門之用就是「腎間動氣」。《黃帝八十一難經》：「腎兩者，非皆腎也。其左者為腎，右者為命門。命門者，諸精神之所舍，原氣之所繫，男子以藏精，女子以繫胞。」、「臍下腎間動氣者，人之生命也，十二經之根本也。」、「下焦者⋯⋯其治在臍下一寸。」可見《黃帝八十一難經》在三焦中把腎間動氣的下焦視為主，而上焦與中焦為元氣之「別使」。下焦主要指「性腺」，即男性的睪丸和女性的卵巢，可分泌性激素。卵巢的功能還要產生卵子以及讓子宮發育。

　　「焦」本身香甜，但也會慾火焚身。在《山海經》、《洗髓經》、《華嚴經》都有「沃焦」的概念，都與上「水」下「火」有關，都是澆滅情慾之火修仙超度的關鍵。「三焦」的取名應當與「沃焦」同期、同源、同義。《山海經》記載，后羿射下九日落在沃焦山。〈山海經佚文〉說：「沃焦，在碧海之東，有石闊四萬里，居百川之下，故又名尾閭。」「尾閭」本身就是督脈重要穴位，位於尾骨尖端與肛門連線的中點處。在丹修中，尾閭關又名九竅，乃洗髓之法，上天之路。有意思的是，在佛教《華嚴經》中也有「沃焦」，沃焦山為大海底下廣大如山的吸水石，其下為地獄之火，故此石經常焦熱（慾火）。而沃焦石之海乃眾生受苦之處。佛教用沃焦比喻凡人情慾無窮無盡，慾火焚身；在華嚴經中，釋迦牟尼別號「度沃焦」，只有佛能超度此苦之人。

　　《素問》命名三焦，十分精準絕妙：焦＝上三鳥＋下火。古文中「三」有時指三，有時泛指不確定的多數，焦字三個鳥指的就是不確定多數。如果實指3，上為垂體、甲狀腺，中為腎上腺、胸腺、胰島，下為性腺；焦急、焦慮、憔悴都和它們相關。命門有多處，如腎間動氣處，或臍後，或山根處，都是繫心之處，拴住心猿意馬。《素問》強調的節慾可

不是捨不得精子、精液，而是捨不得耗費心神和縱慾導致的透支先天之精。《黃帝八十一難經》所言「心主與三焦為表裡，俱有名而無形」，理解到了心神對激素刺激的慾望的調控。但後世不知《黃帝內經》裡「心主」為何，「心主」不是心包（心臟），也不是大腦，只有按照偉大的心靈、強大的內心角度理解，並按照區塊鏈式中心的描述，可以居無定所，也無處不在。類比的就是老子說的「太上」。「有名而無形」就是「太上，下不知有之」。也就是說「心主」就是神級別的「心」。人的身心，「身」的主要功能是「感覺」。「心」的主要功能是「知覺」，它是「神」的作用。

《道德經》第四章說：「道衝，而用之或不盈；淵兮，似萬物之宗。挫其銳，解其紛，和其光，同其塵。湛兮似或存，吾不知誰之子，象帝之先。」如果從《黃帝內經》角度來理解，「道衝，而用之或不盈；淵兮，似萬物之宗。」不就是指宇宙星際粒子嗎？「挫其銳，解其紛」不就是清心寡慾修身養性（也可以叫煉丹）嗎？「和其光，同其塵」，不就是靜修內觀脫胎換骨真我空無嗎？「湛兮其若存」不就是《金剛經》說的「無人相，無我相，無眾生相」嗎？「吾不知誰之子，象帝之先」是回到了宇宙本源，那就是宇宙智慧。

《黃帝內經》原著《素問》之所以對三焦的描述很少，應該是遺失了或者因為涉及永生（修仙）被故意拿掉了。《靈樞》對三焦的描述也很不清晰，很難整理出頭緒，但當我們復原了《素問》原文應該有的描述之後，再看《靈樞》，基本也吻合。《靈樞》中說：「上焦出於胃上口，並咽以上貫膈而布胸中。」、「中焦亦並胃中，出上焦之後，此所受氣者，泌糟粕，蒸津液。」、「下焦者，別迴腸，注於膀胱而滲入焉。」應該說，中焦、下焦的部位範圍是對的，上焦的部位漏掉了腦垂體（包括生長激素等），指出了甲狀腺（不是食道）。甲狀腺就位於「喉結」下方 2 ～ 3 公分處，是人體最大的內分泌腺，甲狀腺控制使用能量代謝、生長速率、

製造蛋白質、調節身體對其他荷爾蒙的敏感性。所以《靈樞・決氣》說：「上焦開發，宣五穀味，燻膚充身澤毛，若霧露之溉，是謂氣。」、「中焦受氣，取汁變化而赤，是謂血。」指的是腎上腺激素、膽汁、胰島素等，下焦更清晰。三焦對應內分泌系統的腺體，透過激素呼叫全身的元氣。特別是下焦產生的雄激素、雌激素的減少影響到其他系統的運作，使男性、女性身體所有器官功能下降，這完全吻合於《素問・上古天真論》中對「天癸」的描述。《素問・六節藏象論》說：「脾、胃、大腸、小腸、三焦、膀胱者，倉廩之本，營之居也，名曰器，能化糟粕，轉味而入出者也。」指出三焦參與水穀精化為營氣以及傳化糟粕的過程，靠的就是激素調節。《素問・陰陽應象大論》說：「壯火之氣衰，少火之氣壯；壯火食氣，氣食少火；壯火散氣，少火生氣。」激素量的控制很精微，量大壯火食氣，比如甲亢、色情狂之類；少火生氣，即溫火。這個「氣」是「腎間動氣」，來自元精。《素問・靈蘭祕典論》說：「三焦者，決瀆之官，水道出焉。」「決瀆之官」就是控制閥門，最有效辦法唯有調心使「陰平陽祕」。

《靈樞・本輸》說：「三焦者，中瀆之腑，水道出焉，屬膀胱，是孤之腑也。」「瀆」是控制閘門；水道是各種管、膜、間質，運行水液；「屬膀胱」是錯誤認知，沒有理解三焦是全身性分散式組織，可能因此才叫「孤之腑」，也許表達既自成一體，又範圍廣大。

《靈樞・決氣》說：「上焦開發，宣五穀味，燻膚、充身、澤毛，若霧露之溉。」《靈樞・營衛生會》又概括為「上焦如霧」。「如霧」的灌溉比細雨還細密，燻膚、充身、澤毛指代謝供應全身組織，功能接近腦垂體與甲狀腺。腦垂體激素（生長激素）促使兒童的骨骼和軟組織生長；促甲狀腺激素透過刺激甲狀腺來調整新陳代謝；促腎上腺皮質激素使腎上腺釋放多種維持生命的激素。甲狀腺控制身體新陳代謝，調整身體的熱量和能量，促進消化及成長；甲狀旁腺控制血液中的鈣含量，負責骨骼成長。

《靈樞・營衛生會》說：「中焦⋯⋯此所受氣者，泌糟粕，蒸津液，化其精微，上注於肺脈，乃化而為血，以奉生身。」「中焦如漚」，漚是指泡化掉水穀。中焦在丹田、胞中區域，腎上腺、胰消化酶、胰島素、膽汁等把水穀以及肉類「化而為血，以奉生身」。腎上腺素能使心跳加速，血管擴張，使肌肉陡增獲能，處置危險或急迫的事件。

《靈樞・營衛生會》說：「下焦者，別迴腸，注於膀胱而滲入焉。故水穀者，常並居於胃中，成糟粕而俱下於大腸，而成下焦。滲而俱下，濟泌別汁，循下焦而滲入膀胱焉。」就是說下焦有排泄小便的作用。

了解到三焦首先是與命門、氣穴及天癸對應的激素腺體。再從「水道」角度將它完善，就是各種淋巴管、膽管、輸精管之類的管、各種腸繫膜以及全身間質。

根據現代醫學解剖的進展，在身體中貫穿各組織器官的「脈」，除了血管網，還有膽管、淋巴管、輸精管、輸卵管、輸尿管等各種管；全身器官的各種包膜（腦膜、胸膜、心膜、血管膜、肺膜、胃膜、肝膜、腹膜、腸膜、骨膜、橫膈膜、縱膈膜等）；還包括「間質」。它們與腺體連為一個水道大系統（外水道、內水道）。

所以，可以說站在《素問》角度來看，除了血管以外的各種「管」都屬於「三焦」的網絡部分，而《靈樞》只是把血管與三焦管網混在一起，並理解為互通。從全身津液一體角度，似乎也有道理，但是對後世理解製造了混亂。

三焦與淋巴系統密切相關。胸腹腔的淋巴幹和淋巴導管可以溝通全身津液，類似水道出焉，因此也是水液運行的通道，如卵巢皮質內有豐富的淋巴管互相連線成網。淋巴毛細管圍繞在卵泡的外膜和黃體的周圍，內膜和顆粒層往往缺乏。在髓質內，淋巴毛細管集合成較大的淋巴管出卵巢門，注入腰淋巴結。

腸繫膜早被發現，但之前解剖書都將腸繫膜視為一系列零散的薄膜組織，不同的腸管對應不同的腸繫膜。最新研究發現，腸繫膜是一個連續性的器官，但解剖學無法確定腸繫膜應該屬於人體的哪個系統；因為腸繫膜在消化系統、內分泌系統、心血管系統、免疫系統等系統中都有重要作用。現在可以確定屬於分散式全身性的三焦。

美國的研究人員在《科學報告》雜誌上發表文章稱他們在皮膚表層下方首次發現一個以前從未發現的新器官，而且可能是一個最大獨立器官（孤之腑）。這個器官被稱為「間質」，這是一個極其微小、充滿液體並穿透結締組織的通道網絡，周圍被動脈、靜脈和肌肉間的筋膜包裹。人體含有 70％以上的水分，這些水分透過「間質」快速流通，連線動脈、靜脈、肌肉筋膜，腸道和肺等五臟六腑及泌尿系統等所有器官和組織，被研究人員稱為「液體流動的高速公路」。人體液體一大半在細胞中，一部分在心臟、血管、淋巴結和淋巴管中，剩餘的則在間質中。

七、從《靈樞》回歸《素問》

《素問》最早描繪了人體的經絡體系，《靈樞》再把它細化、技術化。「人活一口氣」，氣在經絡行，只有活人自己才能感受到經絡的存在，解剖屍體根本找不到經絡。人體經絡體系是「內聯臟腑，外絡肢節，溝通表裡，貫穿上下」的網絡體系，使人成為一個有機的整體；沒有經絡，人就是一堆零部件。目前已被「科學」證明，本文不再詳述。

經絡是客觀的，但不要將其神祕化。

首先，不要「神話」。宇宙智慧（天或上帝只是稱謂）是沒有人格化傾向的，不會因為誰祭祀多就把他選為上帝的子民，都一視同仁；這是《易經》天的哲學與《聖經》上帝哲學的根本差異，所以老子才解釋

為：「天地不仁，以萬物為芻狗。」這句話的意思不是天把人當狗，而是人、狗以及萬物在宇宙智慧的統治下沒有人格化、感情化的傾向。地球萬物都一樣地可以接受星際粒子，都必須遵守天地運行的規律。因此，萬物皆有靈，動物、植物一樣也有直接接受「天之氣」的經絡系統，只是「人」把它們忽略不研究而已。筆者就有一位老友，幾大中醫世家的長孫，他不是醫生，但受家學影響，他能夠找到甲魚的經絡，並用針灸的方法為甲魚「麻醉」〔類似尼克森（Richard Milhous Nixon）訪華所見神奇的針灸麻醉手術〕，再讓甲魚無痛苦地被做成清燉甲魚湯，他的理論是甲魚無恐懼、悲哀、怨恨（情志），因而湯十分鮮美。

其次，經絡不要機械化理解。後世在經絡理論裡，有一個人體十二經絡時辰運行的時間表，規定各個時辰人應該注意什麼。關鍵點是睡覺，特別是 1 ～ 3 時，肝經主，肝在加緊排毒，應熟睡。11 ～ 13 時，心經主供血，全身動員，但肝臟進入休息狀態，感到疲憊，午休補心之類。人是動態的平衡系統，並不是精密的手錶，而且各地各人有各自不一樣的平衡，《素問》通篇都在講「平衡」，而不是「手錶」。達文西睡眠法是分段睡覺，總共深度睡眠 4 小時足夠；波羅的海居民以及因紐特人一年只有陰陽兩季；非洲熱帶、東南亞雨林只有雨季旱季，他們沒有四時十二時辰，但也要遵守他們的「天地陰陽平衡」。這才是《易經》和《黃帝內經》的本質邏輯。至多在中原地區，四時十二時辰分明，在「地」環境還沒有出現電燈、空調的條件下，對於不用披星戴月辛苦勞作的上層閒人（或賢人），可以這樣保養自己。按照三螺旋理論，當「地」的環境變化後，「人」也會互動重新平衡，唯一不變的只有天。現代醫學對睡眠與覺醒的機制還不太清楚，但多數都歸因於神經系統的活動，或者激素與體液的調節。《黃帝內經》睡眠理論有三，即「陰陽理論」、「營衛理論」、「五臟理論」，而五臟理論為核心，強調睡眠（寐）與清醒（寤）由心

神所主宰，神靜則寐，神動則寤。睡眠以精為根基，精盛體壯才能寤起神情充沛、寐息深沉酣暢，如《靈樞・營衛生會》述少壯之人「晝精而夜瞑」、老人「晝不精不夜瞑」。衛氣週期性運動，當衛氣回到五藏人就睡；衛氣進入體表就醒來，衛氣出不去，就醒不來；邪氣居於臟腑，衛氣回不去，所以睡不著。

《靈樞・大惑論》：「帝曰：病而不得臥者，何氣使然？岐伯曰：衛氣不得入於陰，常留於陽。留於陽則陽氣滿，陽氣滿則陽蹺盛，不得入於陰則陰氣虛，故目不瞑也。黃帝曰：病目而不得視者，何氣使然？岐伯曰：衛氣留於陰，不得行於陽。留於陰則陰氣盛，陰氣盛則陰蹺滿，不得入於陽則陽氣虛，故目閉也。黃帝曰：人之多臥者，何氣使然？岐伯曰：此人腸胃大而皮膚濕，而分肉不解焉。腸胃大則衛氣留久，皮膚濕則分肉不解，其行遲。夫衛氣者，晝日常行於陽，夜行於陰，故陽氣盡則臥，陰氣盡則寤。故腸胃大，則衛氣行留久；皮膚濕，分肉不解，則行遲。留於陰也久，其氣不清，則欲瞑，故多臥矣。其腸胃小，皮膚滑以緩，分肉解利，衛氣之留於陽也久，故少瞑焉。黃帝曰：其非常經也，卒然多臥者，何氣使然？岐伯曰：邪氣留於上焦，上焦閉而不通，已食若飲湯，衛氣留久於陰而不行，故卒然多臥焉。黃帝曰：善。治此諸邪，奈何？岐伯曰：先其藏府，誅其小過，後調其氣，盛者瀉之，虛者補之，必先明知其形志之苦樂，定乃取之。」

西醫學關於睡眠有抑制擴散學說、中樞學說和睡眠物質學說。巴夫洛夫（Pavlov）以大腦的興奮與抑制論述覺醒與睡眠，提出睡眠是人體的抑制擴散狀態；之後神經生理學家們從動物實驗認識了睡眠中樞；再後來又有對激素和神經遞質的系統研究，以及在 1980 年代，睡眠研究者從尿中提取出引發睡意的睡眠因子或睡素，這種睡眠因子又能增強人的免疫功能。人在生病時，睡眠因子分泌增加故睡眠量也隨之增加，使人體白細胞增加，吞噬細胞活躍，免疫功能和肝臟解毒功能增強，體內代謝

速度加快，從而提高機體的抗病能力，故有人稱睡眠是治病良藥。

最後，注意《素問》與《靈樞》在經脈理論上有分歧。《黃帝內經》中多次提到十二經脈（是 12 對，陰陽共 24 條），只有《靈樞》兩次提到二十八脈。《靈樞·五十營》：「人經脈上下、左右、前後二十八脈」；《靈樞·玉版》：「經脈二十八會。」《靈樞》中的二十八，應該是加上了任脈、督脈、衝脈、帶脈，然而《素問》並沒有忽略任、督、衝、帶脈，《素問·氣府論》、《痿論》都有提及。另外，《素問》對任脈、督脈、衝脈的運行路線表述與《靈樞》都不同。《素問》明確衝脈是經脈之海；《靈樞》有稱任脈、衝脈為經絡之海（專業研究很多，不詳述）。

《靈樞》注重針灸治病（技術派），而《素問》明確治病在陰陽平衡，針灸如同按摩可以「養生」。《素問·刺法論》中說：「是故刺法有全神養真之旨，亦法有修真之道，非治疾也，故要修養和神也。道貴常存，補神固根，精氣不散，神守不分。」刺法可以令人精神不散，是聖人養生的方法。《素問·玉機真藏論》「可按若刺耳」，而且還「可按、可藥、可浴」。《素問·調經論》：「按摩勿釋，著針勿斥。」原來黃帝始終認為「刺法」和「按」、「藥」、「浴」是差不多、都有用的技術。

結合前文多處指出的《靈樞》與《素問》的差別，可以得出結論：《靈樞》側重經絡與針灸，是經絡針灸的經典，但有很多不合邏輯之處，顯示編者並未明「道」，更像是黃帝批評指正的雷公。

《素問·著至教論》：

黃帝坐明堂，召雷公而問之曰：子知醫之道乎？雷公對曰：誦而未能解，解而未能別，別而未能明，明而未能彰，足以治群僚，不足治侯王。願得受樹天之度，四時陰陽合之，別星辰與日月光，以彰經術，後世益明，上通神農，著至教疑於二皇。帝曰：善。無失之，此皆陰陽表裡上下雌雄相輸應也，而道上知天文，下知地理，中知人事，可以長久，以教眾庶，亦不疑殆，醫道論篇，可傳後世，可以為寶。雷公曰：

請受道，諷誦用解。帝曰：子不聞《陰陽傳》乎？曰：不知。曰：夫三陽天為業，上下無常，合而病至，偏害陰陽。雷公曰；三陽莫當，請聞其解。帝曰：三陽獨至者，是三陽並至，並至如風雨，上為巔疾，下為漏病。外無期，內無正，不中經紀，診無上下，以書別。雷公曰：臣治疏愈，說意而已。帝曰：三陽者，至陽也，積並則為驚，病起疾風，至如霹靂，九竅皆塞，陽氣滂溢，乾嗌喉塞。並於陰，則上下無常，薄為腸澼？此謂三陽直心，坐不得起，臥者便身全，三陽之病。且以知天下，何以別陰陽，應四時，合之五行。雷公曰：陽言不別，陰言不理，請起受解，以為至道。帝曰：子若受傳，不知合至道以惑師教，語子至道之要。病傷五藏，筋骨以消，子言不明不別，是世主學盡矣。腎且絕，惋惋日暮，從容不出，人事不殷。

因雷為天之陽氣，故稱公；所以黃帝用「三陽獨至」、「三陽並至」舉例講陰陽失衡的極端情況。三陽並至就是《周易》中「三陽開泰」的〈泰卦〉，然而此卦中周文王記錄的正是他自以為「泰」而被商紂王差點滅國自己被俘囚禁羑里的教訓。〈泰卦〉、〈否卦〉是拐點，否中反而開泰。雷公為黃帝的懂醫學的近臣，精於針灸，但未理解道，他回答黃帝「陽言不別，陰言不理」，就隱含著陰陽「不合邏輯」的意思。《黃帝內經》中的〈著至教論〉、〈示從容論〉、〈疏五過論〉、〈徵四失論〉等多篇，都是黃帝與雷公討論教學道與術的內容。

〈著至教論〉，著是明的意思；至教，至真至確的聖人教誨。「示從容論」黃帝批評了雷公偏執於「脈」診斷，忽略了天地人之道以及拘泥於聖人的教科書，在結尾中自責沒有把「道」教會雷公。〈疏五過論〉針對從醫者五種失誤，指出原因是「凡此五者，皆受術不通，人事不明也。」、「聖人之治病也，必知天地陰陽，四時經紀，五臟六腑，雌雄表裡。刺灸砭石，毒藥所主，從容人事，以明經道，貴賤貧富，各異品理，問年少長勇懼之理審於分部，知病本始，八正九候，診必副矣。」很有意思

的是，此篇結尾總結：「上經下經，揆度陰陽，奇恆五中，決以明堂，審於始終，可以橫行。」「上經下經，揆度陰陽」不是《黃帝內經》，而是《周易》與《道德經》的結構，「奇恆五中，決以明堂，審於始終，可以橫行」，正是《周易》的本義。這幾篇中，黃帝「燕座」、「明堂」也都是《周易》的語境，「明堂」是周鎬京王宮兼子弟教學基地「辟雍」的大堂專用名；「燕座」而昭告天下，就是老子說的君子不離輜重，「燕然而昭若」。

〈徵四失論〉太精彩，還是看原文：

黃帝在明堂，雷公侍坐。

黃帝曰：夫子所通書，受事眾多矣。試言得失之意，所以得之，所以失之。

雷公對曰：循經受業，皆言十全，其時有過失者，請聞其事解也。帝曰：子年少，智未及邪，將言以雜合耶。夫經脈十二、絡脈三百六十五，此皆人之所明知，工之所循用也。所以不十全者。精神不專，志意不理，外內相失，故時疑殆。

診不知陰陽逆從之理，此治之一失矣。

受師不卒，妄作雜術，謬言為道，更名自功，妄用砭石、後遺身咎，此治之二失也。

不適貧富貴賤之居，坐之薄厚，形之寒溫，不適飲食之宜，不別人之勇怯，不知比類，足以自亂，不足以自明，此治之三失也。

診病不問其始，憂患飲食之失節，起居之過度，或傷於毒，不先言此，卒持寸口，何病能中，妄言作名，為粗所窮，此治之四失也。

是以世人之語者，馳千里之外，不明尺寸之論，診無人事，治數之道，從容之保。坐持寸口，診不中五脈，百病所起，始以自怨，遺師其咎，是故治不能循理，棄術於市，妄治時愈，愚心自得。嗚呼，窈窈冥冥，孰知其道。道之大者，擬於天地，配於四海，汝不知道之諭，受以明為晦。

《素問》的「素」，金文是指兩手編絲織布。古代用葛麻纖維，素絲是本色白色，引申為本來的，質樸、不加修飾的意思；還可以引申為物的基本成分，如色素、毒素、維生素。莊子解釋說：「故素也者，謂其無所與雜也；純也者，謂其不虧其神也。能體純素，謂之真人。」（《莊子·刻意》）意思就是磨礪心志，達道「純素之道，唯神是守。守而勿失，與神為一。一之精通，合於天倫。」

綜上所述，「素問」的意思就是「天、地、人」之問。問陰陽五行、五運六氣、天文地理，問對「素衣」百姓的影響。主要的負責人是素女與岐伯：在周之前，應當是類似傅兌的素女；在周得天下之後，為了證明周文王得了「天命」，把「素女」改成「岐伯」，即岐山的西伯。《周易》也是改編自商易《歸藏》（名字更像《素問》），《易經》與《素問》都是帝王祕術。

《黃帝內經》中，《素問》與《靈樞》明顯不一致的地方，除了經絡，還有陰陽以及聖人養生。混亂來自《靈樞》的攪局。

首先是對陰陽的重視程度不同。陰陽是基石，《素問》中提到陰陽一千次以上，以陰陽命名的就好幾篇，但是《靈樞》只有 3 處，而且刻意簡化、虛化、泛化：

簡化：《靈樞·經水》：「故天為陽，地為陰；腰以上為天，腰以下為地。」

虛化：《靈樞·邪氣藏府病形》：「陰之與陽也，異名同類。」

泛化：《靈樞·陰陽繫日月》：「且夫陰陽者，有名而無形，故數之可十，離之可百，散之可千，推之可萬，此之謂也。」

其次是對「聖人」的忽略貶低。聖人，是黃帝心目中的標竿，可能就是他自己。《黃帝內經》從修為影響壽命的角度，將人分為四種：遠古真人、中古至人、聖人和賢人。遠古真人「把握陰陽」，「壽敝天地，無有

終時」；中古至人「和於陰陽」，「壽命而強」；賢人「逆從陰陽」，「益壽而有極時」；聖人在《素問》與《靈樞》中的描述不一樣，《素問》中的聖人出現至少十多篇，首先是通陰陽，善養生，之後也善治病（不詳述）。《靈樞》卻很少提到聖人，但有一處即《靈樞‧九宮八風》，引用《素問‧上古天真論》的上古聖人「皆謂之虛邪賊風，避之有時。」發揮很多，顯然刻意渲染了外風的風力，顯得聖人很怕風。而《素問》以內調五藏平衡為主，更強調養心。聖人避風，只是把「風」當外邪六淫之一，結合另一處《靈樞‧玉版》提到「故聖人自治於未有形也，愚者遭其已成也。」邏輯上似乎在說聖人也特別怕風，但是偷偷自己扎針治好了，之後再大談陰陽平衡之類。

《靈樞‧九宮八風》：

風從南方來，名曰大弱風。其傷人也，內舍於心，外在於脈，氣主熱。風從西南方來，名曰謀風。其傷人也，內舍於腎，外在於肌，其氣主為弱。風從西方來，名曰剛風。其傷人也，內舍於肺，外在於皮膚，其氣主為燥。風從西北方來，名曰折風。其傷人也，內舍於小腸，外在於手太陽脈，脈絕則溢，脈閉則結不通，善暴死。風從北方來，名曰大剛風。其傷人也，內舍於腎，外在於骨與肩背之膂筋，其氣生為寒也。風從東北方來，名曰凶風。其傷人也，內舍於大腸，外在於兩脅腋骨下及肢節。風從東方來，名曰嬰兒風。其傷人也，內舍於肝，外在於筋紐，其氣主為身溼。風從東南方來，名曰弱風。其傷人也，內舍於胃，外在肌肉，其氣主體重。此八風皆從其虛之鄉來，乃能病人。

《靈樞‧逆順肥瘦》中有一句：「故匠人不能釋尺寸而意短長，廢繩墨而起平木也。」這是引用《素問‧至真要大論》：「帝曰：治寒以熱，治熱以寒，而方士不能廢繩墨而更其道也。有病熱者，寒之而熱，有病寒者，熱之而寒，二者皆在，新病復起，奈何治？岐伯曰：諸寒之而熱者取之陰，熱之而寒者取之陽，所謂求其屬也。」

　　同一句話，語境傾向明顯不同。《靈樞》強調作「匠人」，不能不依靠「繩墨」；而《素問》的語境是不能只看症狀指標，要辨證地判斷，「逆從陰陽」，基於「道」（原理）。《靈樞》的思維與西醫是一致的。〈逍遙遊〉中惠子謂莊子曰：「吾有大樹人謂之樗。其大本擁腫而不中繩墨，其小枝卷曲而不中規矩。立之塗，匠者不顧。今子之言大而無用眾所同去也。」《靈樞》實際上是如同惠子用「繩墨」譏諷莊子「大而無用」。原來中西醫的論戰始於《黃帝內經》。

素問新論，中西醫合璧的新視角：
探索中醫藏象結構，對比現代解剖學，中西醫融合的創新前景

作　　　者：王濟武

發 行 人：黃振庭

出 版 者：崧燁文化事業有限公司

發 行 者：崧燁文化事業有限公司

E - m a i l：sonbookservice@gmail.com

粉 絲 頁：https://www.facebook.com/sonbookss/

網　　　址：https://sonbook.net/

地　　　址：台北市中正區重慶南路一段61 號 8 樓

8F., No.61, Sec. 1, Chongqing S. Rd., Zhongzheng Dist., Taipei City 100, Taiwan

電　　　話：(02)2370-3310

傳　　　真：(02)2388-1990

印　　　刷：京峯數位服務有限公司

律 師 顧 問：廣華律師事務所 張珮琦律師

─版 權 聲 明─────────────

定　　　價：375 元

發 行 日 期：2024 年 05 月第一版

◎本書以 POD 印製

國家圖書館出版品預行編目資料

素問新論，中西醫合璧的新視角：探索中醫藏象結構，對比現代解剖學，中西醫融合的創新前景 / 王濟武 著 . -- 第一版 . -- 臺北市：崧燁文化事業有限公司 , 2024.05

面；　公分

ISBN 978-626-394-300-1(平裝)

1.CST: 中醫理論 2.CST: 中西醫整合

413.1　　113006540

電子書購買

爽讀 APP

臉書